全国高等医学院校教材

供临床医学、预防医学、全科医学、护理、检验及相关专业使用

SPSS 在医学中的应用

王福彦　编著

科学出版社

北　京

内 容 简 介

本书以 SPSS 20.0 为主要版本，以“方法、应用”为主线，全面、系统地介绍了其在医学中的应用，重点解决医学科研中的实际问题。本书从医学统计学课程讲授、学习思维出发，共 20 章，其中有 17 章按《医学统计学》（修订版）的内容编排，并依据读者要求和实际需要补充了多因素资料分析 SPSS 应用，如判别分析、聚类分析等。

本书内容简明精练，实用性强，可作为医学科研及临床工作者，医学相关专业本、专科生，研究生的工具书。

图书在版编目（CIP）数据

SPSS 在医学中的应用 / 王福彦编著. —北京：科学出版社，2017.1

ISBN 978-7-03-049677-5

Ⅰ. S… Ⅱ. 王… Ⅲ. 医学统计–统计分析–软件包 Ⅳ. R195.1–39

中国版本图书馆 CIP 数据核字(2016)第 200288 号

责任编辑：郝文娜 马晓伟 / 责任校对：赵桂芬
责任印制：赵 博 / 封面设计：陈 敬

科 学 出 版 社 出版
北京东黄城根北街 16 号
邮政编码: 100717
http://www.sciencep.com
三河市骏杰印刷有限公司 印刷
科学出版社发行 各地新华书店经销
*
2017 年 1 月第 一 版 开本：787×1092 1/16
2017 年 1 月第一次印刷 印张：16 1/2
字数：382 000
定价：45.00 元
（如有印装质量问题，我社负责调换）

前　　言

一次偶然的机会，在网上看到有人感叹："科研路漫漫，统计常相伴"，这表明统计分析对医学工作者是何等重要与必要。然而，统计分析中，计算是让人十分头痛的问题，统计软件的普及从根本上解决了这一问题。在诸多统计软件中，SPSS 应用最为普及、广泛。

医学统计学是促进医学科学发展不可缺少的工具，换句话说，医学统计学是医学工作者业务发展不可缺少的环节。因此，医药工作者、医学生对医学统计学颇为重视，但如何在实践中灵活自如地应用医学统计学，是我们长期思考与探索的问题。为此，笔者主编并出版了《医学统计学》（修订版），尝试用医学"临床实例"引入医学统计学之应用问题，以使医学统计学的学习与实际应用有机结合，使学习的目的更明确。

目前关于各类统计软件的书籍，多是从介绍统计软件的角度出发，其编排体例、应用实例，甚至名称表述均与统计学内容有一定的差别。特别是有关常用权威统计软件 SPSS 的书籍甚多，但其内容多与医学统计学讲授思维、逻辑顺序、方法名称不一致。因此，许多医学生和临床工作者反映，医学统计学从学会到灵活应用仍有较大的难度。

鉴于这一情况，笔者编写了《SPSS 在医学中的应用》一书，其目的是：使医学统计学易学易用；将医学统计学与统计软件的应用紧密结合，使读者在学习、应用统计学时感受到乐趣；将医学统计学的学习重点放在实际应用，即解决医疗卫生工作及科学研究的实际问题上。

本书具有如下特点：

1. 打破传统的统计软件书籍体例　从医学统计学课程讲授、学习思维出发。

2. 与医学统计学课程内容同步讲解　本书按《医学统计学》（修订版）一书章节顺序编写，部分较深入的统计学内容作为补充章节。因此，可将本书看作《医学统计学》（修订版）的姊妹篇，亦可看作其实际应用篇或补充篇。

3. 将医学统计学内容和统计软件 SPSS 紧密结合　每章在简要介绍相应统计方法的总体思想、适用范围、应用条件和注意事项后，结合《医学统计学》（修订版）中的实例重点介绍 SPSS 的应用。

4. 密切联系医学实际应用，重点解决医学科研中的实际问题　全书所用实例均来源于临床实际。

5. 简明精练，使医学统计学易学易用

基于以上特点，本书具有以下优点：①学习与应用相结合。②对于有统计学基础者，本书可帮助其把握医学统计学学习、查找、应用。③体现医学统计学之学习方法，即把握要点、淡化难点、结合专业、联系实际。读者不需要去关注繁杂的公式及计算过程。④有利于临床工作者选择性地对照参考及应用。

本书以 SPSS 20.0 为主要版本，以“方法、应用”为主线，密切联系医学实际应用。内容上，除绪论对 SPSS 作简要介绍外，共 20 章，其中有 17 章完全按《医学统计学》（修订版）的内容编排，并依据读者要求和实际需要补充了多因素资料分析 SPSS 应用。

需要说明的是，SPSS 是国际权威统计软件，其内容甚多，而本书只是针对医学科学研究和临床实际工作，重点讲授医学科研中常用统计方法之 SPSS 应用。因此，读者如需深入学习统计学方法，还需参阅 SPSS 应用说明。

帮助医学科学研究者灵活自如地运用统计学是我们的期望与职责，愿本书作为医学统计学应用工具，能帮助医学临床及科研工作者发展医学事业，促进个人的发展。书中不足之处恳请读者提出批评、建议。

王福彦
2016 年秋

目　录

绪论　SPSS 简 介

医学科研活动中，不可避免地要对原始资料进行统计分析处理。以往更多的是应用计算器对资料做出分析，增加了科研工作者的工作量。计算机应用的普及，特别是近年来国内一些专业统计软件的开发及国外著名统计软件的引进，为科研资料的统计分析提供了极大的便利。

目前国内外推出的统计软件较多，如 PEMS（《中国医学百科全书·医学统计学》软件）、SPLM（线性模型统计软件包）、SAS、BMDP 等。但 SPSS 在市场上普及程度更高，且有关 SPSS 的参考书也较多，这就为 SPSS 的应用、学习提供了极大的方便。

第一节　SPSS 概 述

一、SPSS 的功能

SPSS（statistical package for the social sciences）即社会科学统计软件包，由美国 SPSS 公司于 20 世纪 70 年代率先推出了微机型版本，是世界上公认的最著名的三大统计软件（SPSS、SAS、BMDP）之一。最早的版本是在 DOS 环境下运行，自从 20 世纪 90 年代以来已相继推出了 Windows 环境下运行的若干版本，至今已发展到 17.0 版本。其有如下功能。

1. 数据文件的建立、编辑、整理　SPSS 不仅可以调用 Excel、Database、纯文本等多种数据文件，其自身也有便捷的数据文件建立、编辑、整理功能。启动 SPSS 后，将自动打开 SPSS 的数据编辑器，用户可直接录入数据，但用户须记住变量 Vav_1、Vav_2……分别表示的含义。也可按 Excel 的形式首先定义变量名、变量长度等，然后再录入数据。

在数据录入过程中或录入后均可对其进行修改和编辑。如排序、插入或删除观察值、转置合并等。在数据文件建立后，SPSS 可对数据进行整理。如按性别、年龄分类等，以便于进一步统计分析。

2. 数据的统计分析　SPSS 具有强大的统计分析功能，提供了从简单的描述统计到复杂的多因素统计分析方法。内容包括：

（1）计量资料的统计描述：均数、标准差等。

（2）两均数间的显著性检验：单个样本的 t 检验、单独样本的 t 检验和配对资料的 t 检验。

（3）方差分析：单因素方差分析和多元方差分析。

（4）回归分析：线性回归、曲线回归、条件 Logistic 回归、非条件 Logistic 回归、加权估计等。

（5）相关分析：两变量的相关分析、偏相关分析、距离分析。

（6）分类分析：聚类分析、判别分析、因子分析。

（7）计数资料的统计：有行、列计数，多维频数表，卡方检验，二项分布检验等。

（8）非参数检验：有两个与多个独立样本的检验、配对资料与随机区组设计资料的检验。

3. 统计制图 SPSS 具有便捷的绘图功能，可根据不同专业要求绘制多种图型，较常用的有：反映独立变量各指标数值大小的直条图；反映某现象变化趋势的普通线图；表示观察值百分构成比例的饼图（圆图）；说明某变量在单位时间内变化情况的高低图；描述两变量间相互关系的散点图；反映某变量频数分布的直方图及正态概率图、控制图、箱图、Q-Q 正态概率图、序列图、ROC 分类记录曲线图、时间序列图等。

当然，SPSS 还有统计结果的编辑、输出功能。

二、SPSS 的特点

1. 操作简便、易于掌握 SPSS 全部采用菜单提示选择形式，因此除了数据录入需要键盘操作外，大多数操作可通过鼠标点击菜单、按钮、对话框等完成统计工作。过去对 DOS 版本的 SPSS 掌握有一定难度，用户必须记忆大量的命令、统计过程等。而对于 Windows 版本，用户只需点击菜单、填写对话框等即可实现。

2. 开放性好 其具有方便的数据转换接口，能够和其他软件的数据和结果进行交换。例如，SPSS 可读入常见的 Excel、纯文本等多种数据文件，进行统计分析，其统计结果也可存为多种格式。

3. 灵活方便 适合于对 SPSS 不同熟悉程度的用户。对于熟悉 SPSS 语言的老用户，可以通过编写和运行程序来快速完成各项统计工作，对于新用户，在对 SPSS 语言不了解的情况下也可通过菜单来完成统计工作。特别是用户可以按照自己的意愿和工作需要设置 SPSS 的菜单栏和工具栏等。

4. 应用面广 SPSS 虽名为“社会科学统计软件包”，但事实上，它不仅适用于社会科学，同样适用于经济学、生物学、医药卫生、农业、商业等各个领域。

5. 可靠性高 各种统计软件一般都是通过统计学家、计算机软硬件专家共同设计研发而成，并经严格测试考察后才面市的。SPSS 不仅由众多专家集体研发，而且经过 30 多年的实践应用、可靠性高。

6. 丰富多样的分析方法和强大的绘图功能

三、SPSS 应用条件

SPSS 对微机硬件及操作系统要求不高，目前使用的普通微机在 Windows 操作系统均可安装运行。尽管 SPSS 有操作简便、易于掌握等优点，但用户还必须具备如下几点方能应用 SPSS。

1. 掌握 Windows 操作系统 SPSS 是基于 Windows 操作系统运行的，其数据文件的形成、资料的统计分析、图形的制作及菜单的调用，以及对话框的填写等都是按照 Windows 形式进行操作的，因此用户必须掌握 Windows 操作系统，才能应用 SPSS。

2. 通晓统计学的基本原理与方法 不同类型资料的统计处理要应用不同的统计分析方法，不同的统计方法实现不同的分析目的。统计软件只是帮助用户解决复杂的统计运算和绘图过程，至于统计方法的选择、图形制作的要求及结果的分析解释等统计软件是无法替代的，因此要求应用者通晓统计学的基本原理与方法。需要注意的是，SPSS 是一个通用性统计软件，不同专业学科在统计应用“术语”上有所差异，应用时应把握其思想实质、灵活合理应用。例如 SPSS 中的独立样本的 *t* 经验（independent-samples t test），实质上就是生物统计、教育统计、医学统计中的两个样本均数的 *t* 检验，只是其把待比较的变量看作检验变量（test variable），把两个比较的人群组作为分组变量（grouping variable）。例如比较某班级男女生数学考试成绩，该成绩是检验变量，男女是分组变量，由于其将数学成绩看作一个变量，所以称独立变量。

3. 具有一定的英文基础 到目前为止，SPSS 尚无中文版，虽然有中文操作系统如中文之星、东方快车等，将 SPSS 中的菜单译成汉语。但有些术语的汉译与统计学概念本来的含义有较大差距，另外对话的识别、填写均需英文，因此要求用户有一定的英文基础。

四、SPSS 统计处理流程

SPSS 功能强大、操作简单，这一特点集中体现在其简明统一的操作流程中。基本流程如绪图-1 所示：

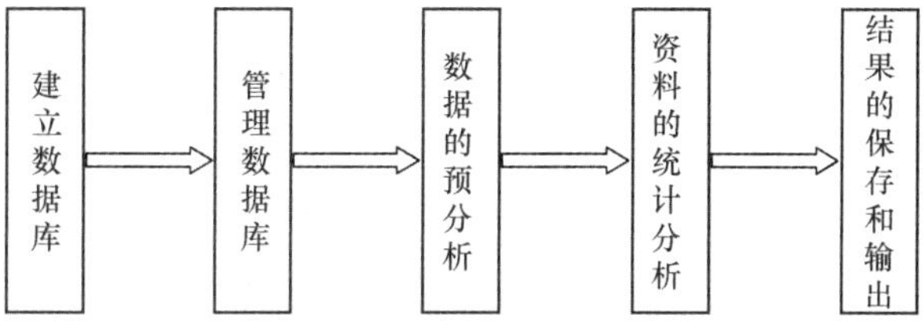

绪图-1 SPSS 应用基本流程

（一）建立数据库

统计工作分为研究设计、收集资料、整理资料和分析资料四个步骤，资料的收集是科研工作的基础。随着计算机应用技术的发展和普及，医学科研数据的分析处理越来越依赖于计算机。在使用统计软件进行分析前，将原始数据准确、完整的录入，建立合乎分析要求的数据库，是资料分析过程中的首要环节。应用中可以直接在 SPSS 的数据视图窗口中按要求输入数据，直接建立数据库（*·sav 格式），也可以通过读入已有的数据文件如 DBASE、FOXBASE、FOXPRO、EXCEL、LOTUS 及纯文本等格式生成数据库文件。

（二）管理数据库

对数据库的管理包括整理数据、数据变换及数据库维护等内容。整理数据的过程就是对数据库中各变量的原始数据进行检查、核对、修改。数据库维护是对数据进行拆分、合并、加权、筛选、排序、转置、分类汇总、变换排列格式等操作；数据变换则是生成新变量、计算秩次、设定随机函数的种子等操作。数据库的管理是进行统计分析前重要的步骤，可为进一步的精确分析打下坚实基础。SPSS 统计软件的数据库管理功能主要集中在 Data、Transform 菜单内。

（三）数据的预分析

数据的预分析是我们确定分析方案的重要依据，也是决定统计结果准确性的重要保证。首先，通过预分析进一步确定适当的统计分析方法。因为在应用统计软件对数据资料进行分析时，应根据分析目的、设计类型、数据的实际分布、样本含量的大小等选择适当的分析方法进行预分析，根据分析得到的描述性统计指标（如集中趋势的统计指标、离散趋势的统计指标、位置指标、分布指标等）和统计图形（如直方图、箱式图、茎叶图、QQ 图等）等信息判断资料的性质和分布特点，有助于使用者确定并选择适当的统计分析方法；另外，数据的预分析还可为变量变换（如以正态性、方差齐性为目的）提供线索。SPSS 统计软件的数据预分析主要见于 Descriptive Statistics 和 Explore 过程。

（四）资料的统计分析

统计功能是 SPSS 的核心部分，SPSS 几乎可以完成所有的统计分析任务。使用者可以根据研究目的和预分析的结果，选择适当的统计分析方法及其选项。SPSS 统计软件的数据分析功能主要集中在 Analyze 模块中。

（五）结果的保存和输出

用户提交统计分析命令后，统计软件运行操作并弹出结果浏览窗口。用户可以直接存储结果文件，也可将结果导出为纯文本格式或网页格式。

资料的分析结果是科研工作的核心，是形成观点与论证主题的基础。由于 SPSS 的诸多统计模块中包含了丰富的选择项，很多时候我们都能看到由若干统计表和统计图构成的“浩瀚”的分析结果，如何准确得从这些统计图表中甄选结果，就需要使用者对选择的统计分析方法及选项有正确的认识。

第二节　SPSS 窗口

打开 SPSS 后，展现绪图-2 所示的界面。窗口顶部显示为“SPSS Data Editor”，表明现在所看到的是 SPSS 数据编辑窗口。这是一个典型的 Windows 软件界面，有菜单栏和工具栏。工具栏下方为数据栏。

SPSS 共有三个主要窗口：数据编辑窗口、程序编辑窗口和结果浏览窗口；另有两个不常用的窗口：结果草稿浏览窗口和 VBs 宏程序编辑窗口。在三个主要窗口中，数据编辑窗口是最重要也是应用最为频繁的一个，是 SPSS 的基本操作平台。

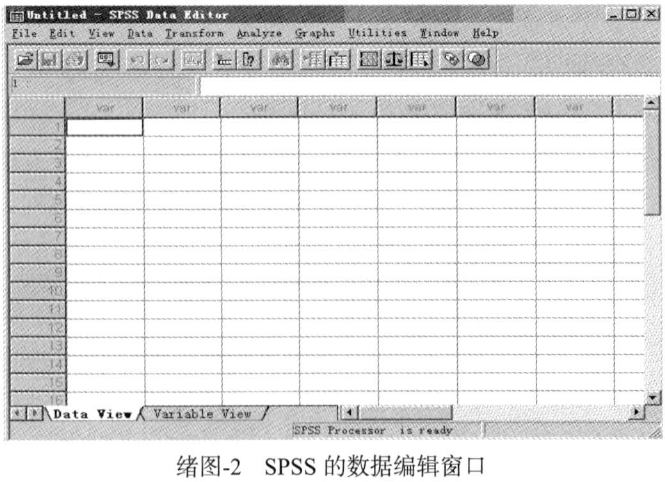

绪图-2　SPSS 的数据编辑窗口

一、数据编辑窗口

初次进入 SPSS 系统时会出现一个导航对话框，请单击右下方的“Cancel”按钮，即可进入上面的主界面。将鼠标在图中的各处停留，很快就会弹出相应部位的名称。

注意窗口顶部显示为“SPSS for Windows Data Editor”，表明现在所看到的是 SPSS 的数据管理窗口。有菜单栏、工具栏，工具栏下方的是数据栏，数据栏下方则是数据管理窗口的主界面。该界面和 EXCEL 极为相似，由若干行和列组成，每行对应一条记录，每列则对应一个变量。由于现在没有输入数据，所以行、列的标号都是灰色的。请注意第一行第一列的单元格边框为深色，表明该数据单元格为当前单元格。

在数据编辑窗口界面的左下方两个标签：“Data View”和“Variable View”，分别是数据视图和变量视图。进入数据编辑窗口后，系统默认数据编辑窗口，分别单击这两个按钮可以进行两种视图的切换。单击“Variable View”，程序切换到变量视图窗口，如绪图-3 所示。

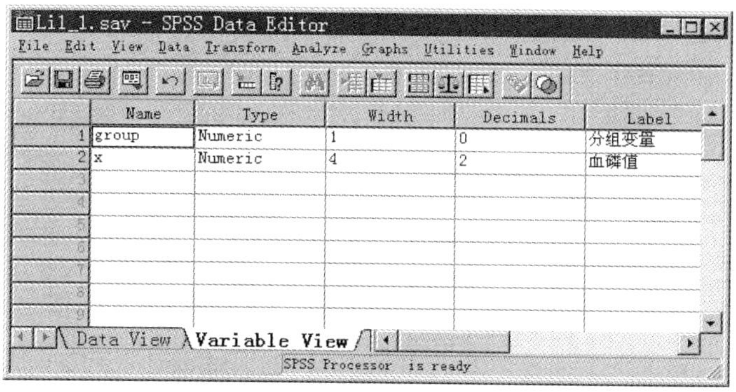

绪图-3 SPSS 的变量视图窗口

变量视图窗口的操作界面和 FoxPro 等数据库非常相似，每一行代表对一个变量的定义，每一列则代表定义该变量时用到的某种属性。

1. Name 栏 设置变量名，在 64 位以内，推荐使用英文变量名。由于 SPSS 统计软件是英文软件，使用中文名可能会有潜在的冲突。

2. Type 栏 选择该框时，右侧会出现形如“...”的按钮，单击它会弹出变量类型对话框，用于设置变量类型，相应的可以在右侧更改变量运算宽度等格式。常用变量类型为 Numeric（数值型）、Data（日期型）、String（字符型）三种，一般默认数值型。

3. Width 栏 设置变量运算宽度，如数值型默认为 8 位，一般不用更改。

4. Decimals 栏 设置小数位，默认为 2 位。

5. Label 栏 定义变量名标签，用户可以在此栏为英文变量加上中文标签，在结果输出中出现，方便结果读取。

6. Values 栏 定义变量值标签。用于将数据中的分类变量或非连续型变量量化，应用时非常有用。定义变量后，单击“Value”框右侧“...”，弹出变量值标签对话框，可分别在其中输入变量的赋值和变量标签。

7. Missing 栏　定义变量缺失值。SPSS 中默认缺失值用“．”表示，如所用数据库中还有其他表示方法，则用该栏来定义。

8. Collumns 栏　定义显示列宽。

9. Align 栏　定义显示对齐方式。

10. Measure 栏　定义变量的测量尺度和变量类型联合起来可对变量做更精确的限定，在绘制交互式统计图等方面非常有用。

二、结果浏览窗口

SPSS 实际上提供了两个结果窗口——结果浏览窗口和结果草稿浏览窗口。前者最为常用，后者实际上是一个 RTF 格式文档，可以根据所用计算机的情况选择使用。

结果草稿浏览窗口的内容虽然是 RTF 格式，但由于中、英文兼容性的问题，其中的表格读入 WORD 以后会变得面目全非，因此不是很适用。

1. 结果浏览窗口　绪图-4 是一个典型的结果浏览窗口。

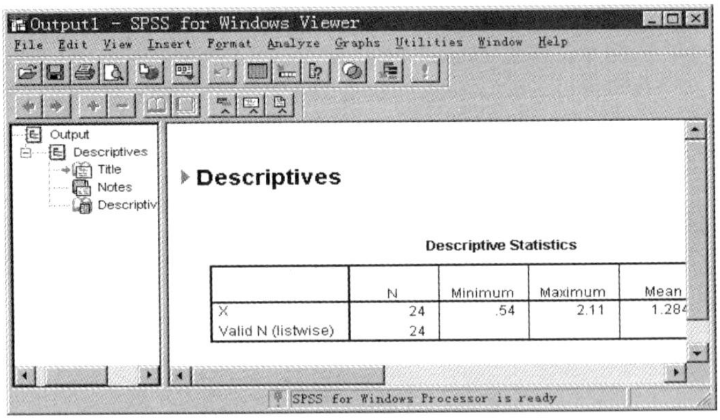

绪图-4　SPSS 结果浏览窗口

SPSS 的结果浏览窗口和 Windows 资源管理器的结构完全相同，操作也几乎相同。除了上面的菜单栏、工具栏以外，绝大部分窗口被纵向一分为二：左侧是大纲视图（outline view），右侧显示详细的统计结果，两侧的元素完全对应，即选中一侧的某元素，在另一侧该元素也会被选中。例如左侧的“Title”图标旁有一个红色的箭头，表明该内容为结果窗口当前所在位置，相应的，右侧的标题“Descriptives”旁也出现一个红色三角，表明这就是“Title”图标所代表的内容。下面解释一下大纲视图的各个元素。

大纲视图，顾名思义，用于概括显示结果的结构，在宏观上对结果进行管理，如移动、删除等。采取和资源管理器类似的层次方式排列元素，每个元素用一个小图标来表示。常见的图标有：

大纲图标，代表一段或整个输出结果，含下级元素，单击左侧的减号就可以将下级元素折叠，折叠后减号变为加号，图标则变为。

运行记录图标，代表系统操作产生的一段运行记录。

警告图标，代表输出结果中的系统警告。

注解图标，代表系统自动产生的注解，默认情况下注解内容在输出结果中是隐藏的。

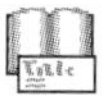标题图标，代表输出标题。

页标题图标，代表输出标题，较少出现。

表格图标，代表输出结果中的统计表（pivot table，字面意思为数据透视表）。

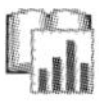统计图图标，代表统计图。

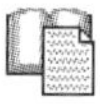文本图标，代表文本输出结果。

交互式统计图图标，代表交互式统计图。

统计地图图标，代表统计地图。

单击图标会选中所代表的一块或一段输出结果，双击图标可以让对应输出在显示、隐藏间切换，选中后单击图标的名称则可以修改图标名。

2. 结果草稿浏览窗口 前面的输出结果在结果草稿浏览窗口中的显示如绪图-5。

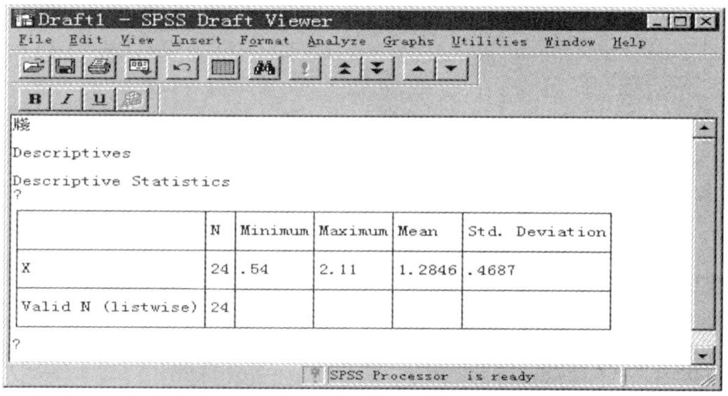

绪图-5 SPSS 结果草稿浏览窗口

该窗口用得非常少，操作较简单，下面的讲解基本以结果浏览窗口为主。可以在选项设置中设定 SPSS 默认使用结果浏览窗口还是结果草稿浏览窗口。方法如下：

关闭所有的结果窗口，然后用“File==＞New”菜单新建一个所需类型的结果窗口，以后的结果会自动输出到该窗口中。

3. 结果输出的选项设置 选择菜单“Edit==＞Options”，弹出“Options”对话框。“Options”对话框可以设置 SPSS 的方方面面，分别叙述。

“General”：用于设置一些常规性选项，比如记录日志（session journal）的设定、变量列表（variable lists）显示方式、临时文件夹（temporary directory）的位置、结果窗口类型设置（output type at start-up）、声音提示设置等。需要修改的内容如下：

（1）“Variable lists”：选中“Alphabetica”，即在对话框中变量按字母顺序排列。

（2）“Sound”：“System Beep”即有新输出结果时系统发出“嘀”声警告。

（3）“Output type at start-up”：根据所用计算机的性能自行设定。

（4）“Viewer”：用于设置结果浏览窗口的外观，这是对结果美观最重要的设置，左侧用于设置各种结果元素是否显示及对齐方式，右侧设置标题、正文的文字格式，修改如下：

1）“Title Font”：魏碑（或黑体），14 号，加粗，红色。

2）“Text Output Font”：宋体（该字体可尽量保证中、英文混排时列对齐），12 号，蓝色。

3）“Draft Viewer”：编排草稿，与上面的 Viewer 相似，多数不用动。

4）“Output Labels”：用于设置在各处是否显示标签，不用做任何更改。

5）“Charts”：设置统计图的常规选项，请将“Frame：inner”复选框去掉。

6）“Interactive”：设置交互式统计图的选项，一般不用更改。

7）“Pivot Tables”：设置统计表的格式，这里要做两处重要的修改。①Tablelook：选择 Academic（VGA）.tlo 格式，最符合统计学要求；②Default Editing Mode：选择 Edit small and medium tables in Viewer。

最后三个为 Data、Currency 和 Script，它们分别设置数据、货币和宏语言的格式，不用做修改。

4. 结果窗口的一般操作

【打开与保存】如果结果窗口是当前窗口，则可以直接用快捷工具栏进行操作；否则，可以用“File”菜单操作。注意 SPSS 提供了一项特殊的保存功能——“Save with password”，即将输出结果加密保存，存盘时需提供“PASSWORD”和“OEM CODE”，后者随便输几个数字即可。因没有解密软件可用，因此请一定记住所设的口令。

【移动、删除】在资源管理器中移动、删除目录和文件。左、右侧均可操作。选中图标，轻按“Delete”键即可。左键默认为移动，右键和资源管理器类似，也会弹出确认菜单。

这里的大纲视图具有和 WORD 大纲视图相似的功能，升、降级等功能均可用。

5. 结果的导出 对统计处理结果，多需打印或用 WORD 进行编辑，这就要导出结果。该功能在“File-Export”中完成，打开后，其窗口主要功能钮如下：

“Export”下拉列表：确定需要输出的内容，有全部结果、无统计图的文档和只输出统计图三种选择。

“Export File”框：在这里输入要输出的目标文件名。

“Exprot what”单选钮组：确定输出的范围，有全部对象、全部可见对象和所选择的对象三种选择，由于 SPSS 将“Note”等可有可无的输出内容隐藏了起来，因此一般选择全部可见对象，可以省近 1/3 的篇幅。

“Export Format”下拉列表：确定导出文件的格式，有 HTML 和文本格式两种，如果是用针式打印机输出，则文本最好；如果要用 WORD 进一步编辑，则 HTML 更佳。

“Options”钮：设定导出的一些选项。

选好后单击“OK”，系统就会将结果按要求输出，其中的统计图会在相同的子目录中按“Image1.jpg、Image2.jpg...”这样的默认名依次存储。

6. 在 WORD 等软件中使用输出结果 SPSS 的表格和图均是专用增强格式，直接粘贴过去可能还不合适。在这里要专门讲一下相关的问题。

【纯文本结果】包括标题等都是纯文本结果。这种输出结果直接拷贝粘贴即可，WORD 会自动转换相应的字体、格式等。

【统计表格】选中需要的统计表，在拷贝时会有两种选择：拷贝或拷贝对象（Object），前者会将统计表按普通的 WORD 表格进行拷贝、粘贴后格式大部分丢失，但可以做进一步修改；后者则将统计表拷贝为特殊的图片，格式和以前完全一样，但无法更改。

【统计图】和统计表的情况类似，也有拷贝或拷贝对象两种选择，推荐使用后者。拷贝对象，则粘贴过去的就是普通图片。

三、程序编辑窗口

选择菜单“File==>new==>syntax”，系统会开启一个新的程序编辑窗口如绪图-6。

“Syntax”从字面上应该翻译为句法、语法的意思，这里从实际用途出发，翻译为程序。对于非统计专业人员而言，程序编辑应用较少，故此处略。

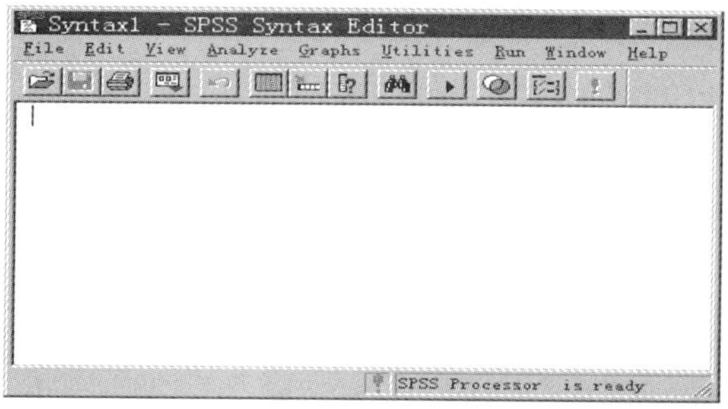

绪图-6 SPSS 程序编辑窗口

第1章　SPSS数据文件的管理

第一节　数据文件的打开与保存

一、直 接 打 开

SPSS可以直接读入许多格式的数据文件，其中包括EXCEL各个版本的数据文件。选择菜单“File==>Open==>Data”或直接单击快捷工具栏上的“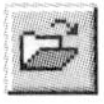”按钮，系统就会弹出“Open File”对话框，单击“文件类型”列表框，能看到直接打开的数据文件格式，如表1-1：

表1-1　SPSS可直接打开的数据文件格式

SPSS（*.sav）	SPSS数据文件（6.0～10.0版）
SPSS/PC+（*.sys）	SPSS 4.0版数据文件
Systat（*.syd）	*.syd格式的Systat数据文件
Systat（*.sys）	*.sys格式的Systat数据文件
SPSS portable（*.por）	SPSS便携格式的数据文件
EXCEL（*.xls）	EXCEL数据文件（从5.0版～2000版）
Lotus（*.w*）	Lotus数据文件
SYLK（*.slk）	SYLK数据文件
dBase（*.dbf）	dBase系列数据文件（从dBase Ⅱ～Ⅳ）
Text（*.txt）	纯文本格式的数据文件
data（*.dat）	纯文本格式的数据文件

选择所需的文件类型，然后选中需要打开的文件，SPSS 就会按要求打开要使用的数据文件，并自动转换数据为SPSS格式。

右下方除了“打开”和“取消”两个按钮外，中间还有一个“Paste”按钮，用于自动生成SPSS程序。

二、使用数据库查询打开

SPSS 除可直接打开许多类型的数据文件外，还提供了另一个适用范围更广，但较为专业的数据接口——数据库查询。即采用ODBC（open database capture）的数据接口，通过它，应用程序可以直接访问以结构化查询语言（SQL）作为数据访问标准的数据库管理系统。

选择菜单“File==>Open Database==>New Query”，系统会弹出数据库向导的第一个窗口，其中会列出所使用的机器上已安装的所有数据库驱动程序，选中所需的数据源，然后单击下一步，向导会一步一步提示如何操作，直至将数据读入SPSS。由于SPSS可以直接打开EXCEL所有版本的数据文件，因此数据库查询接口的用处不是很大。

三、使用文本导入向导读入

选择菜单“File==>Read Text Data”，系统就会弹出形式同上的“Open File”对话框，且文件类型自动跳到了“Text（*.txt）”。

例 1-1　现有一数据文件以纯文本的形式存为“c：\Li2_1.txt”，且第一行为变量名，请将其读入 SPSS。

在“Open File”对话框选中相应的文件名并单击“确定”，系统会自动启动文本导入向导对话框（图 1-1）：

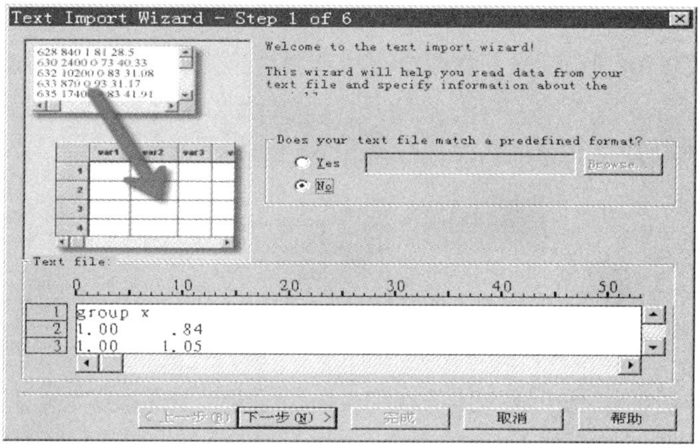

图 1-1　文本导入向导对话框

可以看到该向导共分六步，这是第一步。中部为一对单选按钮，问题为“你的文本文件和预定义格式相一致吗？”，下方为按预定义格式读入的数据文件的预览。显然，SPSS 的预定义格式并没有正确识别该文件。因此选择“No”并单击“下一步”，系统弹出向导的下一个对话框，如此分步进行，完成其操作过程。由于其步骤复杂，且应用较少，此处不一一介绍。

四、保存数据文件

对数据修改后，须保存数据文件。选择菜单“File==>Save”，如果数据文件曾经存储过，则系统会自动按原文件名保存数据；否则，弹出和选择“Save as”一样的对话框，选择合适的数据类型，确定即可（图 1-2）。

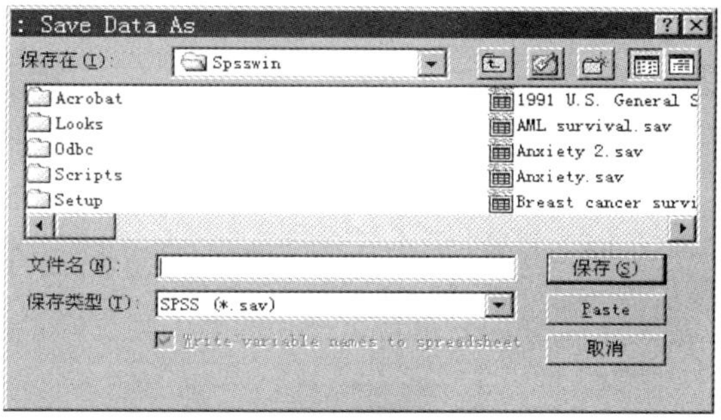

图 1-2　保存数据文件对话框

五、“File”菜单中的其他条目

【Disp Data Info】用于显示数据的基本信息，选择它后会弹出类似于打开文件的一个对话框，从中选择数据文件，然后按“OK”，系统就会在结果窗口中列出所选数据的基本情况，如建立时间、标签设置、记录数、变量设置等。

【Apply Data Dictionary】使用数据字典，可以直接在新数据集中套用以前定义好的变量设置（格式、标签等，但不包括数据类型）。

【Cache Data】建立数据缓冲区。可以将数据全部读入暂存盘，建立活动数据的缓冲区，大大加快处理速度。

【Print】和**【Print Preview】**这两个菜单项用于将数据管理窗口中的数据以表格的形式打印出来。

【Stop Processor】用于停止执行当前的 SPSS 命令。

第二节　新建数据文件

一、打开 SPSS 的界面

安装 SPSS 后，依次“开始==>所有程序==>SPSS，Statistic”打开 SPSS（图 1-3），打开 SPSS 的界面（图 1-4）：

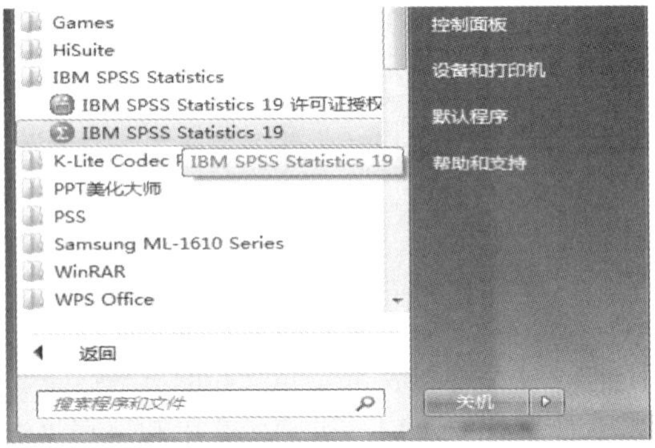

图 1-3　调用 SPSS 过程

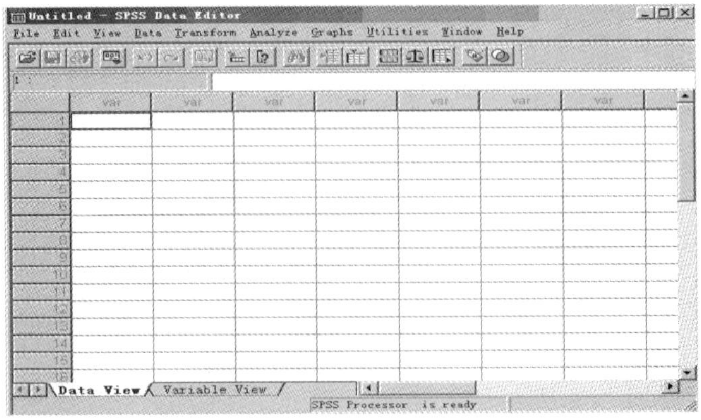

图 1-4　SPSS 主界面数据编辑窗口

二、定义变量

例 1-2　某克山病区测得 11 例克山病患者与 13 名健康人的血磷值（mmol/L）如下，问该地急性克山病患者与健康人的血磷值是否不同？

患者：0.84，1.05，1.20，1.20，1.39，1.53，1.67，1.80，1.87，2.07，2.11；

健康人：0.54，0.64，0.64，0.75，0.76，0.81，1.16，1.20，1.34，1.35，1.48，1.56，1.87。

该资料是定量资料，成组设计，需要建立两个变量，一个变量代表血磷值，习惯上取名为 X，另一个变量代表观察对象是健康人还是克山病人，习惯上取名为 group。

在图 1-4 下方单击“Variable View”，程序切换到变量视图窗口，如绪图-3 所示。亦可选择菜单“Data==>Define Variable”。

对话框最上方为变量名，先显示“VAR00001”，这是系统的默认变量名；往下是变量情况描述，可以看到系统默认该变量为数值型，长度为 8，有两位小数位，尚无缺失值，显示对齐方式为右对齐；第三部分为四个设置更改按钮，分别可以设定变量类型、标签、缺失值和列显示格式；第四部分实际上是用来定义变量属于数值变量、有序分类变量还是无序分类变量，现在系统默认新变量为数值变量。

1. 定义变量名　直接在绪图-3“name”列中输入变量名，如例 1-2 资料，观察对象命名为“group”，血磷值命名为“X”。见图 1-5。

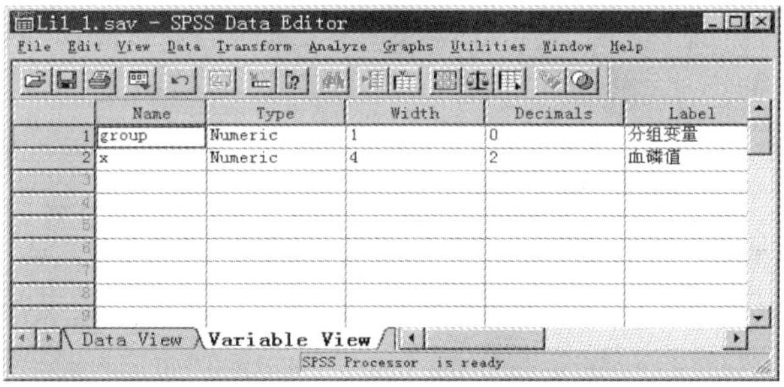

图 1-5　变量视图窗口（“Define Variable”对话框）

2. 设置变量类型　在图 1-5“Variable View”窗口，第二列为“Type”，表示变量类型，系统默认该变量为数值型，如需更改，点击相应变量的“Type”，激活右边的小灰色按钮，单击其出现“Variable Type”对话框，如图 1-6 所示。选中相应变量类型，单击右上方的“OK”按钮，返回到“Variable View”窗口。变量类型常用两种格式：数值型（numenic）和字符型（string），数值型表示具体数值，如例 1-2 两变量。字符型用于文字说明，如姓名等。

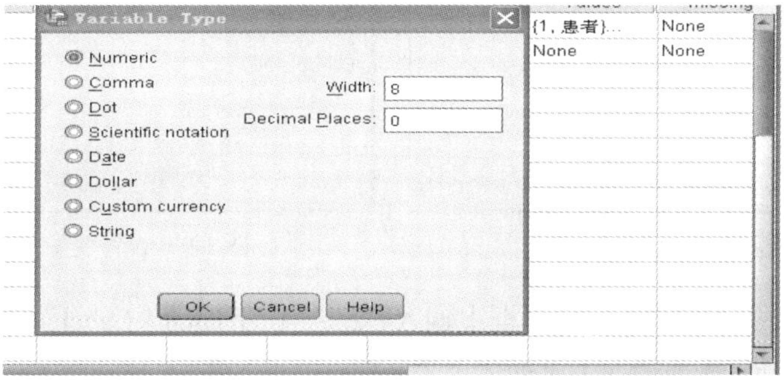

图 1-6　“Variable Type”对话框

3. 设置变量宽度 图 1-5 第 3 列“Width”为变量宽度，系统默认该变量为“8”，为数据输入方便，可根据具体情况设置变量宽度，如上列“group”设置为“1”，“X”设置为“4”。

设置时，单击“Width”，出现上、下箭头，点击其即可（图 1-7）。

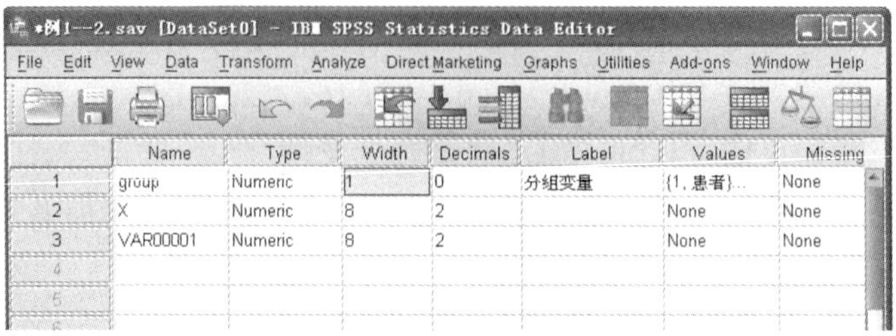

图 1-7 设置变量宽度图示

4. 设置变量小数位数 变量小数位数系统默认为两位，可根据具体资料需求设置。设置时，单击“Decimals”，出现上、下箭头，点击其即可。如上列“group”没有小数，所以设置为“0”。

在 SPSS 中所有的数据均以最大位数保存，上面虽然默认只有两位小数，但实际保存的数据位数是非常长的。在绝大多数情况下，SPSS 给出的默认数据类型和数据精度完全可以满足需要。

5. 设置变量标签 图 1-5 第 5 列“Label”为变量标签，直接在该单元上输入标签名即可。如图 1-6 第 5 列的“分类变量”。

6. 定义变量标签 变量值（values）与前列的变量标签“Label”配合使用，是针对分类变量进行的，即对分类变量的赋值或解释，如上列变量名“group”为分类变量，进一步解释或赋值：“1”表示“患者组”，“2”表示“健康组”。

设置时，单击相应变量的“Values”单元格，右侧出现小灰色按钮，单击其出现“Values”对话框，如图 1-8 所示。

在“Values”后框中输入“1”，在下面的“Label”后输入“患者”，通过点击按钮“Add”将其调入下方的大框内，如图 1-9 所示。

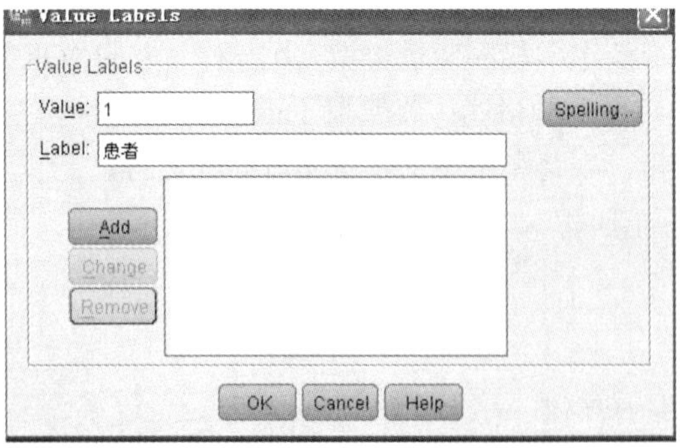

图 1-8 设置变量值图示（1）

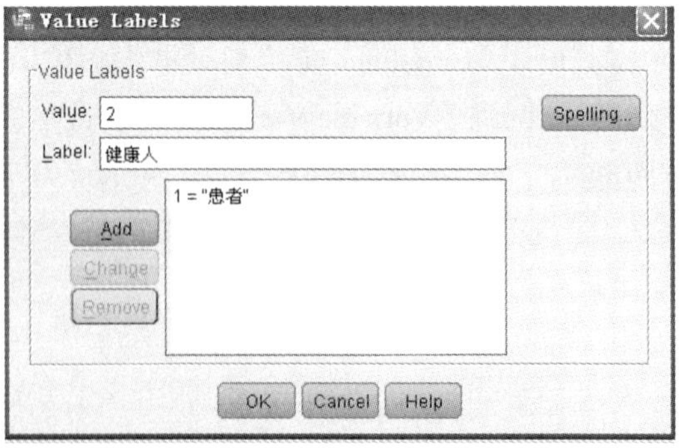

图 1-9 设置变量值图示（2）

重复如上步骤，在“Values”后框中输入“2”，在下面的“Label”后输入“健康人”，再次点击按钮“Add”将其调入下方的大框内，然后单击“OK”，回到图 1-4“Define Variable”

对话框。

如果想看效果，切换回“Data View”界面，然后选择菜单“View==>Value Labels”，可看到设置效果。

7. 设置缺失值　图 1-5 第 7 列“Missing”为缺失值设置，系统默认为无（none），一般不需更改，特殊情况下的设置，见后面具体资料。

8. 设置变量排列方式　图 1-5 第 9 列“Align”为设置变量排列方式，有三种：居中、左对齐、右对齐，如图 1-10。设置时，单击“Align”，出现居中、左对齐、右对齐三种选择，点击其一即可。

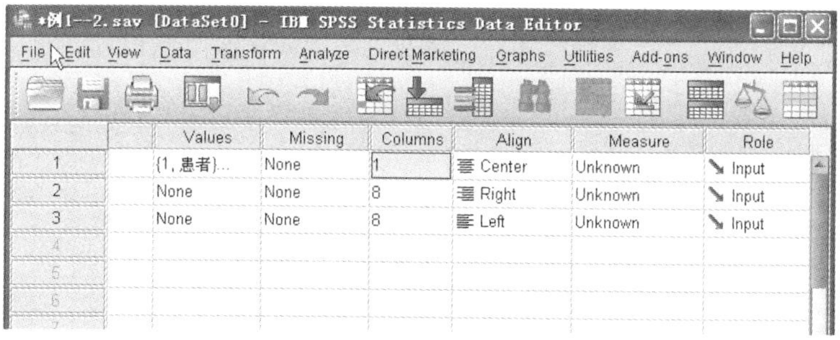

图 1-10　设置变量排列方式

至此，变量设置基本完成，后面的其他项不用考虑，系统默认即可。之后单击下方的“Data View”，进入数据编辑窗口，如图 1-11。第一列的名称已经定义为“group”，第二列的变量为“X”。此时，第一、第二列的名称均为深色显示，表明这两列已经被定义为变量，其余各列的名称仍为灰色的“var”，表示尚未使用。同样，各行的标号也为灰色，表明该数据集内没有记录。

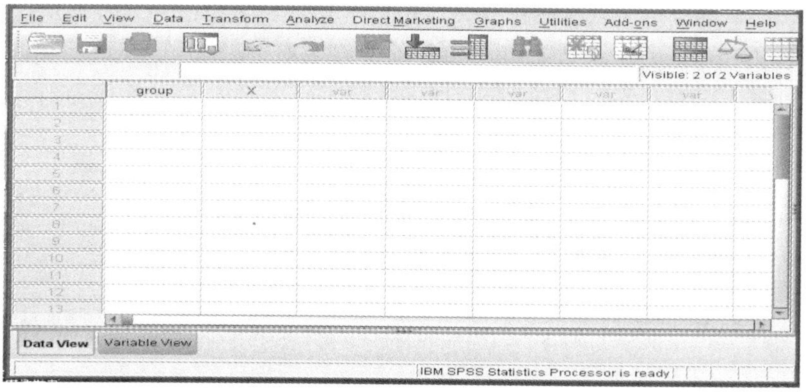

图 1-11　数据管理窗口（1）

三、输入数据

先输入变量 X 的值，确认一行二列单元格为当前单元格，用键盘输入第一个数据 0.84，回车，再输入第二个数据……用类似的方式，将患者的血磷值输入完毕，并将相应的变量 group 均取值为 1，此时数据管理窗口如下所示（图 1-12）：

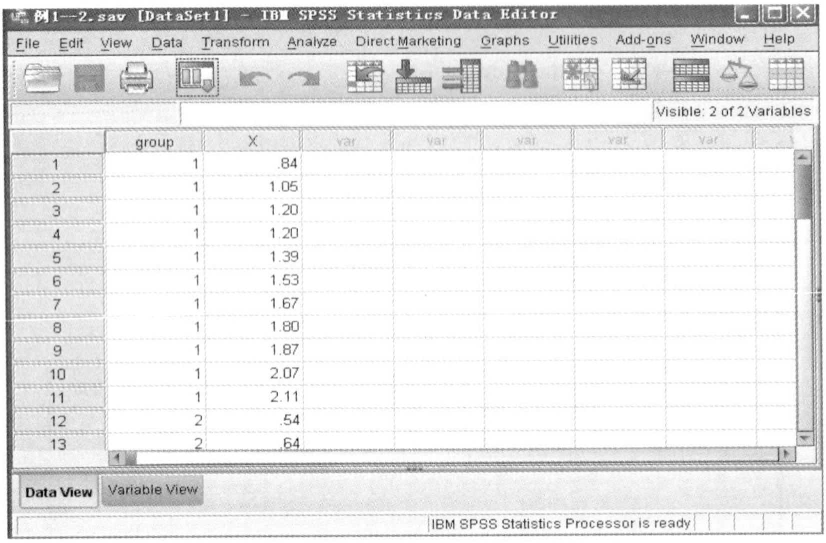

图 1-12 数据管理窗口（2）

从第 12 行开始输入健康人的数据，并将相应的 group 变量取值为 2。最终该数据集应该有 24 条记录。

和其他常用统计软件相比，SPSS 数据界面最大的优势就是支持鼠标的拖放操作，以及拷贝、粘贴等命令，下面的数据录入技巧就是对这些功能的利用。

连续多个相同值的输入：如前面 group 变量有连续多个 1，如果直接输入，可以在第一格内输入 1 并回车，然后回到刚才的单元格并单击右键，选择“copy”，最后用拖放方式选中所有应输入 1 的单元格，单击右键并选择“paste”，所有选中的单元格就会都被刚才拷贝的 1 填充。

将 EXCEL 数据直接引入 SPSS：EXCEL 已经打开原数据，并且数据量较少的时候，可以直接用拷贝粘贴的方法将数据引入 SPSS：先在 EXCEL 中选中所有的数据（不包括变量名），选择拷贝命令；然后切换到 SPSS，最好使行 1 列 1 单元格成为当前单元格，执行粘贴命令，数据就会全部转入 SPSS，再定义相应的变量即可。

四、保 存 数 据

选择菜单“File==>Save”，弹出“Save as”对话框（见图 1-2）。单击保存类型列表框，选择 SPSS 数据格式（*.sav 文件）。在文件名框内键入“文件名”并点击“保存（Save）”。

第三节 编辑数据文件

在 SPSS 中，数据文件的编辑、整理等功能被集中在了“Data”和“Transform”两个菜单项中，这两个菜单的内容如下所示（图 1-13）：

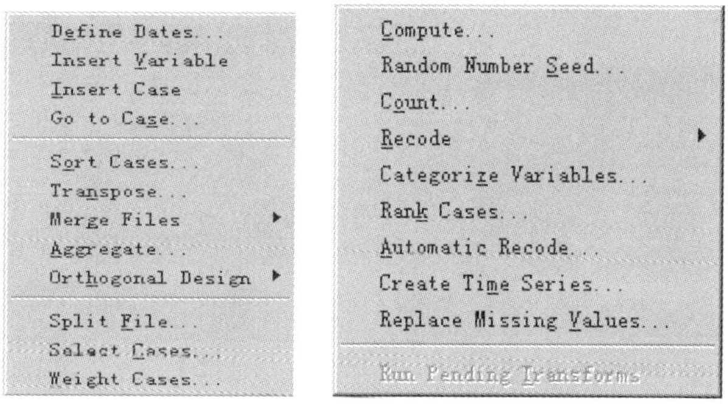

图 1-13　“Data”菜单和“Transform”菜单项

一、插入变量或记录

在数据编辑窗口选定要插入变量位置的后一个变量，可以从工具条直接点击插入变量“”按钮，或从菜单中选择“Data-Insert Variable”命令。数据编辑窗口产生一个新的变量列。

在数据编辑窗口选定要插入记录位置的后一个记录，可以从工具条直接点击插入记录“”按钮，或从菜单中选择“Data-Insert Case”命令。数据编辑窗口产生一个新的记录行。

二、定义新变量

SPSS 中，定义变量的操作界面和 FoxPro 等数据库非常相似，只需单击左下方的“Variable View”标签就可以切换到变量定义界面(见图 1-4)，开始定义新变量。如 Li1_1.sav 的变量定义如下所示：

以变量 X 为例：变量名为 X，类型为 Numeric，宽度为 4，小数位数 2 位，变量标签为“血磷值”。右侧在图中未能看到的依次为：“Values”，用于定义具体变量值的标签；“Missing”，定义变量缺失值；“Colomns”，定义显示列宽；“Align”，定义显示对齐方式；“Measure”，定义变量类型是连续、有序分类还是无序分类。

使用该窗口，我们可以一次定义许多新变量。

标签：变量标签和变量值标签被分开设置，变量标签就在“Label”框中直接输入，变量值标签则在它右侧的“Value”框定义。以“group”为例，单击“Value”框右半部的省略号，会弹出变量值标签对话框（图 1-14）。

上部的两个文本框分别为变量值输入框和变量值标签输入框，分别在其中输入“1”和“克山病患者”，此时下方的“Add”钮变黑，单击它，该变量值标签就会被加入下方的标签框内。与此类似定义变量值“2”为“健康人”，最后单击“OK”，变量值标签就设置完成。此时做任何分析，在结果中都有相应的标签出现。如果现在就想看效果，切换回“Data View”界面，选择菜单“View==>Value Labels”即可。

缺失值：单击“missing”框右侧的省略号，会弹出缺失值对话框（图 1-15）。

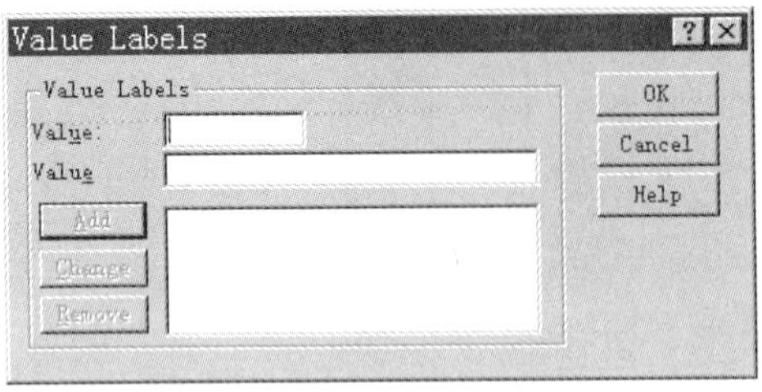

图 1-14　设置变量标签对话框

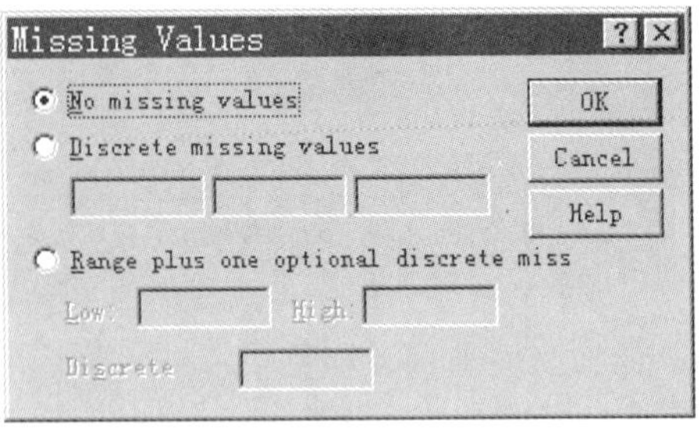

图 1-15　设置缺失值对话框

界面上有一列三个单选钮，默认值为最上方的“无缺失值”；第二项为“不连续缺失值”，最多可以定义 3 个值；最后一项为“缺失值范围加可选的一个缺失值”。

三、从原有变量计算新变量

从原有变量计算新变量，其功能主要集中在【Compute Variable】对话框、【Count】对话框、【Recode】对话框。

【Compute Variable】对话框：建立并赋值新变量。

第一步，选择菜单“Transform==>Compute”，弹出“Compute Variable”对话框（图 1-16A）。

左上角为需要计算的变量名，在其中键入“temp”，此时“Type&Lable”按钮就会变黑；左下方为候选变量列表，暂时不用；中部为类似计算器的软键盘，可以用鼠标按键输入数字和符号，软键盘右侧为函数窗口，可以在这里找到并使用所需的 SPSS 函数。

第二步，再次选择菜单“Transform==>Compute”，系统也再次弹出这个对话框，该对话框自动记住了上次输入的内容。单击中下部的“If”按钮，系统弹出记录选择对话框（图 1-16B）。

由于这里不是对所有记录做变换，因此选中第二个单选钮“Include if case statisfies confition:”，此时下方的所有窗口变亮，表明现在可用；然后按提示操作即可。

【Count】对话框：用于计算某个值在某个变量的取值中是否出现。选择菜单“Transform==>Count”，系统弹出“Count”对话框（图 1-16C）。

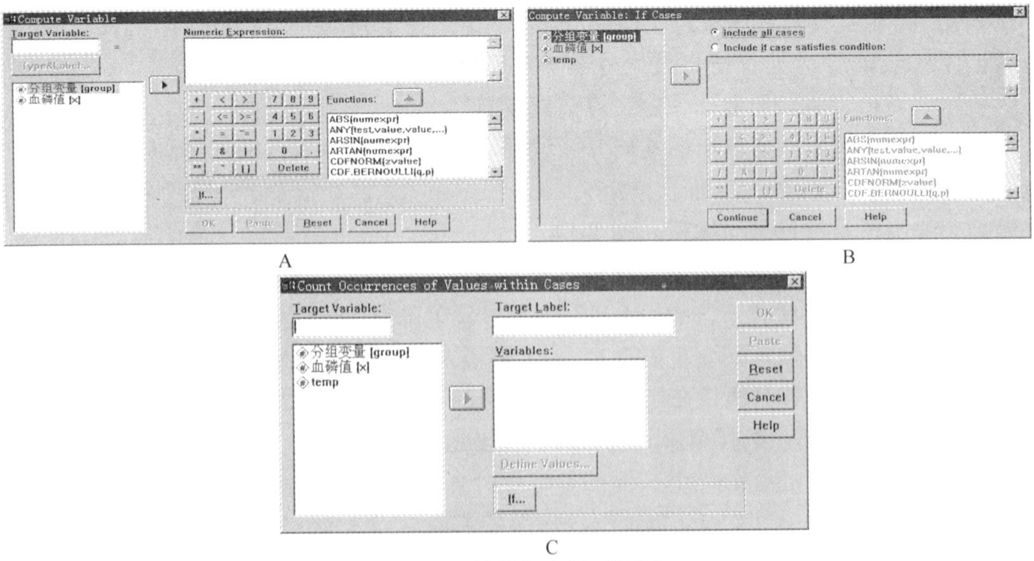

图 1-16　计算新变量对话框

“Target Variable”框中用于指定记录变量值是否出现的变量名；选中相应变量选入“Variables”窗口，此时“Define Values”按钮变黑，单击它，系统弹出变量值定义窗口如下（图 1-17）：

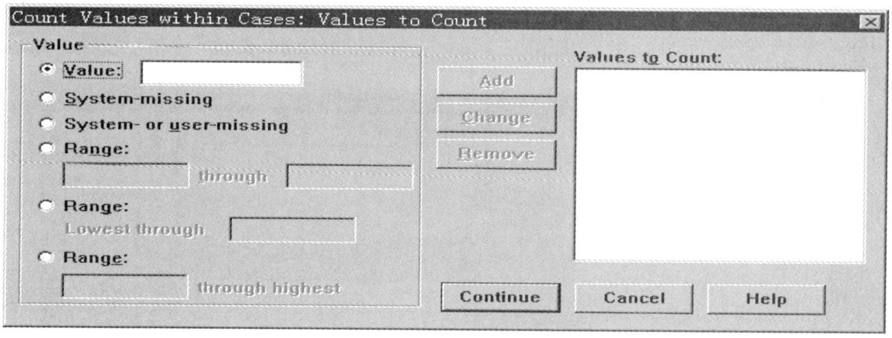

图 1-17　变量值定义窗口对话框

左半部分为变量值定义窗口，可以定义某个值、系统缺失值、系统或用户定义缺失值、变量值范围、小于某值或大于某值。

【Recode 对话框】用于从原变量值生成新变量值，赋给原变量，也可以生成一个新变量。

选择菜单“Transform==>Record==>Into Different Variables”，“Recode”对话框如下（图 1-18）：

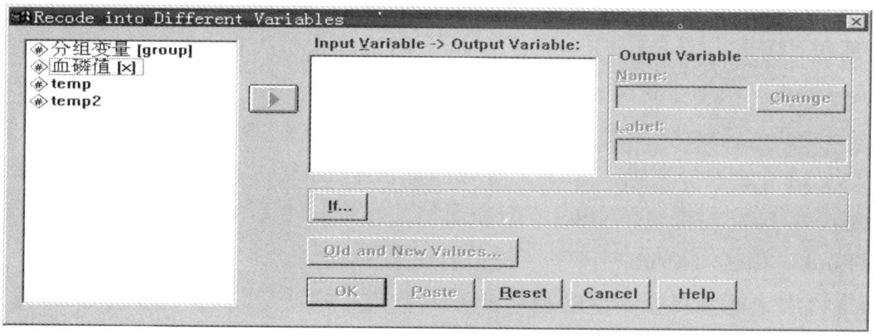

图 1-18　生成新变量值对话框

在对话框中按提示操作即可。

四、数据文件的分类

【Categorize Variables】对话框用于将连续性变量自动按要求分成等间距的几类。其界面非常简单，唯一特别的是右下方的“number of categories”框，用于输入变量的等级数，默认为 4，比如我们希望将血磷值按大小分成 5 个等级，先将血磷值选入“Create Categories”框，然后将下面的 4 改为 5，单击“OK”，就会看到系统产生了一个新变量 *nX*（即 number of *X* 之意），其取值就对应了血磷值相应的 5 个等级（1～5）。具体操作步骤为：

“Create Categories”框：选入 *X*；“Number of categories”框：5，单击“OK”。

五、计算数值变量秩和

例 1-3 请分组计算上例血磷值的秩和。

解：选择菜单“Transform==>Rank Cases”，弹出“Rank Cases”对话框如下（图 1-19）。

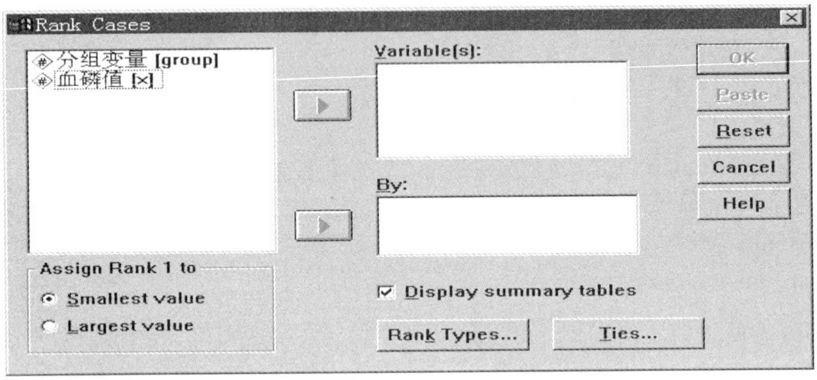

图 1-19 求秩和对话框

将血磷值选入“Variable”框，分组变量选入“By”框，单击“OK”即可。系统会建立一个新变量 r*X*（即原变量名前加 r 表示 Rank 之意），其取值为 *X* 分组的秩次。

“Rank Cases”对话框中其他钮意义如下：

左下角的“Assign Rank 1 to”框用于选择将秩次 1 赋给最小值还是最大值。

中下部的“Display summary tables”复选框用于确定是否在结果窗口内输出结果报表。

“Rank Types”钮用于定义秩次类型，有 Rank（秩分数）、Savage 评分（新变量值按指数分布）、Fractional rank（新变量值是秩分数除以非缺失值观测量的权重之和）、Fractional rank %（新变量值是秩分数除以非缺失值观测量数乘 100）、Sum of case weights（新变量值是各观测量的权重之和）、Ntiles（新变量值是按所选变量的百分位数分组的组序号），默认值为 Rank。单击“More”按钮，还会有更多的设置。

“Ties”钮用于定义对相同值观测量的处理方式，可以是取平均秩次、最小值、最大值或当作一个记录处理，默认值为取平均秩次。

第四节 数据文件的整理

在许多情况下，我们需要先对数据进行一些整理（如分组、合并、加权等）才能将其用于最终的统计分析。这些功能基本上都集中在“Data”菜单项中，下面对其框逐一介绍。

一、观察值的排序

观察值的排序应用【Sort Cases】对话框实现。

例 1-4 对数据集 li1_1.sav 按 group 升序、*X* 降序的次序排列。

选择菜单“Data==>Sort Cases”，系统弹出“Sort Cases”对话框，其下方的“Sort Order”单选钮，有升序和降序两种选择，和上方的“Sort By”框一起使用，具体方法如下：

确认升序单选钮被选择，将 Group 选入“Sort By”框。

选择降序单选钮，将 X 选入“Sort By”框（图 1-20）。

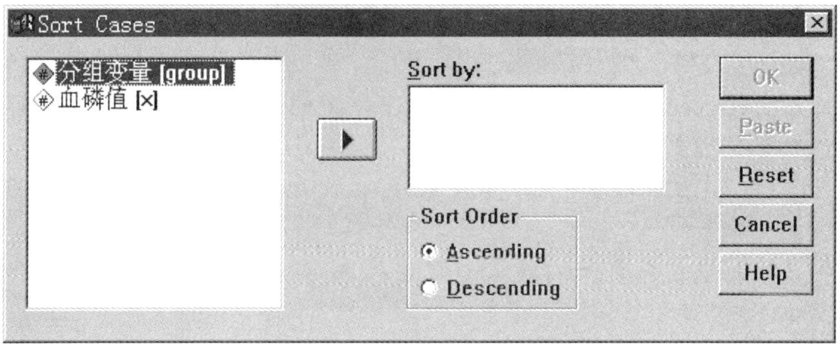

图 1-20　观察值的排序对话框

注意：Group 和 X 后面分别跟着 Ascending 和 Descending，表明前者是按升序，后者按降序排列；由于 Group 在前，因此排序时以 Group 优先。

二、数据文件的转置

【**Transepose**】对话框：用于对数据进行行列转置，可以在原数据文件中指定一个变量记录转置后的变量名。原变量名则自动保存在系统产生的名为“case_lbl”的字符变量中。

该对话框左侧为候选变量框；右上方为“Variable”框，用于选入需要转置的变量，一般应选入除名称变量外的所有其他变量，如果有变量未选入，则转置时会被自动丢弃；右下方为“Name Variable”框，用于指定原数据文件中记录转置后变量名的字符变量，但不是必需的，此时系统会将新变量自动按“var001、var002…”的顺序命名。

三、数据文件的合并

【**Merge Files**】对话框：用于合并数据文件，实际上包括了两个对话框，分别对应了两种合并方式。

1. 从外部数据文件中增加记录到当前数据文件中　称为纵向合并，用“Add Cases”对话框完成，相互合并的数据文件中应该有相同的变量。

选择菜单“Data==＞Merge Files==＞Add Cases”，系统首先弹出打开数据文件对话框，选中需要添加的数据文件并单击“OK”，系统才弹出“Add Cases”对话框，左侧显示的是新、老数据文件中不匹配的变量名，右侧显示的是已经匹配的变量名。可以用“Rename”按钮对不匹配变量改名（先选中）或用鼠标强行匹配（即先按 Ctrl 键选中匹配的两个变量再单击“Pair”钮）。右下方的“Indicate case source as variable”复选框用于定义一个新变量以区分哪些记录是后来添加的。选择停当后单击“OK”，操作完成。实际上右侧显示的是将要包括在合并后数据集中的变量，如果不需要，将其移到左侧框中即可。

2. 从外部数据文件增加变量到当前数据文件　称为横向合并，用“Add Variable”对话框完成，相互合并的数据文件中应包含同样的记录。选择菜单“Data==＞Merge Files==＞Add Variable”对话框，系统同样先弹出打开数据文件对话框，单击“OK”后弹出和前面相似的“Add Variable”对话框。按需选择即可。

四、数据文件的分类汇总

【Aggregate】对话框：用于对数据进行分类汇总，所谓分类汇总就是按指定的分类变量对观测值进行分组，对每组记录的各变量值求指定的描述统计量，结果可以存入新数据文件，也可以替换当前数据文件（图 1-21）。

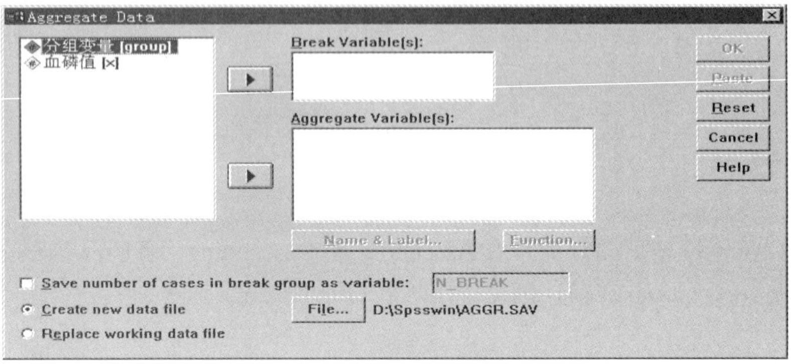

图 1-21　数据文件分类汇总对话框

“Break Variables”框：用于选择分组变量。

“Aggregate Variables”框：用于选择被汇总的变量。

“Name&Label”钮：用于定义新产生的汇总变量的名称和标签。

“Function”钮：用于定义汇总函数，共有三组函数，以最常用的第一组为例，可选的函数有均数、同组的第一个观测值、最后一个观测值、同组记录数、标准差、最小值、最大值。

“Save Number of cases in break group as variable”复选框：用于定义一个新变量以存储同组的记录数。

“Create new data file”单选钮：定义一个新文件以存储汇总的结果，右侧的“File”钮用于具体文件名的定义，默认文件名为“AGGR.sav”。

“Replace working data file”单选钮：用汇总的结果替换原来的数据。

五、数据文件的拆分

数据文件的拆分由【Split File】对话框实现（图 1-22），该对话框元素的用途如下：

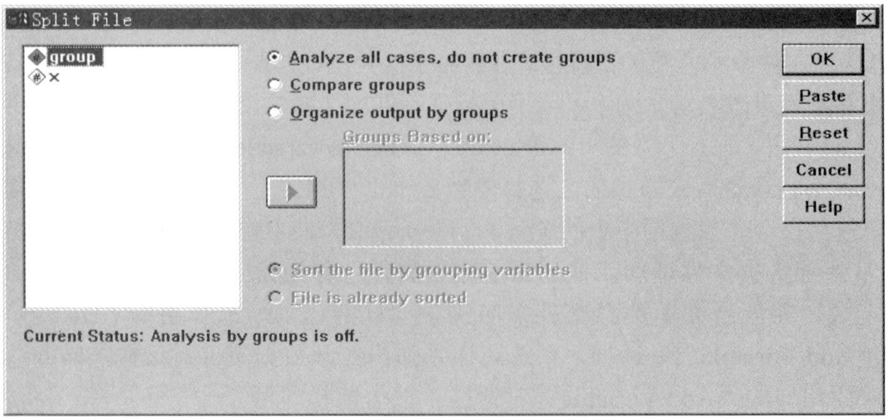

图 1-22　数据文件拆分对话框

"Analyze all cases"单选框：和下面的两个单选框为一组，选中本框不拆分文件。

"Compare groups"单选框"：按所选变量拆分文件，各组分析结果紧挨在一起便于相互比较。

"Organize output by groups"单选框：按所选变量拆分文件，各组分析结果单独放置。

"Groups based on"框：用于选择拆分数据文件的变量。

"Sort the file by grouping variables"单选框：将数据按所用的拆分变量排序。

"File is already sorted"单选框：数据保持原状，不按所用的拆分变量排序。

例 1-5　例 1-2 已建立数据库中的变量 *X* 进行拆分，分组对其作出描述。

在数据管理窗口，选择"Data==>Split File"菜单，系统弹出文件拆分对话框（见图 1-22）。

选择单选按钮"Organize output by groups"，将变量 group 选入右侧的选入变量框，单击"OK"。

此时界面不会有任何改变，但请再做一次数据描述，可以看到现在数据是分 group=1 和 group=2 两种情况在描述了！从描述可知两组的均数和标准差分别为 1.5209、1.0846 和 0.4218、0.4221。

六、数据的选择

有时不需要分析全部数据，而是按某种要求分析其中的一部分，这时使用【Select Cases】对话框来完成。该对话框界面中单选钮意义如下：

"All cases"单选钮：和下面的 4 个单选钮为一组，选中它则分析所有的记录。

"If condition is satisfied"单选钮：只分析满足条件的记录。

"If"按钮：和"If condition is satisfied"单选钮一起使用，单击后弹出【If】对话框。

"Random sample of cases"单选钮：从原数据中按某种条件抽样。

"Sample"按钮：和"Random…"单选钮一起使用，可以设定按百分比抽取记录，或者精确设定从前若干个记录中抽取多少个记录。

"Based on time or case range"单选钮：基于记录序号来选择记录。

"Range"按钮：和"Based…"单选钮一起使用，用于输入记录序号范围。

"Use filter variable"单选钮：使用筛选指示变量来选择记录，必须在下面选入一个筛选指示变量，该变量取值为非 0 的记录将被选中，进入以后的分析。

"Filtered"单选钮：和下面的"Deleted"单选钮为一组，表示未被选中的记录只是被隔离，这些记录的记录号会被加上斜杠以示区别。

"Deleted"单选钮：未被选中的记录将被删除，一般不要使用。

当对数据集做出筛选后，所做的筛选将在以后的分析中一直有效，直到再次改变选择条件为止。同时在多数情况下，系统会自动产生一个名为"filter_$"的筛选指示变量，被选中的记录该变量取值为 1，反之则为 0。

第五节　数据的预分析

一、数据的预分析

1. 数据的简单描述　了解数据的基本情况，如均数、标准差等。

选择“Analyze==>Descriptive Statistics==>Descriptives”菜单，系统弹出描述对话框，具体操作见下一章。

该窗口上方的名称为“SPSS for Windows Viewer”，即（结果）浏览窗口，整个的结构和资源管理器类似，左侧为导航栏，右侧为具体的输出结果。结果表格给出了样本数、最小值、最大值、均数和标准差这几个常用的统计量。

如需了解分组描述情况，要用到文件分割功能。见上一节数据文件的拆分。要取消变量分割，免得它影响以后的统计分析，再次调出变量分割对话框，选择单选按钮中的“Analyze all cases，do not creat group”，单击“OK”按钮即可。

如果定义了文件分割，则会在以后的所有统计分析中起作用，直到重新定义文件分割方式为止。

2. 绘制直方图 为了便于直观了解数据情况，可绘制直方图。选择“Graphs==>Histogram”，系统会弹出绘制直方图对话框。将变量 X 选入“Variable”选择框内，单击“OK”按钮。结果浏览窗口内会绘制出两个直方图。

二、分析结果保存和导出

（一）保存结果文件

前面我们已经做出了分析结果，对此，更多的是将其复制到 WORD 文档，亦可将其保存。分析结果的保存操作如下：

在结果浏览窗口中，选择菜单“File==>Save”，由于该结果从来没有被保存过，所以弹出和前面保存数据时极为相似的一个“Save as”对话框，和前面相比，其唯一的区别就是文件的保存类型只有“View Files（*.spo）”一种。

在文件名框中键入“文件名”并回车，该结果文件就会按所给的文件名被存储。

（二）导出分析结果

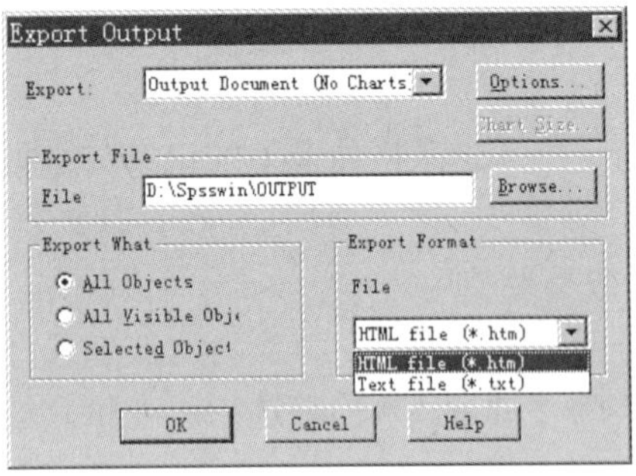

图 1-23 导出分析结果对话框

在结果浏览窗口中选择菜单“File==>Export”，系统会弹出“Exprot Output”对话框如下（图 1-23）：

最上方的“Export”下拉式列表可以选择输出的内容，可以为含图表的输出文档、无图表的输出文档和只有统计图表三种。

中部的“Exprot File”对话框则填入输出的目标文件名。

左下方的“Export What”单选框可以选择输出结果的哪些部分，可以是所有结果、所有可见结果或只输出选择的结果，一般选输出所有可见结果。

右下方的输出文件类型下拉式列表，可见里面有网页格式和纯文本格式两种，在按所需选择完毕后单击“OK”钮，则结果文件就会输出为想要的类型。

（三）结果的编辑

1. 表格编辑　如对输出的表格想做进一步的修改，双击选中的表格，就会进入该表格的编辑模式。此时进入的是表格的默认编辑模式，相当于右键菜单上的“SPSS Pivot table 对象==>编辑”。如果要强行让它在新窗口中编辑，请选择右键菜单上的“SPSS Pivot able 对象==>open”。

（1）基本操作：在表格编辑模式中的基本单位为单元格，包括表格标题和脚注均被看作特殊的单元格来处理。单击可以选中单元格，双击则显示单元格内数据的确切值，并可以修改。不仅可以选中某个单元格，还可以选中其中的一行或一列，但这要先选中最上侧或左侧的标题格，然后选择菜单“Edit==>select”，有四个选项：“table”“Table body”“Data cells”和“Data cells and label”，分别会选中表格、表格主体（不含标题和脚注），所在行、列的数据区和所在行列（图 1-24）。

	N	Minimum	Maximum	Mean	Std. Deviation
血磷值	24	.54	2.11	1.3333	.4687
Valid N (listwise)	24				

选中所在行数据区

	N	Minimum	Maximum	Mean	Std. Deviation
血磷值	24	.54	2.11	1.3333	.4687
Valid N (listwise)	24				

选中所在行(包括数据区和标题格)

	N	Minimum	Maximum	Mean	Std. Deviation
血磷值	24	.54	2.11	1.3333	.1234
Valid N (listwise)	24				

选中所在列(包括数据区和标题格)

图 1-24　表格编辑的基本操作

选中后，即可对它们做删除、拷贝、更改格式等操作。这些表格和 WORD 表格一样，都可以直接按住单元格边界拖放其大小。

（2）特色菜单

1）【Edit】菜单

“Group”“Ungroup”菜单项：用于给标题单元格加上、去掉亚组的标签，选中标题单元格这两个菜单项才可能变黑。用户可以将“Group Label”改为自己想要的名字。

“Drag to copy”菜单项：选中该选项会使对单元格的拖动成为拷贝操作，反之，则会弹出关联菜单，确认是和当前单元格交换还是插入。

“Create graph”菜单项：可以将统计表中的内容以图形的方式立体地呈现在面前。共有七种图形可供选择。

2）【Pivot】菜单

“Tanspose Rows and Columns”菜单项：进行表格的行列转置操作。

“Pivoting Trays”菜单项：即数据透视表托盘，选中该菜单项会弹出数据表托盘。将其在三处随意拖放，就可以将数据表变换成多层表、行列转置等操作。这里可能涉及了图像编辑中层（layer）的概念。

3）【Format 菜单】

“Tablelooks”菜单项：可以在这里直接选用新的表格模板。

“Autofit”菜单项：表格的行、列宽会自动按内容的多少调整为最小。

2. 图片编辑　在 SPSS 中做出的统计图是可以继续编辑的增强图片格式，双击统计图就可以打开图片编辑窗口。

该窗口的特殊命令主要集中在“Gallary”“Chart”“Format”三个菜单中，对于不同类型的统计图，这些菜单的内容会略有区别，但大部分相同。另外，菜单中还有和外面完全相同的“Analyze”“Graphs”菜单，可以直接在这里继续进行分析。

一旦进入图片编辑窗口，统计图就被有机地分成了若干个基本单位，如标题、图例、纵坐标、坐标刻度值等，单击可以选中这些基本单位，双击则弹出相应的设置窗口（等价于选择相应菜单命令）。在统计图中，用得最多的是格式的设置，它们全部集中在“Format”菜单内。

第 2 章 计量资料的描述

统计学的基本内容可概括为：描述、推断。描述是计量资料统计分析的最基础内容，任何资料的分析，首先是对其进行描述，在描述的基础上进行推断，即使是纯粹目的的推断，其结果分析也需要结合描述性指标。

SPSS 在“描述性统计分析（Descriptive Statistics）”模块中，最常用的是列在最前面的四项（图 2-1）。

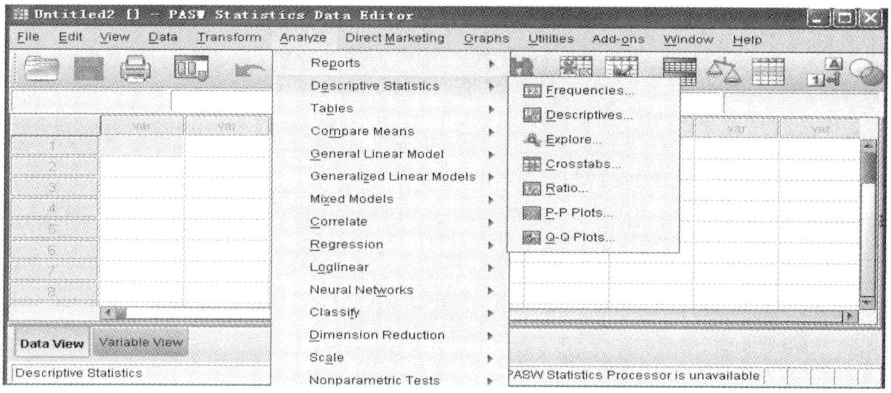

图 2-1 “Descriptive Statistics”菜单界面

“Frequencies”：产生频数表。

“Descriptives”：一般性的统计描述。

“Explore”：对数据概况的探索性分析。

“Crosstabs”：对计数资料和等级资料的统计描述和一般的统计检验，常用的 χ^2 检验也在其中完成。

第一节 计量资料的频数表

一、统计方法简介

为了解数值变量的分布规律，当观察单位较多时，可通过资料整理编制频数分布表，简称频数表（frequency-table）。频数分布可分为对称分布和偏态分布两种类型。

“Frequencies”过程就是专门为产生频数表而设计的。它不仅可以产生详细的频数表，还可以给出某百分位点数值，以及常用的条图、圆图等。

二、SPSS 界面介绍

【Frequencies】对话框的主界面较为简单（图 2-2），主要的功能钮和复选框如下：

1. “Display frequency tables”复选框 确定是否在结果中输出频数表。

2. “Statistics”钮　单击后弹出“Statistics”对话框如下（图 2-3），用于定义需要计算的其他描述统计量。

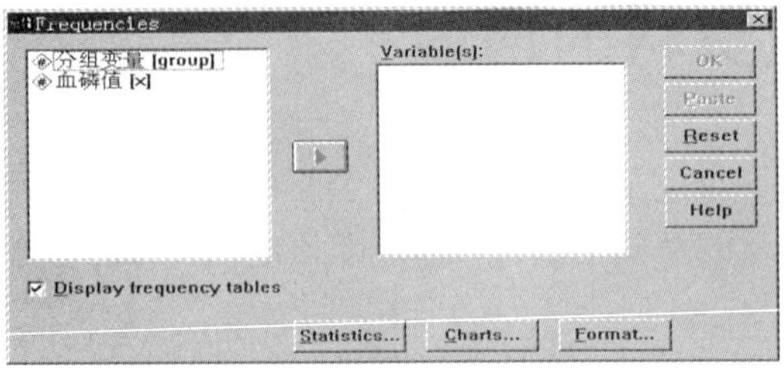

图 2-2　“Frequencies”对话框的界面

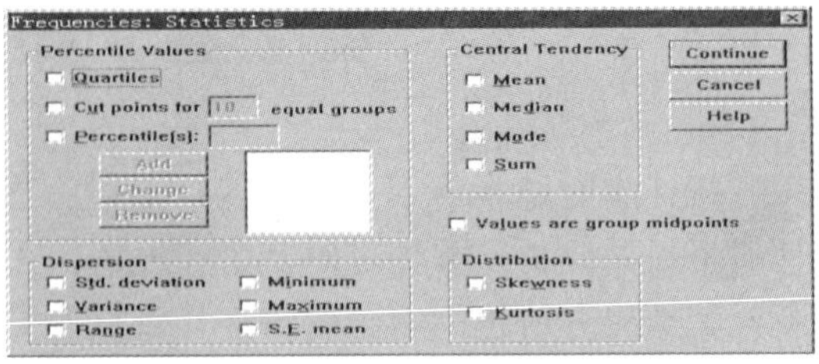

图 2-3　“Statistics”对话框的界面

“Percentile Values”复选框组：定义需要输出的百分位数，可计算四分位数（quartiles）、指定并输出每隔相同间距百分位数（cut points for-equal groups）或直接指定某个百分位数（percentiles）。

“Central tendency”复选框组：用于定义描述集中趋势的一组指标，如均数（mean）、中位数（median）、众数（mode）、总和（sum）。

“Dispersion”复选框组：用于定义描述离散趋势的一组指标，如标准差（std.deviation）、方差（variance）、全距（range）、最小值（minimum）、最大值（maximum）、标准误（S.E.mean）。

“Distribution”复选框组：用于定义描述分布特征的两个指标，如偏度系数（skewness）和峰度系数（kurtosis）。

“Values are group midpoints”复选框：当输出的数据是分组频数数据，并且具体数值是组中值时，选中该复选框。

3. “Charts”钮　弹出“Charts”对话框，用于设定所做的统计图（图 2-4）。

“Chart type”单选钮组：定义统计图类型，其中直方图还可以选择是否加上正态曲线（with normal curve）。

“Chart Values”单选钮组：定义是按照频数还是按百分比做图（即影响纵坐标刻度）。

4. “Format”钮　弹出“Format”对话框，用于定义输出频数表的格式（图 2-5）。

“Order by”单选钮组：定义频数表的排列次序。“Ascending values”为按升序从小到大作频数分布；“Descending values”为按降序从大到小作频数分布；“Ascending counts”为按升序从少到多作频数分布；“Descending counts”为按降序从多到少作频数分布。

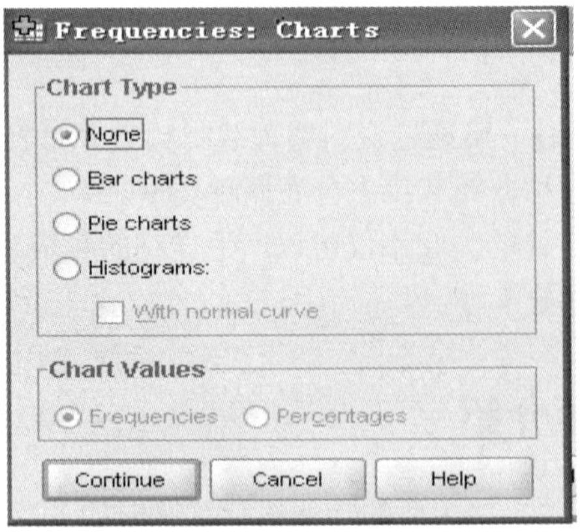

图 2-4　“Charts”对话框界面

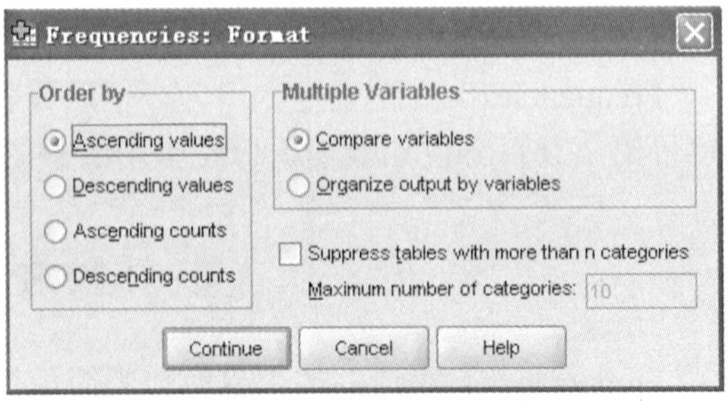

图 2-5　“Format”对话框界面

“Multiple Variables”单选钮组：如果选择了两个以上变量做频数表，则“Compare variables”可以将它们的结果在同一个频数表过程输出结果中显示，便于互相比较；“Organize output by variables”则将结果在不同的频数表过程输出结果中显示。

“Suppress Tables more than…”复选框：当频数表的分组数大于下面设定数值时禁止其在结果中输出。

三、操作步骤

例 2-1　某市 1992 年 110 名 7 岁男童的身高（cm）资料如下，试应用 SPSS 处理（绘制频数表，计算均数、标准差、中位数 M、$P_{2.5}$ 和 $P_{97.5}$）。

112.4	117.2	122.7	123.0	113.0	110.8	118.2	108.2	118.9	118.1
113.5	118.3	120.3	116.2	114.7	119.7	114.8	119.6	113.2	120.0
119.7	116.8	119.8	122.5	119.7	120.7	114.3	122.0	117.0	122.5
119.8	122.9	128.0	121.5	126.1	117.1	124.1	129.3	121.8	112.7
120.2	120.8	126.6	120.0	130.5	120.0	121.5	114.3	124.1	117.2
124.4	116.4	119.0	117.1	114.9	129.1	118.4	113.2	116.0	120.4
112.3	114.9	124.4	112.2	125.2	116.3	125.8	121.0	115.4	121.2
117.9	120.1	118.4	122.8	120.1	112.4	118.5	113.0	120.8	114.8
123.8	119.1	122.8	120.7	117.4	126.2	122.1	125.2	118.0	120.7
116.3	125.1	120.5	114.3	123.1	122.4	110.3	119.3	125.0	111.5
116.8	125.6	123.2	119.5	120.5	127.1	120.6	132.5	116.3	130.8

（一）频数统计

假设数据已经输好，变量名为“身高”，具体操作如下：

“Analyze==>Descriptive Statistics==>Frequencies”（图 2-6）。

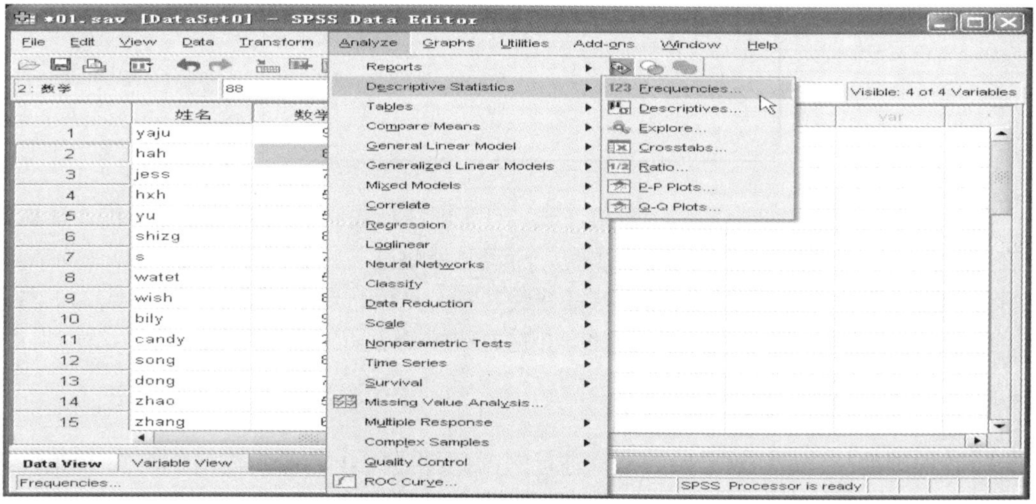

图 2-6　进入“Frequencies”过程

在“Frequencies”对话框界面（见图 2-2）上，“Variables”框：选入身高。

单击“Statistics”钮：选中四分位数、10 等分后的百分位数、$P_{2.5}$、$P_{97.5}$；均数、中位数、标准差、方差、最小值、最大值、偏度、峰度，这些统计量要求计算。

单击“Percentiles”：输入 2.5；单击“Add”：输入 97.5；单击“Add”。

单击“Continue”钮；单击“Charts”钮：选中直方图及选中显示正态分布曲线。

单击“Continue”钮；单击“OK”，输出结果。

表 2-1 统计量结果表

Statistics

身高

N	Valiid	110
	Missing	0
Mean		119.722
Median		119.900
Std. Deviation		4.7440
Variance		22.506
Skewness		0.157
Std. Error of Skewness		0.230
Kurtosis		–0.031
Std. Error of Kurtosis		0.457
Minimum		108.2
Maximum		132.5
Percentiles	2.5	110.688
	10	113.020
	20	115.520
	25	116.375
	30	117.130
	40	118.660
	50	119.900
	60	120.660
	70	122.070
	75	122.800
	80	123.440
	90	125.780
	97.5	130.568

统计结果有两个表格。第一个表格（表 2-1）即统计量结果表，要求各个统计量均计算在内；第二个表格为各实际数的频数值。两表此处略过。另有一个 Charts 图，显示为频率分布的直方图，内有频数值的分布特征曲线（略，见后一节），从本图看曲线为正态分布，这与第一个结果表 2-7 中的偏度值 $S = 0.157$、峰度值 $k = -0.31$ 均很接近 0 的结论相符。

（二）分组频数统计

上述的频数统计是针对原始数据值进行的，如要将例 2-1 的原始数据分为 13 个组段后再进行统计，则要对原始数据进行转换，之后便可进行分组频数统计。

在菜单栏“Transform”中调用“Recode into Different Variables”功能，把变量“身高”选入，再在“Output Variable”栏中定义转换后的变量名为“身高分组”（图 2-7），点击“Change”确定变量名后，再点击“Old and New Values”进入变量转换子界面（图 2-8）。

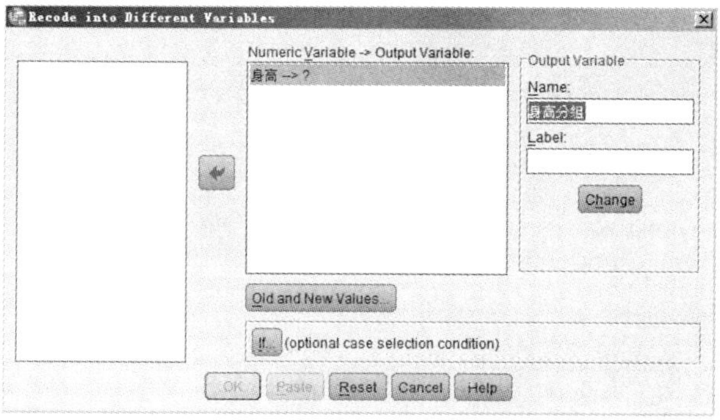

图 2-7　“Recode into Different Variables”界面

变量值转换界面如下：在旧值中选择“Range”，把每一个组段的范围输入，在新值中输入该组段的组中值，如图 2-8 把组的范围输入为 116 到 117.99，新值中输入 117，在下方“Add”框中点击“Add”即定义该组完成，把所有的 13 组全部定义完毕后点击“Continue”返回上一界面后点击“OK”进行确定。

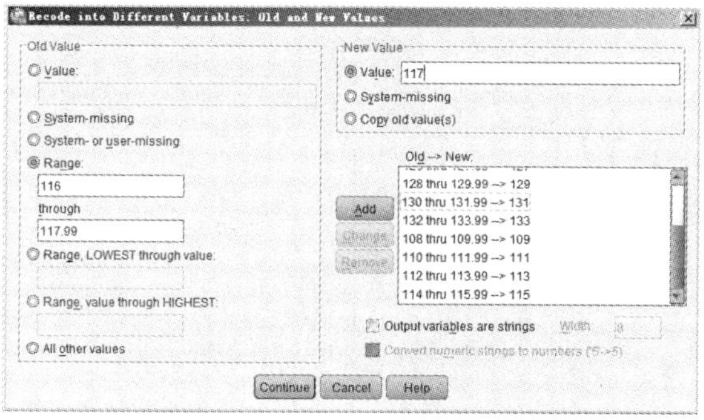

图 2-8　“Old and New Values”界面

此时，返回到数据界面，增加了一个变量“身高分组”（图 2-9）。

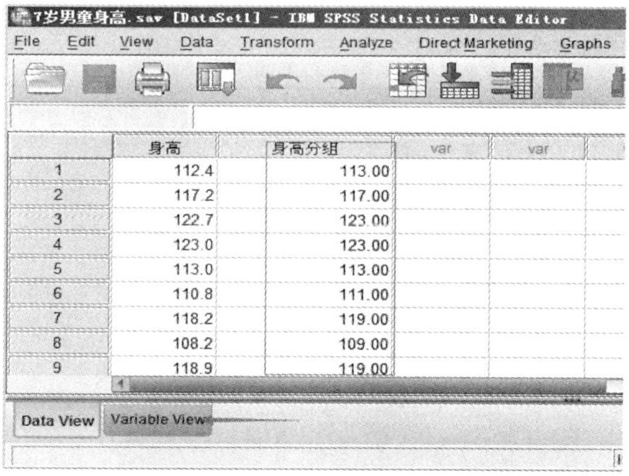

图 2-9　增加一个变量“身高分组”

输出表格时为按各组段值而不是组中值，可以点击上图的变量标签“Variable View”，对身高分组这个变量的值进行标记，如图 2-10，按各组中值标记为各组段，所有值均标记完毕后确定。

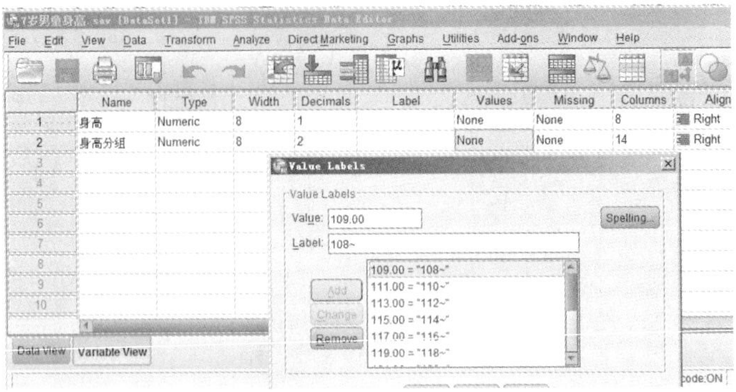

图 2-10　“变量标签（Variable View）”界面

再一次核实数据后，再进行频数统计，此时变量选择为身高分组。其他项目同上。输出结果中即为按组中值进行的频数结果。同样含三部分，第一部分同上，略；第二部分即频数表结果表 2-2；第三部分如图 2-11，注意和原始数据所做出的频数分布图进行区分。

表 2-2　频数表结果

身高分组

		Frequency	Percent	Valid Percent	Cumulative Percent
Valid	108～	1	.9	.9	.9
	110～	3	2.7	2.7	3.6
	112～	9	8.2	8.2	11.8
	114～	9	8.2	8.2	20.0
	116～	15	13.6	13.6	33.6
	118～	18	16.4	16.4	50.0
	120～	21	19.1	19.1	69.1
	122～	14	12.7	12.7	81.1
	124～	10	9.1	9.1	90.9
	126～	4	3.6	3.6	94.5
	128～	3	2.7	2.7	97.3
	130～	2	1.8	1.8	99.1
	132～134	1	.9	.9	100.0
	Total	110	100.0	100.0	

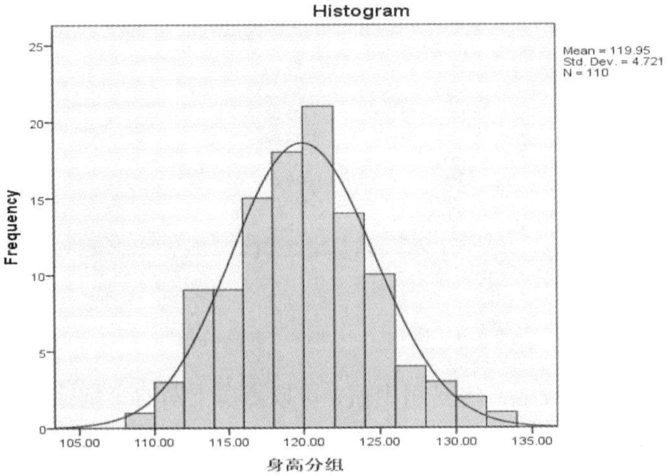

图 2-11　频数分布图

第二节　集中趋势、离散趋势的描述

一、统计方法简介

（一）集中趋势的描述

1. 算术均数　算术均数简称均数（mean），总体均数用希腊字母μ表示，样本均数用$\overline{X}$表示，反映一组观察值在数量上的平均水平。基本公式为

$$\overline{X}=\frac{X_1+X_2+X_3+\cdots+X_n}{n}=\frac{\sum X}{n} \quad \text{（公式 2-1）}$$

式中：$\sum$是希腊字母，读作 sigma，为求和的符号；X_1，X_2，$X_3 \ldots X_n$表示具体观察值；n为观察值个数。

2. 几何均数　有些医学资料，如抗体的滴度，各观察值之间常呈倍数变化（等比关系），这时宜用几何均数（geometric mean，简称G）反映其平均增（减）倍数。基本公式为

$$G=\lg^{-1}\left(\frac{\lg X_1+\lg X_2+\cdots+\lg X_n}{n}\right)=\lg^{-1}\left(\frac{\sum \lg X}{n}\right) \quad \text{（公式 2-2）}$$

3. 中位数与百分位数　中位数（median，简称M）是将一组观察值从小到大按顺序排列，位次居中的观察值就是中位数。因而全部观察值中，大于和小于中位数的观察值的个数相等。

（1）直接计算：当样本n较少时，先将观察值按从小到大的顺序排列，n为奇数时，位次居中的数即为中位数，n为偶数时，位次居中的两个数相加除以 2。

（2）频数表计算：①按所分组段，由小到大计算累计频数和累计频率。②按公式 2-3 求中位数M。

$$M=L+\frac{i}{f_M}(n/2-\sum f_L) \quad \text{（公式 2-3）}$$

百分位数（percentile，P_x）是将一组观察值按从小到大顺序排列，再将其分成 100 等份，对应于x%位的数值即为第x百分位数，常用P_x表示。计算公式如下，式中符号的表示意义同中位数。

$$P_x=L+\frac{i}{f_x}(n\times x\%-\sum f_L) \quad \text{（公式 2-4）}$$

（二）离散趋势的描述

1. 极差　极差（range，简称R）亦称全距，即一组观察值中最大值与最小值之差，反映个体差异的范围。

2. 离均差平方和　即$\sum(X-\mu)^2$。

3. 方差　离均差平方和的大小，除了与变异度有关外，还与变量值的个数N有关。为了消除这一影响，可取其均数，这就是总体方差（variance），用σ^2表示。

4. 标准差 方差的单位是原度量单位（如 kg、cm 等）的平方，为了用原单位表示，所以又把总体方差开平方，这就是总体标准差（standard deviation），即

$$S=\sqrt{\frac{\sum X^2-{(\sum X)^2}/{n}}{n-1}} \quad \text{（公式 2-5）}$$

5. 变异系数 简称 CV，亦称离散系数。其是相对数，没有单位。公式为

$$CV=\frac{S}{\overline{X}}\times 100\% \quad \text{（公式 2-6）}$$

6. 四分位数间距 将全部观察值分为四个部分，处于分位点上的数值就是四分位数（quartile，简称 Q）。P_{25} 为下四分位数，用 Q_L 表示；P_{75} 为上四分位数，用 Q_U 表示。上、下四分位数之差 Q_L–Q_U 即四分位数间距（quartile interval）。

二、SPSS 界面介绍

计量资料的描述在“Descriptives”菜单中，可计算并列出一系列相应的统计指标。还有个特殊功能就是可将原始数据转换成标准正态评分值，并以变量的形式存入数据库供以后分析。界面说明如下（图 2-12）：

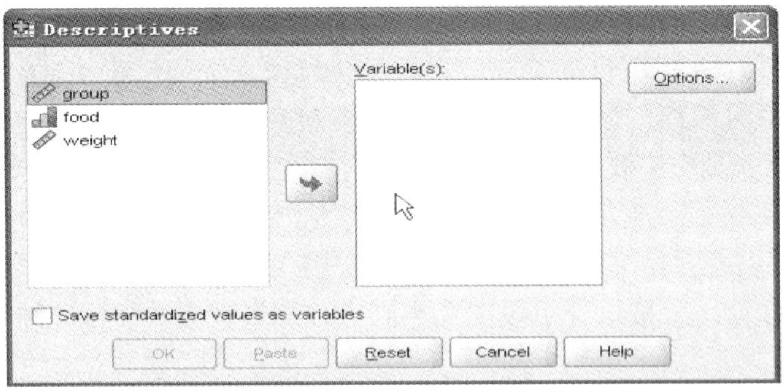

图 2-12 “Descriptives”对话框的界面

“Save standardized values as variables”复选框，确定是否将原始数据的标准正态评分设置为新变量。

“Options”钮，弹出“Options”对话框，选择需要计算的描述统计量和统计分析，最下方的“Display Order”单选钮组可以选择为变量列表顺序、字母顺序、均数升、降顺序（图 2-13）。

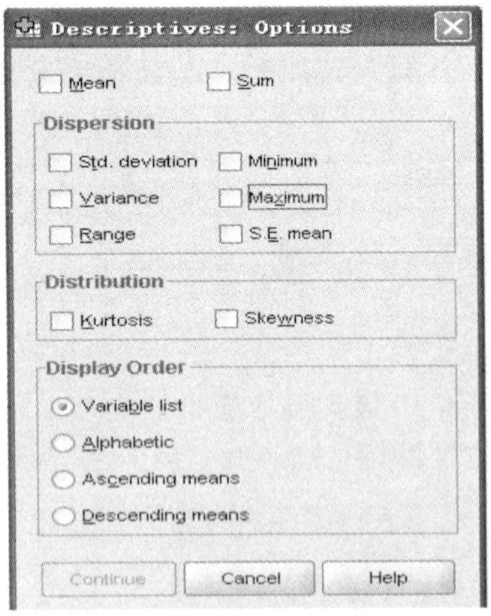

图 2-13 “Options”对话框界面

三、操 作 步 骤

（一）用原始数据

例 2-2 两组同性别、同年龄儿童的体重（kg）如下，用 SPSS 计算算术均数、标准差。

甲组：26，28，30，32，34；

乙组：24，27，30，33，36。

假设数据库已建立，则操作步骤如下：

“Analyze==>Descriptive Statistics==>Descriptives”打开描述性统计界面（图 2-14）。

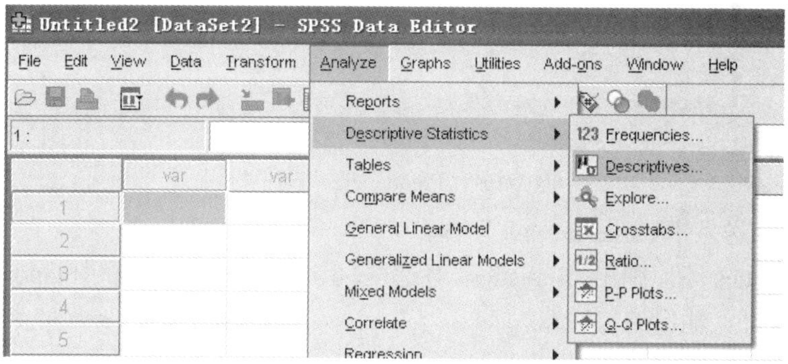

图 2-14　进入描述性统计界面过程

在描述性统计界面（见图 2-14），“Variables”框：选入甲组、乙组。

单击“Option”钮：选中“Mean”“Range”“Variance”“Std.deviation”“Minimum”“Maximum”复选框。

单击“Continue”钮。

单击“OK”，输出结果如表 2-3：

表 2-3　Descriptive Statistics

	N	Range	Minimum	Maximum	Mean	Std. Deviation	Variance
甲组	5	8.00	26.00	34.00	30.0000	3.16228	10.000
乙组	5	12.00	24.00	36.00	30.0000	4.74342	22.500
Valid N（listwise）	5						

目前，SPSS 各版本不能直接计算几何均数，需对原始数据对数转换后再计算均数，至于变异系数，SPSS 算出标准差和算术均数后，可再手工计算。

（二）频数表资料

例 2-3　将例 2-1 分组频数统计结果，进一步用其频数表计算算术均数、标准差。数据库定义两个变量：身高和 f。

1. 调用频数过程　“Data==>Weight cases”将数据指定为频数格式。

“Weight Cases by”：选中。

“Frequency Variable”：选入“f”，定义频数变量“频数”。单击“OK”。

2. 进入计算过程　“Analyze==>Descriptive Statistics==>Frequencies”（图 2-15）。

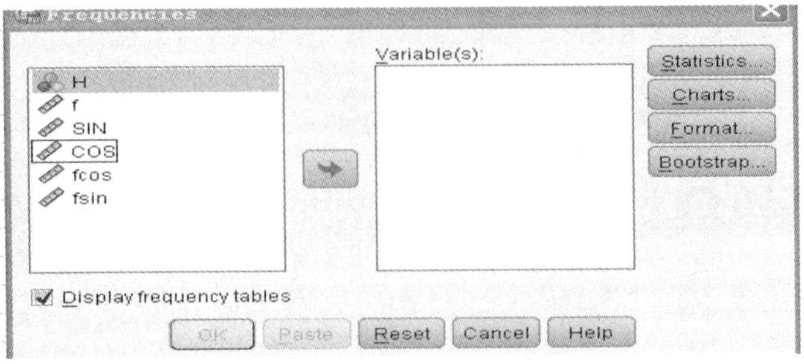

图 2-15 “Frequencies”对话框

将“身高”送入“Variable（s）”框。

点击“Statistics”钮，弹出“Statistics”对话框，其上选中“Mean”和“Standard deviation”。

单击“OK”，输出结果（略）。

第三节　正 态 分 布

一、统计方法简介

（一）正态分布概念

前面所讲的频数表资料可绘制成直方图。设想如果不断增加观察例数，缩小组距，图中直条将逐渐变窄，其顶端将逐渐接近于一条光滑的曲线（图 2-16，图 2-17）。这是一条两头低、中间高、左右对称，呈“钟”形的曲线，统计学上称正态曲线，该曲线所描述的面积分布规律称正态分布。习惯上用 $N(\mu, \sigma^2)$ 表示均数为 μ，标准差为 σ 的正态分布。

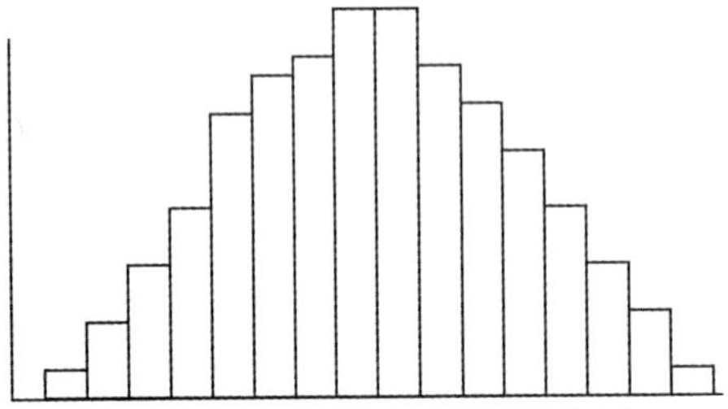

图 2-16　组距变小绘制的直方图

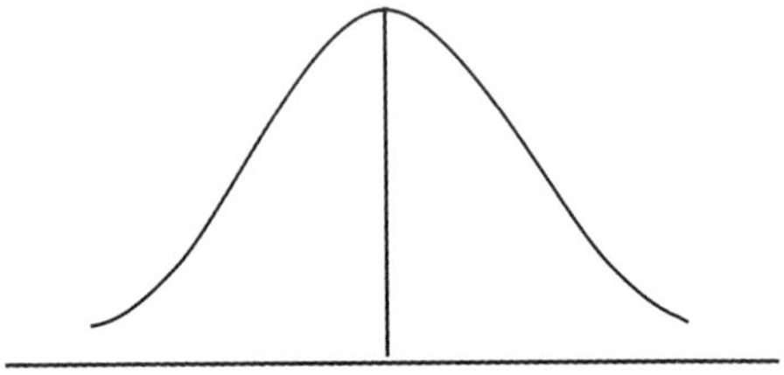

图 2-17　正态曲线图

正态分布用于估计变量的频数分布，确定正常值范围，是许多统计方法的理论基础。

（二）正态性检验（test distribution）

在 SPSS 中，对资料分布情况的描述，包括偏度系数（skewness）与峰度系数（kurtosis），二者结合，对资料的分布情况进行描述，因此，亦用以作正态性检验。偏度系数是描述数据分布对称性的指标，其等于零，表示数据为完全对称（正态分布），其大于零表示数据为正偏态，其小于零表示数据为负偏正态。

峰度系数是描述数据分布高度的指标，其等于零，表示数据为完全正态分布，其大于零表示数据分布曲线较扁平，其小于零表示数据分布超出正态分布，即靠中心处的数据过多。

统计学中的统计描述和统计推断基本条件是正态分布、方差齐性。

二、SPSS界面介绍

在SPSS中，偏度系数与峰度系数的计算在多个环节出现，如频数表过程（frequencies）下的“Statistics”钮的“distrutution”下（见图2-3“Statistics”对话框界面）；在“Descriptives”菜单中，“Options”对话框界面中部（见图2-13“Options”对话框界面），可选择应用。应用时，在相应指标的方框内选中即可。

正态性检验可在非参数检验（nonparametric tests）下的“1-Sample K-S…”，即用“One-Sample Kolmogorov-Smirnov Test”方法进行对分布的检验，其中包括正态性检验（界面的左下角）。

三、操 作 步 骤

（一）正态性检验

例2-4 对例1-2资料进行正态性检验。

“Analyze==>Nonparametric Tests ==>1-Sample K-S…”，出现如下界面（图2-18）。

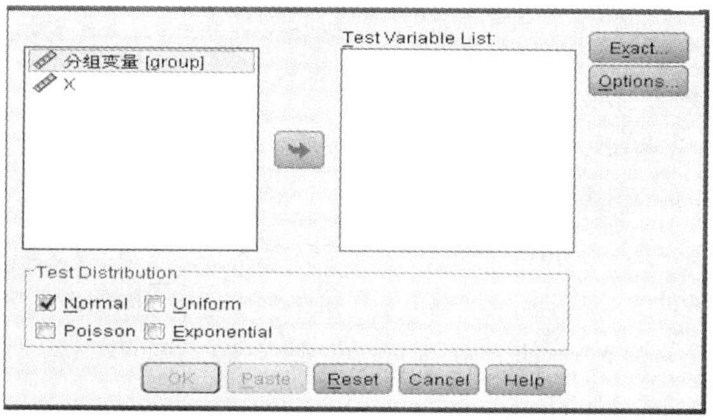

图2-18 “1-Sample K-S…”对话框界面

在如上对话框，先将检验变量X送入检验变量列表杠（test variable list：），选中“Test Distribution”框中“Normal”，然后单击“Options”钮，进入“1-Sample K-S… Options”对话框（图2-19）。

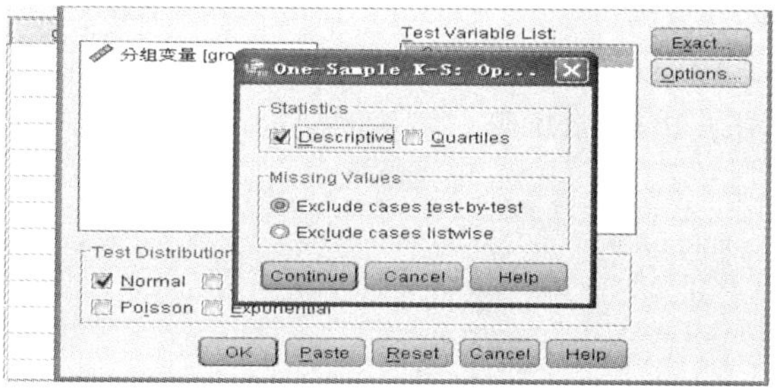

图2-19 “1-Sample K-S… Options”对话框界面

在如上对话框，选中“Descriptive”，点击“Continue”钮，单击“OK”，输出结果如表2-4，表2-5：

表2-4 Descriptive Statistics

	N	Mean	Std. Deviation	Minimum	Maximum
X	24	1.2846	.46866	.54	2.11

表 2-5　One-Sample Kolmogorov-Smirnov Test

		X
N		24
Normal Parameters[a, b+]	Mean	1.2846
	Std. Deviation	.46866
Most Extreme Differences	Absolute	.120
	Positive	.120
	Negative	-.073
Kolmogorov-Smirnov Z		.589
Asymp. Sig.（2-tailed）		.878

a. Test distribution is Normal.

b. Calculated from data.

结果解释：如上可见，输出两个表，表 2-4 是一般性描述，不需详细解释。

表 2-5 上半部为一般性描述，下半部为正态性检验结果，包括 Kolmogorov-Smirnov *Z* 值和双侧检验 *P* 值[Asymp. Sig.（2-tailed）]。

本例 Kolmogorov-Smirnov *Z* 值为 0.589，*P* 值大于 0.05，故接受资料为正态分布之假设，提示该资料是正态或近似正态分布。

另外，在探索性统计中（explore）也有正态性检验内容，如第 3 章参数估计的输出结果。

至于方差齐性的条件，除有关章节作专门的“方差齐性检验”介绍外，SPSS 中多数假设检验中就有此功能。例如“独立样本的 *t* 检验”输出结果中就有“Levene 方差齐性检验”的 *F* 值和 *P* 值，在读取结果时注意。

（二）绘制正态曲线

正态曲线的绘制，SPSS 在“Frequencies”中。现以例 2-1 为例说明其操作过程。

“Analyze==>Descriptive Statistics==>Frequencies”。

“Variables”框：选入身高。

单击“Charts”钮：选中直方图复选框，并选中“With normal curve”。

单击“Continue”钮；单击“OK”，输出结果如下（图 2-20）。

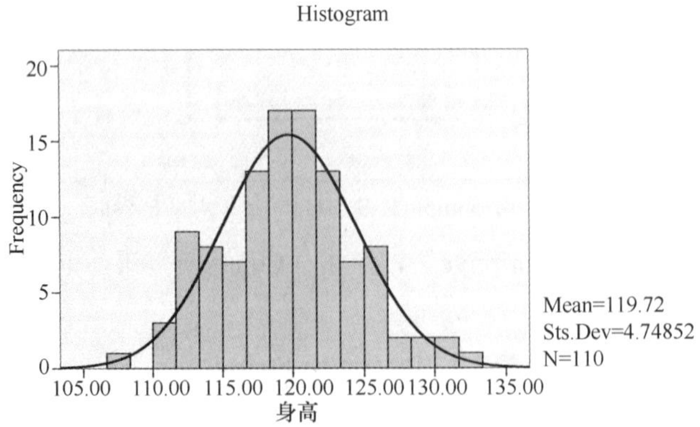

图 2-20　SPSS 绘制的直条图及正态曲线

第 3 章　计量资料的推断

第一节　参 数 估 计

一、统计方法简介

1. 均数的标准误　医学科研中通常应用抽样研究方法，由于个体差异的存在，样本均数往往不等于总体均数，这种由抽样引起的样本均数与总体均数的差异称为均数的抽样误差，描述抽样误差的大小用均数的标准误。均数的标准误为

$$s_{\bar{x}} = \frac{s}{\sqrt{n}} \qquad \text{（公式 3-1）}$$

标准误可应用于：表示抽样误差的大小；估计总体均数的可信区间（95%的可信区间为 $\bar{x} \pm t_{0.05(\nu)} s_{\bar{x}}$）；进行假设检验。

2. *t* 分布　*t* 分布为以 0 为中心的对称分布，其曲线形态变化与 *n* 大小有关。*n* 小，*t* 分布曲线低平，因此 *t* 曲线下面积及 95%、99%的界值不是一个常量，而与自由度的变化有关。

为了应用方便，统计学家编制了 *t* 界值表，应用时可据自由度查阅。

参数估计是用样本均数估计总体均数。常用的估计方法为区间估计（可信区间），即估计总体均数可能所在范围。

95%的可信区间为：$\bar{x} \pm 1.96 s_{\bar{x}}$　　（公式 3-2）

99%的可信区间为：$\bar{x} \pm 2.58 s_{\bar{x}}$　　（公式 3-3）

二、SPSS 界面介绍

SPSS 中，参数估计在“Explore”菜单中。“Explore”菜单称为探索性分析，可对变量进行更为深入详尽的描述性统计分析。

“Analyze==>Descriptive Statistics==>Explore”，即打开“Explore”菜单，该菜单界面简单，主要有如下元素（图 3-1）：

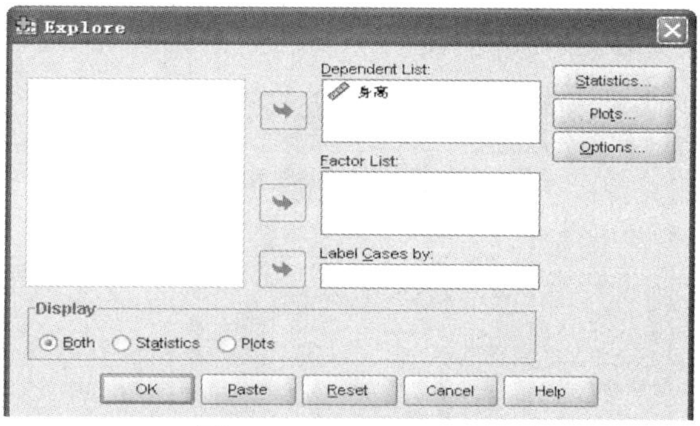

图 3-1　“Explore”界面

（1）“Display”单选钮组：选择输出结果中是否包含统计描述、统计图或两者均包括。

（2）“Dependent List”框：选入需要分析的变量。

（3）“Factor List”框：设置分组变量。

（4）“Label cases by”框：选择一个变量，其取值将作为每条记录的标签。

（5）“Statistics”钮：弹出“Statistics”对话框，用于选择所需要的描述统计量。有如下选项（图 3-2）：

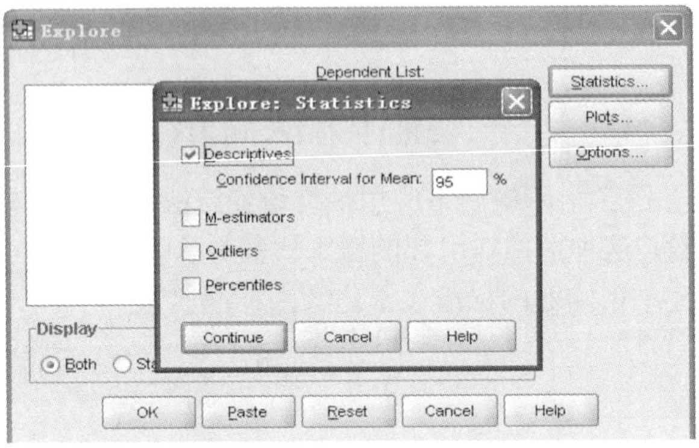

图 3-2 “Statistics”对话框

1）“Descriptives”复选框：同“Descriptives”菜单，但其选中后，就有相应的可信区间（默认为 95%）。

2）“M-estimators”复选框：作中心趋势的粗略最大似然确定，输出四个不同权重的最大似然确定系数。

3）“Outliers”复选框：输出五个最大值与五个最小值。

4）“Percentiles”复选框：输出第 5%、10%、25%、50%、75%、90%、95%位数。

（6）“Plot”钮：弹出“Plot”对话框，用于选择所需要的统计图。有如下选项：

1）“Boxplots”单选框组：确定箱式图的绘制方式，可以是按组别分组绘制（factor levels together），也可以不分组一起绘制（depentends together），或者不绘制（none）。

2）“Descriptive”复选框组：可以选择绘制茎叶图（stem-and-leaf）和直方图（histogram）。

3）“Normality plots with test”复选框：绘制正态分布图并进行变量是否符合正态分布的检验。

4）“Spread vs. Level with Levene Test”单选框组：当选择了分组变量时，设置绘图时变量的转换方式，并进行组间方差齐性检验。

（7）“Options”钮：用于选择对缺失值的处理方式，可以是不分析有任一缺失值的记录、不分析计算某统计量时有缺失值的记录，或报告缺失值（图 3-3）。

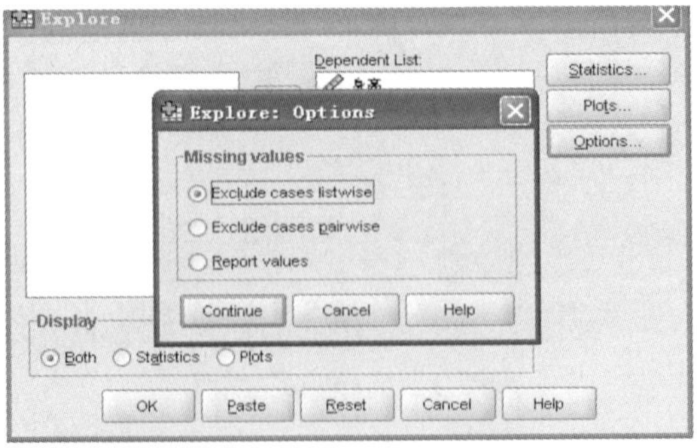

图 3-3 “Option”对话框

三、操 作 步 骤

例 3-1　计算例 2-1 资料 95%的可信区间。

“Analyze==>Descriptive Statistics==>Explore”，即打开“Explore”菜单（见图 3-1）。

“Display”单选钮组：选择需输出的结果。

“Dependent List”框：选入“身高”。

单击“Statistics”钮；弹出“Statistics”对话框（见图 3-2），选择所需要的描述统计量。

单击“Option”钮，打开“Option”对话框（见图 3-3），选中相应复选框。

单击“Continue”钮。

单击“OK”，输出结果如下（表 3-1，表 3-2）：

表 3-1　Case Processing Summary

	Cases					
	Valid		Missing		Total	
	N	Percent	N	Percent	N	Percent
身高	110	100.0%	0	.0%	110	100.0%

表 3-2　Descriptives

			Statistic	Std. Error
身高	Mean		119.7200	.45275
	95%Confidence	Lower Bound	118.8227	
	Interval for mean	Upper Bound	120.6173	
	5%Trimmed Mean		119.6369	
	Median		119.9000	
	Variance		22.548	
	Std Deviation		4.74852	
	Minimum		108.00	
	Maximun		132.50	
	Range		24.50	
	Interquartile Range		6.43	
	Skewness		.151	.230
	Kurtosis		-.018	.457

结果解释：表 3-1 为案例处理摘要，包括有效案例、缺失值及案例总数；表 3-2 为统计描述，依次为均数，95%的可信区间下限、上限及其他描述性指标（同上）。特别说明，最后两行为偏度系数与峰度系数，是对资料正态性检验进行描述的两个指标（见第 2 章第三节）。

第二节　两均数的假设检验

一、统计方法简介

假设检验（hypothesis test）亦称显著性检验（significance test），是统计推断的另一个重要方面。根据研究目的对样本所属的总体提出一个假设，然后根据样本所提供的信息，计算适当的统计量，确定是否接受假设，目的在于判断两均数的差别由抽样误差造成的概率。

两均数比较的假设检验方法中，以 t 检验（t test）和 u 检验（u test）最常用，t 检验是 student t 检验的简称。

（一）单个样本的 t 检验

单个样本的 t 检验即样本均数与总体均数比较，其分析目的是推断样本所代表的未知总体均数 μ 与已知总体均数 μ_0 有无差别。根据 t 检验的应用条件，按下式计算检验统计量 t 值。

$$t = \frac{\overline{x} - \mu}{s_{\overline{x}}} \tag{公式 3-4}$$

（二）配对资料的 t 检验

用于配对设计的均数比较，如配对的两个受试对象分别接受两种处理之后的数据。配对资料 t 检验的目的是推断两种处理（或方法）的结果有无差别，解决这类问题，首先要求出各对差值（d）的均数（$\overline{d}$）。理论上，若两种处理无差别时，差值 d 的总体均数 μ_d 应为 0，所以对于配对设计的均数比较可看成是样本均数 $\overline{d}$ 与总体均数 μ_d=0 的比较，故按下式计算检验统计量 t 值。

$$t = \frac{\overline{d}}{s_d} \tag{公式 3-5}$$

（三）独立样本的 t 检验

用于完全随机设计（成组设计）两样本均数的比较，目的是推断两样本均数 $\overline{x}_1$ 和 $\overline{x}_2$ 分别代表的两样总体均数 μ_1 和 μ_2 有无差别。若 n_1 和 n_2 较小且两总体方差相等时，用下式计算检验统计量 t 值。

$$t = \frac{\overline{x}_1 - \overline{x}_2}{s_{\overline{x}_1 - \overline{x}_2}} \tag{公式 3-6}$$

$$s_{\overline{x}_1 - \overline{x}_2} = \sqrt{s_c^2\left(\frac{1}{n_1} + \frac{1}{n_2}\right)} \tag{公式 3-7}$$

上式中 $s_{\overline{x}_1 - \overline{x}_2}$ 为合并标准误，s_c^2 为合并方差，其他符号意义同前。实例见 SPSS 应用。

（四）两样本均数的 u 检验

用于成组设计大样本资料两均数的比较。若 n_1 和 n_2 较大时，t 分布很接近标准正态分布，可使用 u 检验。用下式计算统计量 u 值。

$$u=\frac{\overline{x}_1-\overline{x}_2}{s_{\overline{x}_1-\overline{x}_2}}\qquad（公式 3-8）$$

其中：

$$s_{\overline{x}_1-\overline{x}_2}=\sqrt{\left(\frac{s_1^2}{n_1}+\frac{s_2^2}{n_2}\right)}=\sqrt{s_{\overline{x}_1}^2+s_{\overline{x}_2}^2}\qquad（公式 3-9）$$

（五）非正态分布资料均数差别的检验

上述两均数比较的假设检验，条件之一是：各样本来自于正态总体。医学上有许多资料是属于正态分布的，但也有不少资料不是正态分布，例如传染病的潜伏期、动物对毒物的耐受量等。

如果资料的分布与正态分布略有偏差对结果的影响不会太大，此时 t 检验仍可使用。当资料与正态分布偏差较大时，则 t 检验不恰当，应采用以下两种处理方法：

1. *n* 较大　当 n 较大时，由于样本均数在 n 较大时仍可近似正态分布，且这时用 S 估计 δ 的误差较小。一般当每组例数大于 100 时可用 u 检验（公式 3-8、3-9）作统计检验。

因 u 近似正态分布，可按正态分布界值标准作出判断。

2. *n* 较小　当 n 较小时，可将数据进行转换使其近似正态后再作检验。例如传染病的潜伏期、血清抗体滴度等资料经对数转换后即近似正态，然后在对数条件下计算均数、标准差及标准误（不求反对数），并作 t 检验。

二、SPSS 界面介绍

两均数间的比较，在“Analyze”菜单下拉的子菜单“Compare Means”中，单击“Analyze”菜单下的“Compare Means”项，有如下 5 个过程，如图 3-4。

现以“One-Samples T Test”（样本均数与总体均数的比较）为例，说明两均数间比较的界面。该对话框的界面简单，有如下元素（图 3-5）：

（1）“Test Variables”框：用于选入需要分析的变量。

（2）“Test Value”框：在此处输入已知的总体均数，默认值为 0。

（3）“Options”钮：弹出“Options”对话框，用于定义相关的选项。

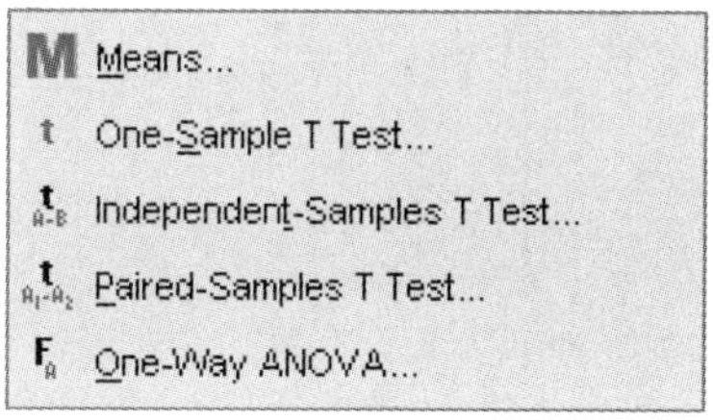

图 3-4　“Compare Means”菜单

1）“Confidence Interval”框：输入需要计算的均数差值可信区间范围，默认为 95%。如果是和总体均数为 0 相比，则此处计算的就是样本所在总体均数的可信区间。

2）“Missing Values”单选框组：定义分析中对缺失值的处理方法，可以是具体分析用到的变量有缺失值才去除该记录（excludes cases analysis by analysis），或只要相关变量有缺失值，则在所有分析中均将该记录去除（excludes cases listwise）。默认为前者，以充分利用数据。

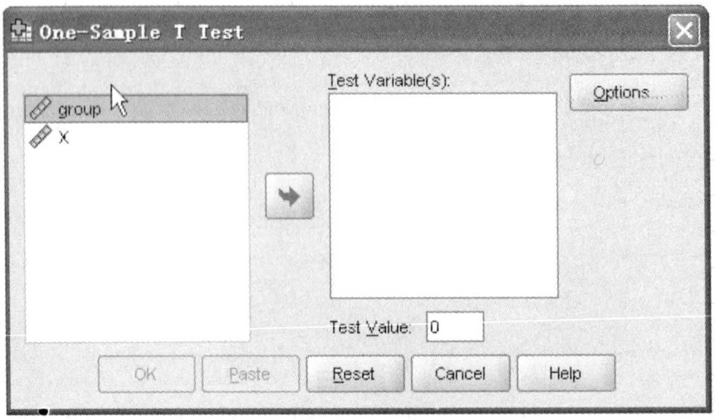

图 3-5 “One-Samples T Test”对话框界面

三、操 作 步 骤

（一）样本均数与总体均数的比较

由“One-Sample T Test”菜单实现。SPSS 要求原始数，建立数据库后，将样本变量输入“Test Variables”框，将总体均数输入“Test Value”框即可。

例 3-2 某医院对 19 名男婴体重（kg）进行测量，结果显示为 3.58、3.25、3.16、3.55、3.14、3.28、3.67、4.10、3.21、3.75、3.62、3.11、3.05、3.54、4.17、3.09、3.32、3.60、3.18。已知我国男童出生体重为（3.21±0.37）kg，试问该医院出生的男婴体重与全国水平有差别吗？

1. 建立数据库 如图 3-6 所示。

2. 进入分析界面 “Analyze==>Compare Means==>One-Sample T Test”，进入图 3-7 界面。

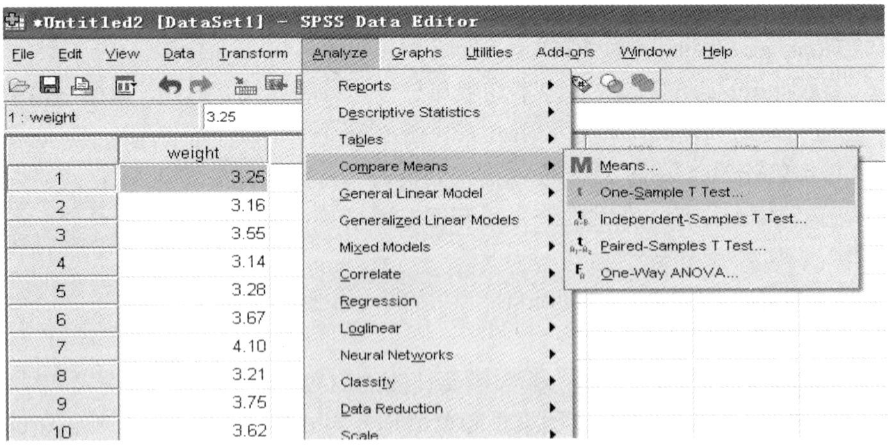

图 3-6 进入“One-Samples T Test”对话框步骤

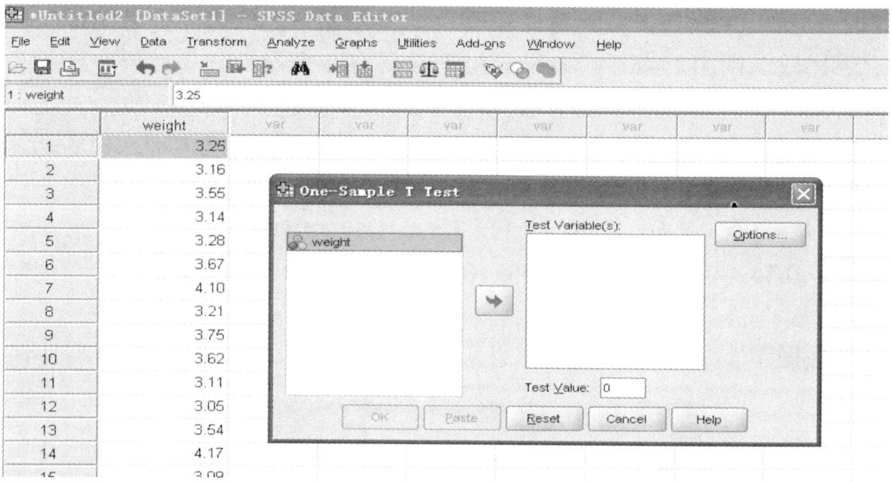

图 3-7　“One-Sample T Test”操作界面

3. 变量设置　在如上界面，按箭头将“weight”变量送入“Test Variable（s）”，并在“Test Value”中输入 3.21。单击“OK”钮，输出如下结果（图 3-8）。

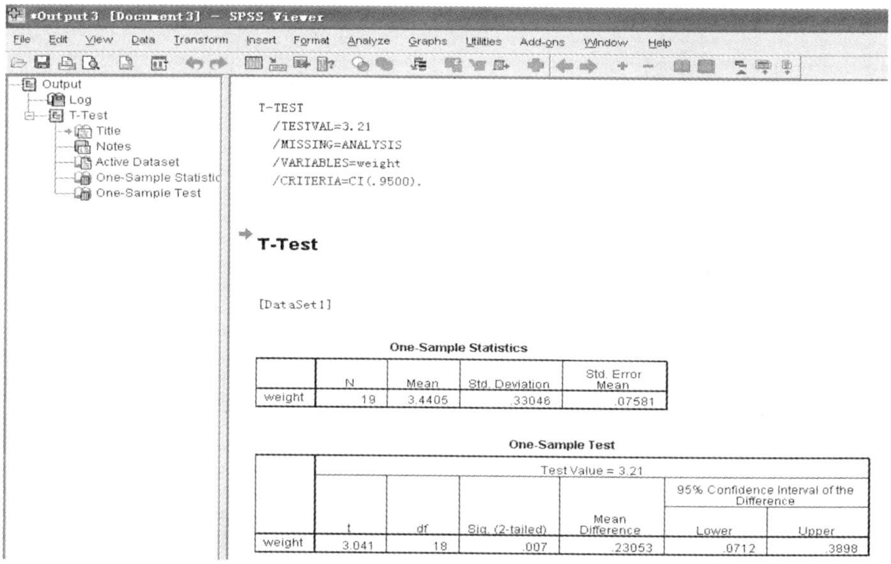

图 3-8　“One-Sample T Test”输出结果界面

4. 结果解释　样本均数与总体均数的比较结果输出表较简单，分别有：*t*（统计量）；df（自由度）；Sig（2-ailed）（双尾 *t* 检验的显著性概率）；Mean Difference（检验值和实际值的差）；95% Confidence Interval of the Difference（95%置信度的范围）。

（二）两样本均数的比较

两样本均数的比较（independent-samples *t* test），该对话框的界面和上面的“One-Samples T Test”对话框非常相似，不同之处有：

“Grouping Variable”框，用于选入分组变量。注意选入变量后还要定义需比较的组别。

“Define Groups”用于定义需要相互比较的两组的分组变量值。如果分组变量有 3

个取值（即有三组），而做 t 检验是比较其中的某两组，这时就可以用“Define Groups”框来指定需比较的两组。当然，如果分组变量只有 2 个取值，仍然要在该框中进行定义。

例 3-3 某克山病区测得 11 例克山病患者与 13 名健康人的血磷值（mmol/L）如下，问该地急性克山病患者与健康人的血磷值是否不同？

患者：0.84，1.05，1.20，1.20，1.39，1.53，1.67，1.80，1.87，2.07，2.11；

健康人：0.54，0.64，0.64，0.75，0.76，0.81，1.16，1.20，1.34，1.35，1.48，1.56，1.87。

1. 建立数据库 如图 3-9，其中分组变量为“分组”，效应变量名为“血磷值”。

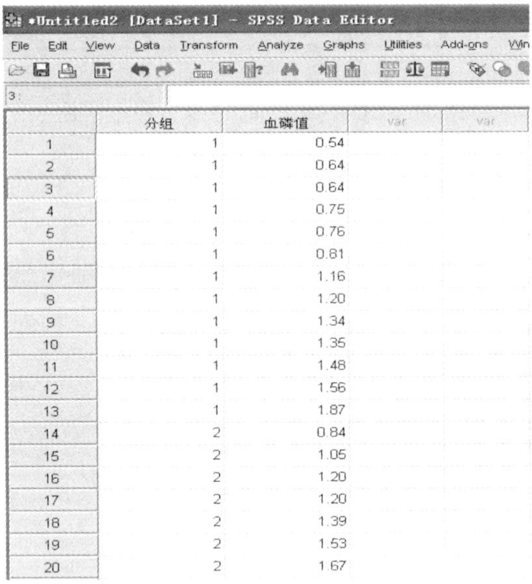

图 3-9 两样本均数的 t 检验数据库

2. 进入分析界面 “Analyze==>Compare Means==>Independent-Samples T Test”（图 3-10），进入分析界面（图 3-11）。

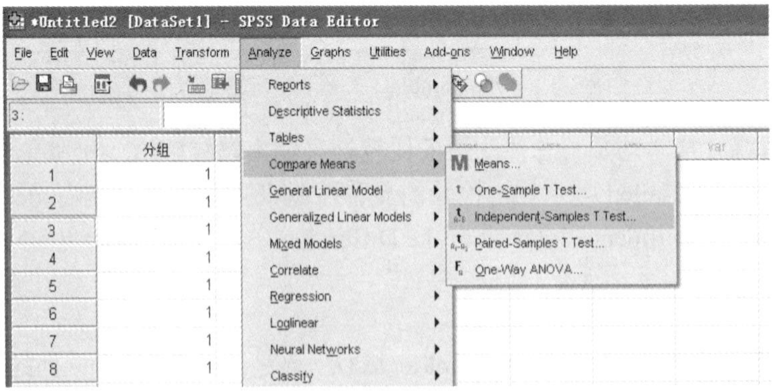

图 3-10 进入“Independent-Samples T Test”菜单

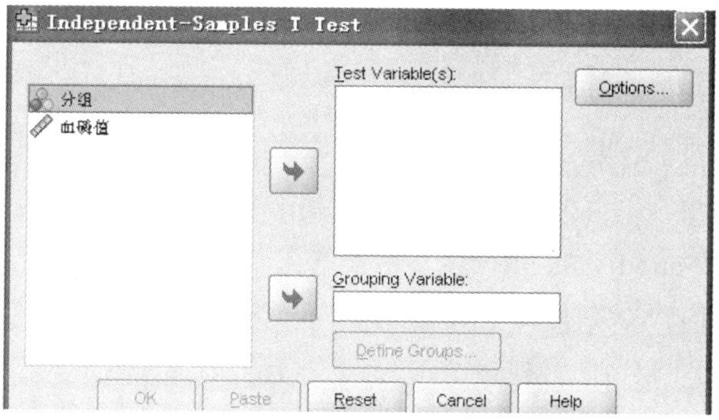

图 3-11　两样本均数的 t 检验操作界面

3. 变量设置

“Test Variable（s）” 选入“血磷值”，定义检验的变量。

“Grouping Variable”选入“分组”，定义分组变量。

单击“Define Groups”，打开分组变量设置框。

Group 1：键入 1，分别定义分组变量的代码；Group 2：键入 2，分别定义分组变量的代码（图 3-12）。

单击“Continue”。单击“OK”结果输出如表 3-3。

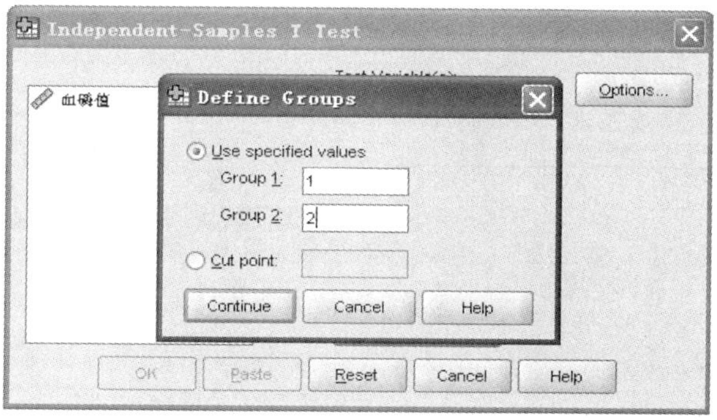

图 3-12　两样本均数的 t 检验之分组输入

表 3-3　两样本均数的 t 检验输出结果

		Levene 方差齐性检验		两均数是否相等的 t 检验						
		F 值	P 值	t 值	自由度	P 值（双侧）	均数差值	差值的标准误	差值的95%可信区间	
									下限	下限
血磷值	.032	.032	0.86	2.524	22	.019	.4363	.1729	7.777E-02	.7948
	假设方差不齐			2.524	21.353	.020	.4363	.1729	7.716E-02	.7954

4. 结果解释　该结果分为两大部分：第一部分为 Levene's 方差齐性检验，用于判断两总体方差是否齐，这里结果为 F=0.032，P=0.860，说明本例两组方差齐；第二部分则分别给出两组总体方差齐和方差不齐时的 t 值。本例两组方差齐，即采用上面一行列出的 t = 2.524，ν = 22，P = 0.019，按 α=0.05 水准，拒绝 H_0，认为克山病患者

与健康人的血磷值不同。最后面还附有一些其他指标，如两组均数的可信区间等，以对差异情况有更直观的了解。

（三）配对资料的 t 检验

配对资料的 t 检验（paired-samples t test），由“Paired-Samples T Test”菜单实现，整个界面上只有一个“Paired Variable”框，用于选入希望进行比较的一对或几对变量。选入变量需要成对成对的选入，即按住 Ctrl 键，选中两个成对变量，再单击“▶”将其选入。如果只选中一个变量，则“▶”按钮为灰色，不可用（图 3-14）。

例 3-4 某单位研究饮食中缺乏维生素 E 与肝中维生素 A 含量的关系，将同种属的大白鼠按性别相同，年龄、体重相近者配成对子，共 8 对，并将每对中的两只大白鼠随机分到正常饲料组和维生素 E 缺乏组（表 3-4），过一定时期将大白鼠杀死，测其肝中维生素 A 的含量，问不同饲料组的大白鼠肝中维生素 A 含量有无差别？

表 3-4　不同饲料组大白鼠肝中维生素 A 含量

大白鼠对号	正常饲料组	维生素 E 缺乏组
1	3550	2450
2	2000	2400
3	3000	1800
4	3950	3200
5	3800	3250
6	3750	2700
7	3450	2500
8	3050	1750

1. 建立数据库　为了说明问题，此处假设输入数据时就按照表 3-4 格式输入，其中正常饲料组变量名为 A 法，维生素 E 缺乏组变量名为 B 法。操作如下：

2. 进入分析界面　“Analyze==＞Compare Means==＞Paired-Samples T Test”，进入配对资料 t 检验操作界面（图 3-13，图 3-14）。

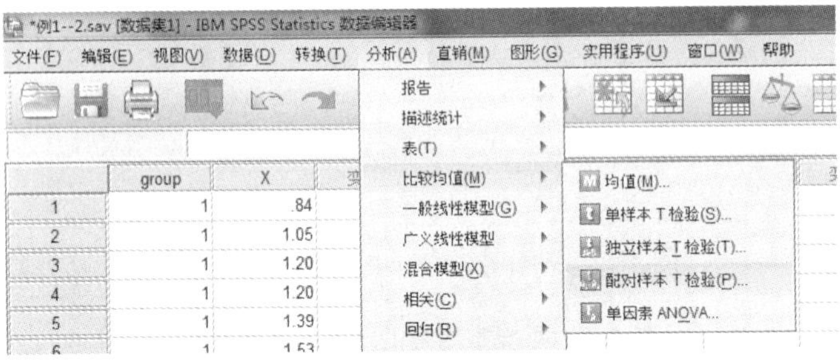

图 3-13　进入配对资料 t 检验过程

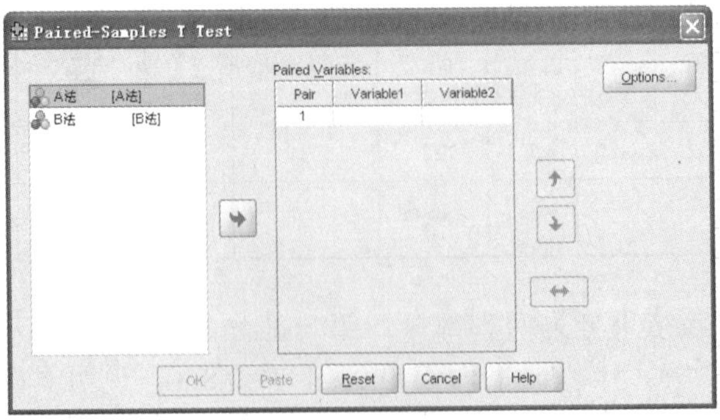

图 3-14　配对资料 t 检验操作界面

3. 变量设置　如 3-14 界面，同时选中 A 法、B 法；选入“Paired Variables”框（图 3-15），变量设置完成，单击“OK”钮。输出结果如下（表 3-5）。

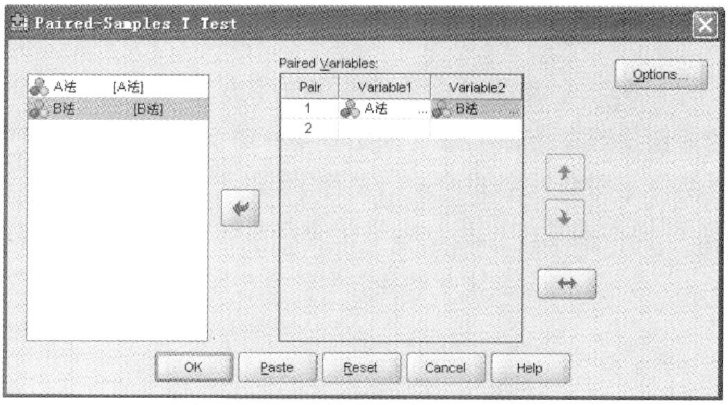

图 3-15　配对资料 t 检验变量设置

表 3-5　配对资料 t 检验输出结果

		对子间的差异							
		差值均数	标准差	标准误	均数的 95%可信区间		t 值	自由度	P 值（双侧）
					下限	上限			
第一对	G1–G2	812.5000	546.2535	193.1298	355.8207	1269.1793	4.207	7	.004

4. 结果解释　略。

另外，如图 3-16“Options”钮可用于选择可信区间，默认值为 95%。

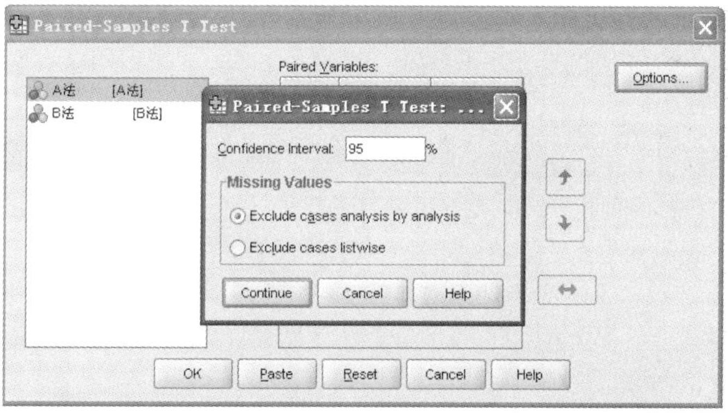

图 3-16　配对资料 t 检验之可信区间选择

（四）两样本均数的 u 检验

用于上述两样本均数的比较。

（五）非正态分布资料均数差别的检验

大样本时，用于上述两样本均数的比较，小样本时见有关章节。

第三节 t' 检 验

用 t 检验法检验两样本均数的差别有无统计学意义的另一前提条件为两总体的方差（variance）相等（$\sigma_1^2 = \sigma_2^2$）。如果被检验的两个样本方差（s_1^2 与 s_2^2）相差较大，则需先检验两样本方差的差别是否有统计学意义。如差别有统计学意义，则需用校正 t 检验来代替，即方差不齐时两样本均数差别的检验，简称 t'检验。

t'检验用于上述两样本均数的比较，只是结果判断时用方差不齐时的 t 值与 P 值。

第4章　方差分析

第一节　方差分析概述

一、统计内容简介

（一）方差分析思想

方差分析（analysis of variance）又称变异数分析，是检验两个或两个以上均数间差别显著性的方法，也是检验几个因素有无交互影响的方法，可以广泛应用于单因素资料分析、多因素资料分析和重复试验设计的资料分析。

对于某一资料，表示组内变异的方差是总体方差的无偏估计，若各组例数相同则

$$S_{组内}^2 = \frac{SS_{组内}}{\sum_i (n_i - 1)} = \frac{SS_{组内}}{N - K} \qquad （公式 4-1）$$

组间的方差事实上由两部分组成：一部分为各观察值间的个体差异，一部分为不同组处理因素对观察效应作用造成的差异。可表示为

$$E\left(S_{组间}^2\right) = \sigma^2 + \frac{\sum n_i(\mu_i - \mu)^2}{K - 1} \qquad （公式 4-2）$$

如果检验假设成立，即各组观察值来自同一总体，$\mu_1 = \mu_2 = \cdots = \mu_K$，则

$$\frac{\sum n_i(\mu_i - \mu)^2}{K - 1} = 0，即 E\left(S_{组间}^2\right) = \sigma^2$$

如果假设不成立，即 μ_1、$\mu_2 \cdots \mu_K$ 不相等，或者说各处理因素对观察值有影响，则 $S_{组间}^2$ 就大于 σ^2。因此通过 $S_{组间}^2$ 与 $S_{组内}^2$ 的比较，可以获得各组的均数是否来自同一总体之结论。因此这种假设检验是以二者的比率为基础，其值用 F 表示。

$$F = \frac{S_{组间}^2}{S_{组内}^2} = \frac{SS_{组间} / (K - 1)}{SS_{组内} / (N - K)} \qquad （公式 4-3）$$

（二）方差齐性检验

进行方差分析有一个重要条件，即所对比的各组的总体方差必须是相等的，即要求 $\sigma_1^2 = \sigma_2^2 = \sigma_3^2 = \cdots = \sigma_n^2$。但是我们知道，从同一总体随机抽取若干个样本，从各个样本计算所得的方差 S^2，不会是完全相同的。所以当我们看到几个样本方差不相等时，常常要提出这样的问题：这些样本所属总体的方差是否相等？换言之，就是要检验方差的齐性（homoscedasticity）。方差进行齐性检验，常用 Bartlett 法。

（三）资料的转换

计量资料的推断，基本条件是正态分布与方差齐性。即假定每一数值由若干部分

相加而成（可加性），其误差呈正态分布；各组具有相同的总体方差。如果数据来源的总体不符合这些前提条件，则使用方差分析就失去了依据，得出的统计推断就会不可靠。例如，在普哇松分布中，已知均数等于方差，在二项分布中，方差随率的变化而变化，那么，做几个均数或平均率的比较，就不能直接利用方差分析。对这类资料处理的方法之一是资料的转换。常用转换方式有对数转换、指数转换等。

二、SPSS 界面介绍

（一）方差齐性检验

在 SPSS 应用中一般不需要进行专门的方差齐性检验，因为其在各种检验方法中就有是否为方差齐之显示，只需在读取结果时注意即可，如需专门进行检验，可在“Explore”中完成。

打开“Explore”界面，其有如下功能（见图 3-1）：

1. “统计量”对话框

描述性：集中趋势包括均值、中位数、5%切尾均值；离散趋势包括标准误、方差、标准差、最小值、最大值、范围、内距；描述统计还包括分布形状的测量；偏度和峰度与其误差一起显示，另外还显示均值的 95%置信区间，也可指定其他置信水平。

M 估计量：样本均值和中位数的稳健替代值，用于估计位置。计算出的估计量应用到个案的权重不同。显示 Huber 的 *M* 估计、Andrews 波估计、Hampel 的重新下降 *M* 估计和 Tukey 的双权重估计。

离群值：显示五个最大值和五个最小值（带个案标签）。

百分位数：显示第 5 个、第 10 个、第 25 个、第 50 个、第 75 个、第 90 个和第 95 个百分位的值。

2. “plot”对话框

箱图：按因子水平分组，为每个因变量生成单独的显示。在一个显示中，将为因变量定义的每组显示箱图。不分组为因变量定义的每组生成单独的显示。在一个显示中，为每个因变量并排显示箱图。当不同的变量代表在不同时间度量的同一个特征时，此显示尤其有用。

描述性：使用“描述”组可以选择茎叶图和直方图。

带检验的正态图：显示正态概率和反趋势正态概率图；显示用于检验正态性的 Lilliefors 显著性水平的 Kolmogorov-Smirnov 统计量。如果指定的是非整数权重，则在加权样本大小位于 3 和 50 之间时，计算 Shapiro-Wilk 统计量。对于无权重或整数权重，在加权样本大小位于 3 和 5000 之间时，计算该统计量。

带 Levene 检验的分布-水平图：控制分布-水平图的数据转换。对于所有分布-水平图，显示回归线的斜率和 Levene 稳健的方差齐性检验。如果选择转换，则 Levene 检验基于转换后的数据。如果未选择因子变量，则不生成分布-水平图。幂估计针对所有单元中位数的自然对数及幂转换的估计值生成内距的自然对数图，从而在各单元中得到相等的方差。分布-水平图协助确定稳定（使之更相等）组之间方差所需的转换的幂。使用已变换可以选择幂替代值之一（可能按幂估计中的推荐），并生成转换数据图。绘制转换数据的内距和中位数。未变换生成原始数据的图，等于幂为 1 的转换。

（二）资料的转换

资料的转换，由“Compute Variable”对话框实现。选择菜单“Transform==>Compute”，弹出“Compute Variable”对话框如下（图 4-1）：

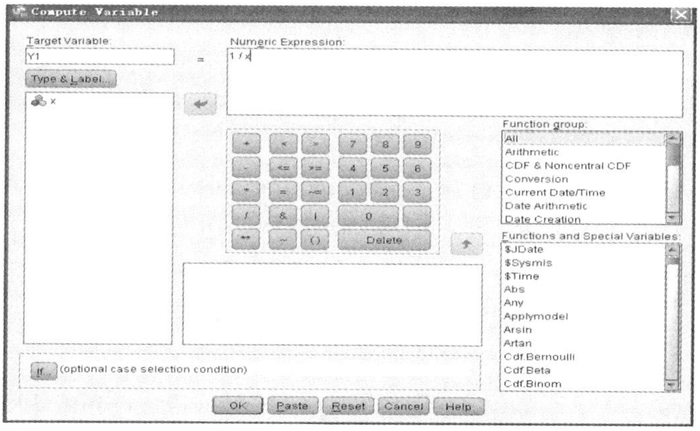

图 4-1 “Compute Variable”对话框

左上角“Target Variable”为目标变量，指需要计算的变量名，在其中键入一变量名后，其下方的“Type&Lable”按钮就会变黑，其为设置变量标签。

“NumericExpression”框：输入计算目标变量的表达式，亦可通过右侧的函数窗口选择。

左下方为候选变量列表，中部为类似计算器的软键盘，可以用鼠标按键输入数字和符号，输入的内容立刻在右上方的数值表达式窗口中出现；软键盘右侧为函数窗口，可以在这里找到并使用所需的 SPSS 函数。

点击中下部的“If ”按钮，系统弹出记录选择对话框如下（图 4-2）：

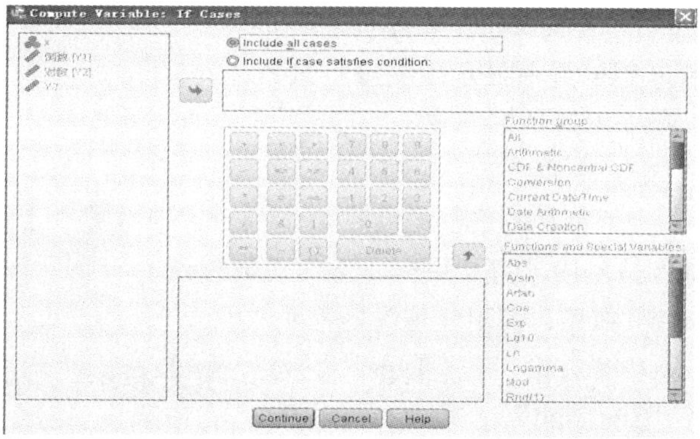

图 4-2 “Compute Variable：if”对话框

上图有两个单选钮：“Include all case”和“Include if case statisfies confition：”，用于定义所转换变量条件。使用时，选中左侧变量，单击“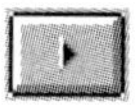”，引入右侧的变量框。然后单击“Continue”钮，系统回到“Compute Variable”对话框。

三、操 作 步 骤

方差齐性检验在有关章节已叙述，此处重点介绍资料转换的操作。

（一）数据转换操作

随便取一组数据，假定为 1、2、3、4、5、6、7、8，作倒数、对数、平方根转换。

如数据库已建立，变量名为 X，操作如下：

“Transform==>Compute”，弹出“Compute Variable”对话框，见图 4-1。

1. 作倒数转换 在如下对话框：

“Target Variable”框：输入 Y1，定义目标变量。

“Numeric Expression”框：输入 1/X，定义目标变量为倒数转换。

单击“Type&Lable”按钮，弹出如下对话框（图 4-3）。

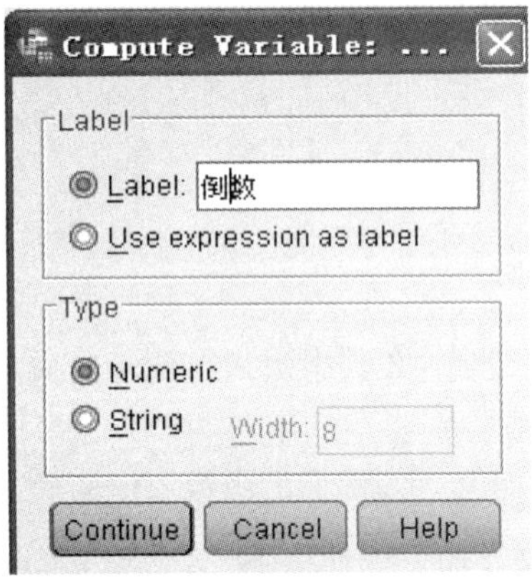

图 4-3 “Type&Lable”对话框

在“Lable”框中输入“倒数”，“Type”下选择“数值型”，单击“Continue”，返回主界面。

单击“OK”，在数据文件后显示新变量“倒数”。

2. 对数转换 在如下对话框：

“TargetVariable”框：输入 Y2，定义目标变量。

“NumericExpression”框：从右侧函数窗口选择对数函数“【Lg（？）】”，用箭头输入，然后，将 X 拖入括号内（定义目标变量为对数转换）。

单击“Type&Lable”按钮，弹出变量标签对话框，“Lable”框中输入“对数”，“Type”下选择“数值型”；单击“Continue”，返回主界面。

单击“OK”，在数据文件后显示新变量“对数”。

3. 平方根转换 在如下对话框：

“Target Variable”框：输入 Y3，定义目标变量。

“Numeric Expression”框：从右侧函数窗口选择平方根函数“【SQRT（*x*）】”，用箭头数输入，将 X 拖入括号内（定义目标变量为对数转换）。

单击“Type&Lable”按钮，弹出变量标签对话框，“Lable”框中输入“平方根”，“Type”下选择“数值型”，单击“Continue”，返回主界面。

单击“OK”，在数据文件后显示新变量“平方根”。

对变量 X 进行三种方式的转换后，数据文件形式如下（图 4-4）。

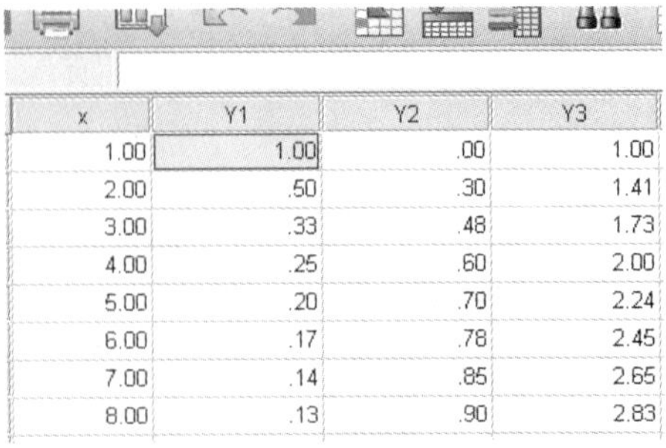

x	Y1	Y2	Y3
1.00	1.00	.00	1.00
2.00	.50	.30	1.41
3.00	.33	.48	1.73
4.00	.25	.60	2.00
5.00	.20	.70	2.24
6.00	.17	.78	2.45
7.00	.14	.85	2.65
8.00	.13	.90	2.83

图 4-4 转换后数据库格式

（二）SPSS 常用函数

函数是系统提供的、为完成某种特定功能的一种特殊计算，如对不符合正态分布的数据可使用对数函数，生成新变量，然后对新变量再进行分析。系统提供了100多种函数。在函数列表框中，鼠标指向该函数后，单击鼠标右键，会得到函数的格式及功能说明。

1. Arithmetic functions（算术函数）　常用的算术函数有下列12种。

（1）ABS（数值表达式）：数值型函数，返回数值表达式的绝对值。

（2）Artan（数值表达式）：数值型函数，返回数值表达式的反正切值。

（3）Arsin（数值表达式）：数值型函数，返回数值表达式的反正弦值。

（4）Cos（数值表达式）：数值型函数，返回弧度的余弦值。

（5）Exp（数值表达式）：数值型函数。返回e为底的数值表达式幂值。

（6）Lg10（数值表达式）：数值型函数，返回以10为底的对数值。

（7）Ln（数值表达式）：数值型函数，返回以e为底的自然对数值。

（8）MOD（数值表达式）：数值型函数，返回modulus除后的余数。

（9）Sin（数值表达式）：数值型函数，返回正弦值（弧度单位）。

（10）Sqrt（数值表达式）：数值型函数，返回一个正数的平方根。

（11）Rnd（数值表达式）：数值型函数，返回数值表达式取四舍五入后的整数。

（12）Trunc（数值表达式）：数值型函数，返回数值表达式被截尾的整数值。

2. 统计函数（表4-1）

表4-1　统计函数的格式与功能

格式	功能
Cdfnom（zvalue）	数值型函数返回均值为0并且标准差为1的随机变量小于 *z* 值的概率
Cfvar	返回自变量的变异系数，自变量必须带有合法值
Mean	数值型函数，返回多个数值表达式的平均数
Sd（一组数值型数据）	数值型函数，返回所有数值表达式的标准差
Sum（一组数值数据）	数值型函数，返回所有数值表达式的累加和
variance（一组数值数据）	数值型函数，返回所有数值表达式的方差
……	

3. Distribution functions（分布函数）

（1）Idr.distribution（prob，…）：数值型函数，返回在指定的分布中，其累加概率等于prob的值。

（2）Ncdf.distribution：数值型函数，返回非中心分布中某一随机变量小于数值表达式的概率。

（3）Nomal（stddev）：数值型函数，返回一个来自均值为0、标准误以stddev为分布总体的伪随机数。

（4）Probit（prob）：数值型函数，返回在标准正态分布中与prob相等的累加概率的值。

（5）Uniform（max）：数值型函数，返回一个一致分布的伪随机数。

（6）Rv.distribution（prob，…）：数值型函数，返回一个来自特指分布的随机数。

4. Logical-functions（逻辑函数）　略。

5. Date and time aggregation and extraction functions（日期、时间聚合及离散函数）（表4-2）

表 4-2 日期、时间聚合及离散函数的格式与功能

格式	功能
Ctime，days	数值型函数，返回天数，包括分数的天数
Ctime，hours	数值型函数，返回小时数，包括分数小时数
Ctime，mimutes	数值型函数，返回分钟数，包括分数分钟数
Ctime，seconds	数值型函数，返回秒数，包括分数的秒数
Date，dmy（day，month，year）	日期型数值，返回与指定的日、月、年，相应的日期值
……	……

此外，还有缺失值函数等，应用时可在其中选择。

第二节 完全随机设计资料分析

一、统计方法简介

完全随机设计的资料，两组比较时可采用两样本均数比较的 t 检验（见第 3 章），多组比较时采用方差分析。完全随机设计资料的方差分析，也称单因素方差分析（one-way analysis of variance）。

由于只涉及一个处理因素，所以总变异 $SS_{总}$分为两方面：处理组间离均差平方和，表示为 $SS_{组间}$；组内离均差平方和，表示为 $SS_{组内}$。其中组内变异只是由误差因素所造成，而组间变异则由误差因素和处理因素共同造成。在此用方差表示变异的大小，也称为均方。公式如表 4-3：

表 4-3 完全随机设计方差分析所用公式

变异来源	SS	υ	MS	F
总	$\sum X_{ij}^2 - C$	$N-1$		
组间	$\sum(\bar{x}_i-\bar{x})^2 n_i = \sum_i \frac{(\sum_j X_{ij})^2}{n_i} - C$	$K-1$	$\frac{SS_{组间}}{K-1}$	$\frac{MS_{组间}}{MS_{组内}}$
组内	$\frac{1}{n_i}\sum_i(\sum_j X_{ij})^2 - C$或$SS_{组内} = SS_{总} - SS_{组间}$	$N-K$	$\frac{SS_{组内}}{N-K}$	

式中：C 为校正系数，$C = \frac{(\sum X)^2}{N}$。

二、SPSS 界面介绍

1. 主界面 "Analyze==>Compare Means==>One-Way ANOVA"，弹出如下界面（图 4-5）：

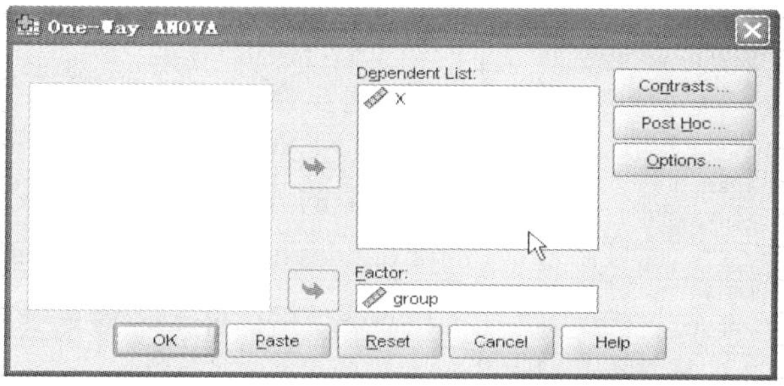

图 4-5 “One-Way ANOVA”对话框界面

“Dependent List”框：选入需要分析的变量，可选入多个。

“Factor”框：选入分组因素，只能选入一个。

2. 各下属界面

（1）“Contrast”钮：弹出“Contrast”对话框（图 4-6），用于设置均数多项式。

1）“Degree”下拉列表和“Polynomial”复选框配合使用，可选择线性模型及多项式次数。

2）“Coefficients”框：意为多项式系数，定义精确两两比较的选项。

（2）“Post Hoc”钮：弹出“Post Hoc Multiple Comparisons”对话框，用于选择进行各组间两两比较的方法（图 4-7）：

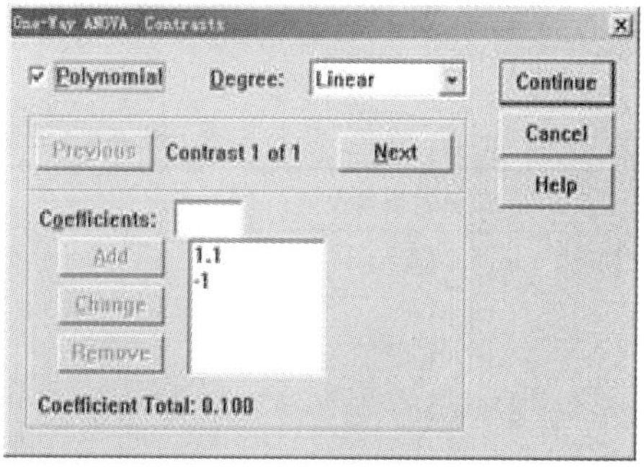

图 4-6 “One-Way ANOVA Contrasts”对话框界面

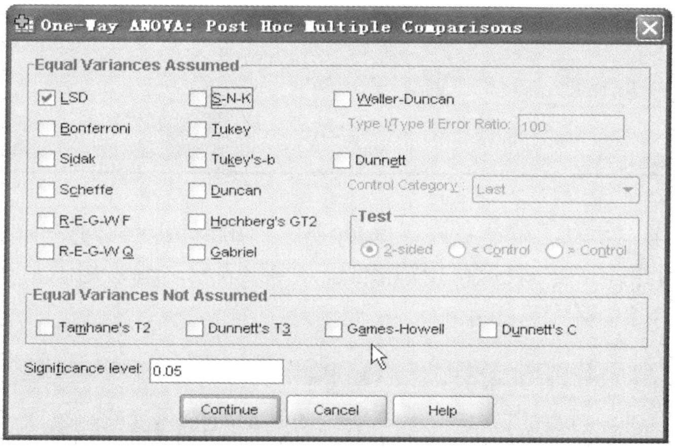

图 4-7 “One-Way：ANOVA Post Hoc Multiple Comparisons”对话框

1）“Equar Variances Assumed”复选框：用于设置各组方差齐时两两比较的方法，常用的为 LSD 和 S-N-K 法。

2）“Equar Variances Not Assumed”复选框：用于设置各组方差不齐时两两比较的方法，常用 Dunnett′s C 法。

3）“Significance Level”框：定义两两比较时的显著性水平，默认为 0.05。

（3）“Options”钮：弹出“Options”对话框，见图 4-8，用于定义相关的选项。

1）“Statistics”复选框：选择一些附加的统计分析项目，有统计描述（descriptive）

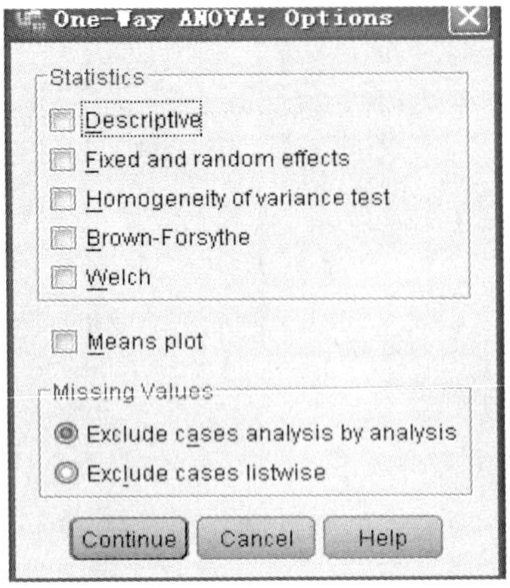

图 4-8 “One-Way ANOVA：Options”对话框

和方差齐性检验（homogeneity-of-variance）等。

2）“Means plot”复选框：用各组均数作图。

3）“Missing Values”单选框：定义分析中对缺失值的处理方法，分为仅去除有缺失值的变量（excludes cases analysis by analysis）和去除有缺失值记录（excludes cases listwise）。默认为前者。

三、操 作 步 骤

例 4-1 某职业病防治院对 31 名石棉矿工中的石棉沉着病患者、可疑患者及非患者进行了用力肺活量（L）测定（表 4-4），问三组石棉矿工的用力肺活量有无差别?

表 4-4 三组石棉矿工肺活量（L）

石棉沉着病患者	可疑患者	非患者
1.8	2.3	2.9
1.4	2.1	3.2
1.5	2.1	2.7
2.1	2.1	2.8
1.9	2.6	2.7
1.7	2.5	3.0
1.8	2.3	3.4
1.9	2.4	3.0
1.8	2.4	3.4
1.8		3.3
2.0		3.5

1. 建立数据库 分组变量命名为“group”，三组取值分别为“1、2、3”（“1”表示石棉沉着病患者组，“2”表示可疑患者组，“3”表示非患者组）；观察变量命名为 X（取具体数值）。SPSS 格式见图 4-9。

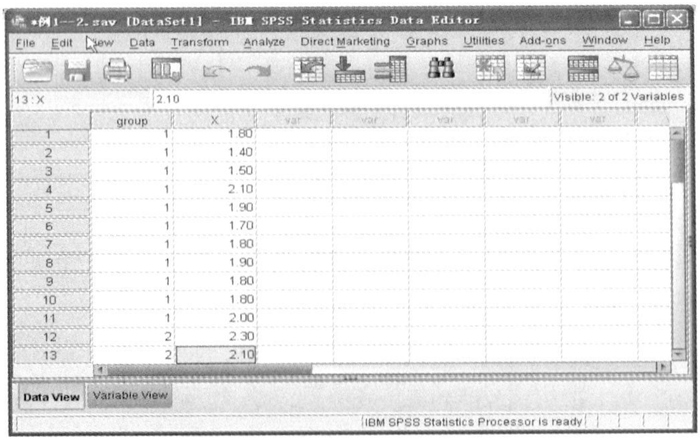

图 4-9 “One-Way ANOVA”资料格式

此处先进行单因素方差分析，然后进行两两比较，这里选择 LSD 法进行两两比较。

2. 进入分析界面 “Analyze==>Compare Means==>One-Way ANOVA”（图 4-10），进入主界面。

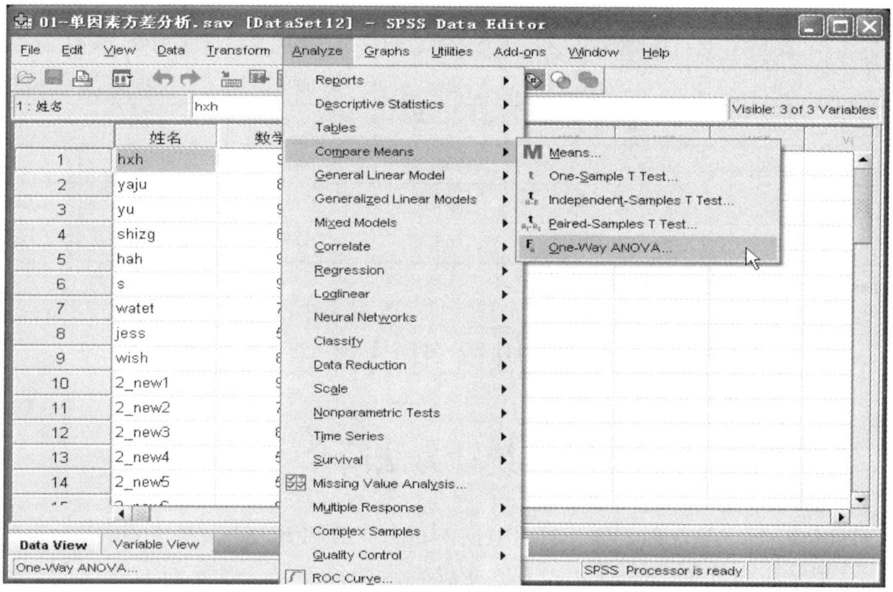

图 4-10 进入“One-Way ANOVA”过程

3. 选入分析变量 “Dependent List”框：选入 X；“Factor”框：选入 group。

4. 设置两两比较 点击“Post Hoc”钮，打开“Post Hoc”界面（见图 4-7）：选中“LSD”复选框，单击“Continue”，返回主界面（Options 及其他项目设置同此方法）；单击“OK”钮，输出如下结果（表 4-5）。

表 4-5 ANOVA

	Sum of Squares	df	Mean Square	F	Sig.
Between Groups	9.266	2	4.633	84.544	.000
Within Groups	1.534	28	.055		
Total	10.800	30			

表 4-5 内容翻译如下（表 4-6）：

表 4-6 ANOVA 翻译结果

	离均差平方和 *SS*	自由度	均方 *MS*	*F* 值	*P* 值
组间变异	9.266	2	4.633	84.544	.000
组内变异	1.534	28	0.055		
总变异	10.800	30			

表 4-7 是用 LSD 法进行两两比较的结果：表格的左侧列出各两两比较组，依次为均数差、标准误、不同亚组间的 *P* 值及可信区间。从表中可见，石棉沉着病患者、可疑患者和非患者三组间两两比较均有差异。

表 4-7 **Multiple Comparisons**

LSD

(I) group	(J) group	Mean Difference(I-J)	Std. Error	Sig.	95%Confidence Interval	
					Lower Bound	Upper Bound
1.00	2.00	-.52020*	.10522	.000	-.7357	-.3047
	3.00	-1.29091*	.09982	.000	-1.4954	-1.0864
2.00	1.00	.52020*	.10522	.000	.3047	.7357
	3.00	-.77071*	.10522	.000	-.9862	-.5552
3.00	1.00	1.29091*	.09982	.000	1.0864	1.4954
	2.00	.77071*	.10522	.000	.5552	.9862

*. The mean difference is significant at the 0.05 level.

第三节 随机区组设计资料分析

一、统计方法简介

完全随机设计把总变异分为组间和组内两部分，在随机区组设计分析中，将组内变异分为误差的变异和区组间的变异。误差的变异表示个体差异，以其作为 F 值的分母，自然使 F 检验更为灵敏，这也是方差分析的又一优点。

$$\text{总离差平方和 } SS_{总}\begin{cases}\text{处理组间离差平方和 } SS_{组间}\\ \text{区组间离差平方和 } SS_{区组}\\ \text{误差平方和 } SS_{误差}\end{cases}$$

随机区组设计分析中，把总变异分为三部分：组间、区组和误差。三部分相关指标的计算公式见表 4-8。通过表 4-3 和表 4-8 比较可知，随机区组设计与完全随机设计分析的区别在于，其将组内变异分为误差的变异和区组间的变异，各公式的计算相似，具体公式见表 4-8。

表 4-8 随机区组设计分析用公式

变异来源	SS	υ	MS	F
总	$\sum X_{ij}^2 - C$	$N-1$		
处理组间	$\frac{1}{n_i}\sum_i(\sum_j X_{ij})^2 - C$	$k-1$	$\frac{SS_{处理组间}}{k-1}$	$\frac{MS_{处理组间}}{MS_{误差}}$
区组间	$\frac{1}{k}\sum_i(\sum_j X_{ij})^2 - C$	$b-1$	$\frac{SS_{区组间}}{b-1}$	$\frac{MS_{区组间}}{MS_{误差}}$
误差	$SS_{总} - SS_{处理} - SS_{区组}$	$\upsilon_{总}-\upsilon_{处理}-\upsilon_{区组}$	$\frac{SS_{误差}}{v_{误差}}$	

注：j 表示行顺序；i 表示列顺序；k 表示处理组数；b 表示区组数。

二、SPSS 界面简介

随机区组设计资料方差分析亦称双变量分析（univariate analysis of variance），其由“Univariate”过程实现。

“Analyze==>General Lineal model==>Univariate”，弹出如下界面（图 4-11）：

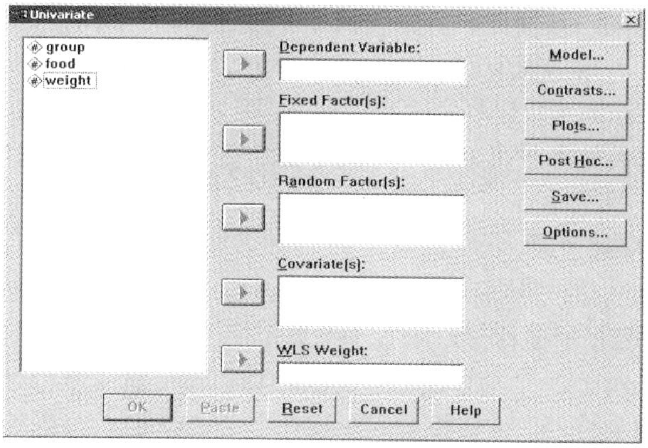

图 4-11 “univarate”主对话框界面

1. 主界面 图 4-11 是双因素资料方差分析的主界面，其左侧为变量列表，是供选择的分析变量，右侧是功能框、钮，其中最常用的有：“Dependent Variable”框、“Fixed Factors”框、“Model”钮、“Post Hoc”钮。

“Dependent Variable”框：设置因变量，只能选入一个。

“Fixed Factors”框：设置因素变量，即固定因素，在左边变量列表中选“因素变量”，用“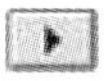”向右拉按钮移到“Fixed Factor（s）：”框中。可以选择多个因素变量。

“Random Factors”框：用于选入随机变量，相对于如上的固定因素。可以选择多个。

“Covariate”框：用于选入协方差分析时的协变量。

“WLS Weight”框：设置权重变量，即用于选入最小二乘法权重系数。

2. 分析模型界面 在主对话框中单击“Model”按钮，打开“Univariate Model”对话框，见图 4-12。用于设置在模型中包含哪些主效应和交互因子，默认情况为“Full factorial”。

该对话框中，在“Specify Model”栏中指定分析模型类型。

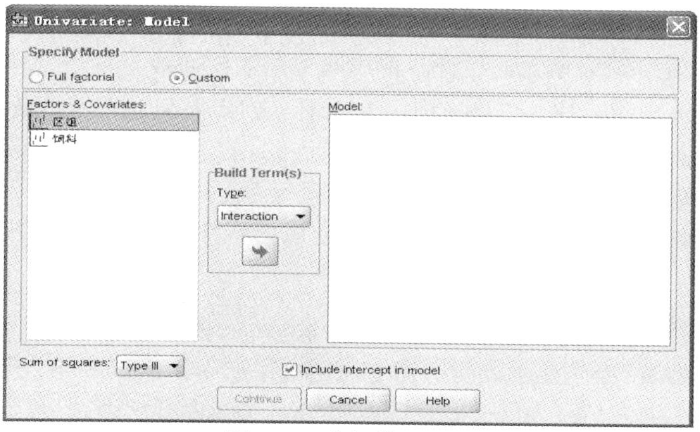

图 4-12 分析模型界面

（1）“Full Factorial”选项：为系统默认的模型类型。该项选择建立全模型。全模型包括所有因素变量的主效应和所有的交互效应。选择该项后无需进一步操作，返回主对话框即可。此项是系统缺省项。

（2）“Custom”选项：建立自定义的分析模型。选择了“Custom”后，原被屏蔽的“Factors & Covariates”“Model”和“Build Term（s）”栏被激活。在“Factors & Covariates”

框中自动列出：可以作为因素变量的变量名，其变量名后面的括号中标有字母“F”；可以作为协变量的变量名，其变量名后面的括号中标有字母“C”。这些变量都是由用户在主对话框中定义过的。根据表中列出的变量名建立模型，其方法如下：

1）在“Build Term（s）”栏右面有一向下箭头按钮（下拉按钮），单击该按钮可以展开一小菜单，在下拉菜单中用鼠标单击某一项，下拉菜单收回，选中的交互类型占据矩形框。有几项选择：“Interaction”为指定任意的交互效应；“Main effects”为指定主效应；后面分别为 2～5 维交互效应。

2）建立分析模型中的主效应：在“Build Term（s）”栏用下拉按钮选中主效应“Main effects”。在变量列表栏用鼠标键单击某一个单个的因素变量名，该变量名背景将改变颜色，单击“Build Term（s）”栏中的右拉箭头按钮，该变量出现在“Model”框中。一个变量名占一行称为主效应项。欲在模型中包括几个主效应项，就进行几次如上的操作。也可以在标有“F”的变量名中标记多个变量同时送到“Model”框中。

3）建立模型中的交互项：要求在分析模型中包括哪些变量的交互效应，可以通过如下的操作建立交互项。①连续在“Factors &”框的变量表中单击“a（F）”和“b（F）”变量使其选中。②单击“Build Term（s）”栏内下拉按钮，选中交互效应“Interaction”项。③单击“Build Term（s）”栏内的右拉按钮，“a*b”交互效应就出现在“Model”框中，模型增加了一个交互效应项：“a*b”。

（3）“Sum of squares”栏：用于选择方差分析模型类别。

Type Ⅰ项，分层处理平方和。一般适用于：平衡的 ANOVA 模型、多项式回归模型、嵌套模型。

Type Ⅱ项，对其他所有效应进行调整。一般适用于：平衡的 ANOVA 模型、主因子效应模型、回归模型、嵌套设计。

Type Ⅲ项，是系统默认的处理方法。对其他任何效应均进行调整。它的优势是把所估计的剩余常量也考虑到单元频数中。对没有缺失单元格的不平衡模型也适用，一般适用于：Type Ⅰ、Type Ⅱ所列的模型，没有空单元格的平衡和不平衡模型。

Type Ⅳ项，没有缺失单元的设计，使用此方法对任何效应 F 计算平方和。如果 F 不包含在其他效应里，Type Ⅳ = Type Ⅲ =Type Ⅱ。如果 F 包含在其他效应里，Type Ⅳ只对 F 的较高水平效应参数作对比。一般适用于：Type Ⅰ、Type Ⅱ所列模型，没有空单元的平衡和不平衡模型。

（4）“Include intercept in model”栏选项：系统默认选项。通常截距包括在模型中，默认即可。

3. 比较方法界面 在主对话框中单击“Contrasts”按钮，打开“Contrasts”比较设置对话框。在“Factors”框中显示出所有在主对话框中选中的因素变量。因素变量名后的括号中是当前的比较方法。

（1）选择因子：在“Factors”框中选择想要改变比较方法的因子，即鼠标单击选中的因子。这一操作使“Change Contrast”栏中的各项被激活。

（2）选择比较方法：单击“Contrast”参数框中的向下箭头，展开比较方法表。用鼠标单击选中的对照方法。可供选择的对照方法有：

1）None，不进行均数比较。

2）Deviation，除被忽略的水平外，比较预测变量或因素变量的每个水平的效应。可以选择“Last”（最后一个水平）或“First”（第一个水平）作为忽略的水平。

3）Simple，除作为参考的水平外，预测变量或因素变量的每一水平都与参考水平进行比较。选择“Last”或“First”作为参考水平。

4）Difference，对预测变量或因素每一水平的效应，除第一水平以外，都与其前面各水平的平均效应进行比较。与 Helmert 对照方法相反。

5）Helmert，对预测变量或因素的效应，除最后一个外，都与后续各水平的平均效应相比较。

6）Repeated，对相邻的水平进行比较。对预测变量或因素的效应，除第一水平外，每一水平都与它前面的水平进行比较。

7）Polynomial，多项式比较。第一级自由度包括线性效应与预测变量或因素水平的交叉。第二级包括二次效应等。各水平彼此的间隔被假设是均匀的。

（3）修改比较方法：使用“Change”按钮。

（4）设置比较的参考类：在“Reference Category”栏比较的参考类有两个，只有选择了“Deviation”或“Simple”方法时才需要选择参考水平。

（5）均值图界面：在主对话框中单击“Plot”按钮，打开“Profile Plots”对话框，用于设置均值轮廓图。

4. 设置多重比较界面 在主对话框中单击“Post Hoc”选项，打开“Post Hoc Multiple Comparisons for Observed Means”对话框，从“Factor（s）”框选择变量，单击向右拉按钮，使被选变量进入“Post Hoc test for”框（图 4-13）。

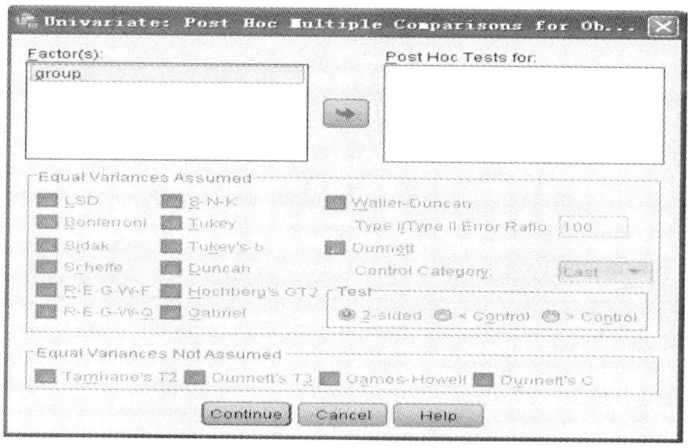

图 4-13 设置多重比较界面

中部与下部有两个框，分别为“Equar Variances Assumed”复选框和“Equar Variances Not Assumed”复选框。

“Equar Variances Assumed”复选框：用于设置各组方差齐时两两比较方法，常用的为 LSD 法和 S-N-K 法。

“Equar Variances Not Assumed”复选框：用于设置各组方差不齐时两两比较方法，常用“Dunnetts′s C”法。

5. 选择保存运算值 在主对话框中，单击“Save”按钮，打开“Save”设置对话框。

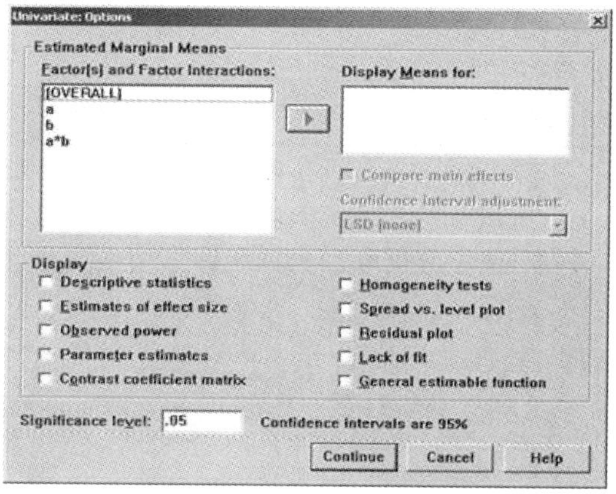

图 4-14 输出设置对话框界面

通过在对话框中的选择，可以将所计算的预测值、残差和检测值作为新的变量保存在编辑数据文件中，以便于在其他统计分析中使用这些值。

6. 选择输出项界面 主对话框中单击“Options”按钮，打开输出设置对话框，见图 4-14。

“Estimated Marginal Means”框：估测边际均值设置。

在“Factor（s）and Factor Interactions”框中列出“Model”对话框中指定的效应项，在该框中选定因素变量的各种效应项，单击右拉按钮就将其复制到“Display Means for”框中。选择主效应，则产生估计的边际均值表；选择二维交互效应产生的估计边际均值表实际上是典型的单元格均值表。选择三维交互效应也是单元格均值表。

“Display Means for”框：该框中有主效应时激活此框下面的“Compare main effects”复选项，对主效应的边际均值进行组间的配对比较。

“Confidence interval adjustment”参数框：进行多重组间比较。打开下拉菜单，共有三个选项：“LSD（none）”“Bonferroni”及 Sidak”。

“Display”框：指定要求输出的统计量。大部分选项前面已出现。其中“Descriptive”和“Homogeneityvariance”（方差齐性检验）在医学统计学中常常用到，需要输出时可选中。

“Significance level”框：改变“Confidence intervals”框内多重比较的显著性水平。

三、操 作 步 骤

例 4-2 研究三种不同饲料对小白鼠的增重作用，拟用 7 窝小白鼠，每窝 3 只，分别随机用 A、B、C 三种饲料喂养 6 周，数据如表 4-9，试问：①不同饲料对小白鼠的增重作用是否有差异？②不同窝别的小白鼠增重效果是否有差异？

表 4-9 三种不同饲料喂养 6 周后 7 窝小鼠的增重（g）

窝别	A 饲料	B 饲料	C 饲料
1	56	50	78
2	53	54	59
3	71	68	79
4	41	46	38
5	50	58	65
6	42	40	46
7	64	65	73

（一）SPSS 操作

1. 建立数据库 根据统计分析的要求建立数据库，用三个变量来表示上述信息，即“区组”表示 7 窝小白鼠，“饲料”以 1、2、3 分别代表三种不同饲料，“增重”为喂养 6 周后小白鼠的体重增加量。资料格式如图 4-15。

2. 进入分析界面 “Analyze==>General Lineal model==>Univariate”（图 4-16）。

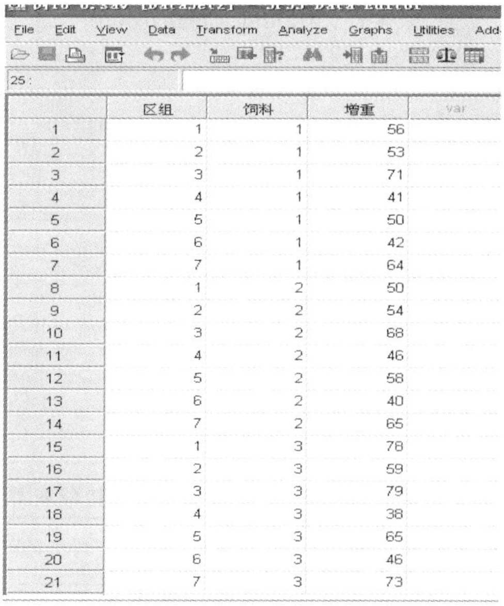

	区组	饲料	增重
1	1	1	56
2	2	1	53
3	3	1	71
4	4	1	41
5	5	1	50
6	6	1	42
7	7	1	64
8	1	2	50
9	2	2	54
10	3	2	68
11	4	2	46
12	5	2	58
13	6	2	40
14	7	2	65
15	1	3	78
16	2	3	59
17	3	3	79
18	4	3	38
19	5	3	65
20	6	3	46
21	7	3	73

图 4-15 随机区组设计资料数据库形式

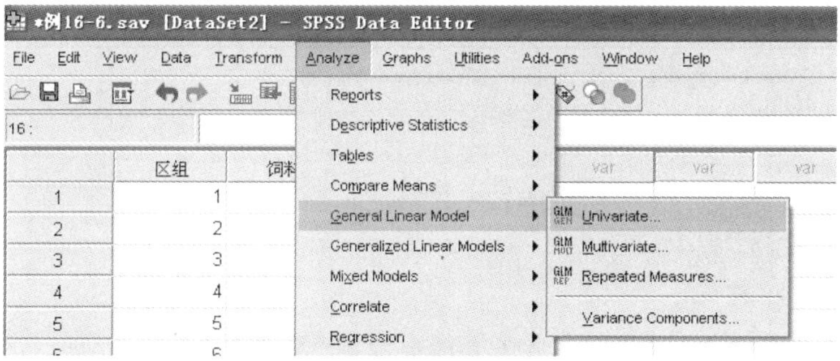

图 4-16 随机区组设计资料方差分析进入主界面

3. 选入分析变量 在“Univarate”主对话框界面上，“Dependent Variable”框：选入“X”；“Fixed Factors”框：选入“区组”和“疗法”。

4. 设置分析模型 单击“Model”钮，进入设置分析模型对话框。“Custom”单选钮：选中；“Model”框：选入“区组”和“疗法”；单击“Continue”。

5. 设置两两比较 单击“Post Hoc”钮，“Post Hoc test for”框：选入“疗法”；“LSD”“S-N-K”复选框：选中；单击“Continue”；单击“OK”，输出结果（表 4-10～表 4-12）。

表 4-10 Tests of Between-Subjects Effects

Dependent Variable：X

Source	Type Ⅲ Sum of Squares	df	Mean Square	F	Sig.
Model	6094.250[a]	10	609.425	63.790	.000
区组	1502.500	7	214.643	22.467	.000
疗法	163.583	2	81.792	8.561	.004
Error	133.750	14	9.554		
Total	6228.000	24			

a. R Squared = .979（Adjusted R Squared = .963）.

表 4-11 Multiple Comparisons

Dependent Variable：X

	(I)疗法	(J)疗法	Mean Difference(I-J)	Std. Error	Sig.	95%Confidence Interval	
						Lower Bound	Upper Bound
LSD	1.00	2.00	-.7500	1.54544	.635	-4.0646	2.5646
		3.00	-5.8750*	1.54544	.002	-9.1896	-2.5604
	2.00	1.00	.7500	1.54544	.635	-2.5646	4.0646
		3.00	-5.1250*	1.54544	.005	-8.4396	-1.8104
	3.00	1.00	5.8750*	1.54544	.002	2.5604	9.1896
		2.00	5.1250*	1.54544	.005	1.8104	8.4396

Based on observed means.

The error term is Mean Square (Error) = 9.554.

*. The mean difference is significant at the 0.05 level.

表 4-12 随机区组设计资料方差分析两两比较输出结果

	疗法	N	Subset	
			1	2
Student-Newman-Keuls[a,b]	1.00	8	11.3750	
	2.00	8	12.1250	
	3.00	8		17.2500
	Sig.		.635	1.000

Means for groups in homogeneous subsets are displayed.

Based on observed means.

The error term is Mean Square (Error) = 9.554.

a. Uses Harmonic Mean Sample Size = 8.000.

b. Alpha = 0.05.

（二）结果解释

表 4-10 为方差分析结果，列上依次是变异来源、离均差平方和（*SS*）、自由度、均方（*MS*）、*F* 值和 *P* 值。对于本表主要阅读区组和处理间的 *F* 值和 *P* 值。本例区组、疗法间 *F* 值分别为 22.467 和 8.561，*P* 值均小于 0.05。

表 4-11 是用 LSD 法进行两两比较的结果：表格的左侧列出各两两比较组，依次为均数差、标准误、不同亚组间的 *P* 值及可信区间。

表 4-12 是用“S-N-K”法进行两两比较的结果：表中数据为不同亚组的均数，数据成对出现时，表示两组间没有差异，不成对列出表示有组间差异。本例疗法 1 和 2 成对列出，表示 1、2 组间没有差异，1 与 3 组、2 与 3 组没有成对列出，表示其有组间差异。

第四节 均数间的相互比较

方差分析的结果可帮助研究者判断 *K* 个总体的均数是否全部相同，若假设成立，说明各样本所属的总体均数相等，如果无效假设被拒绝，说明所研究的 *K* 个总体均数不等。这一结论并不代表 *K* 个均数全部不等，而是 *K* 个均数中有不相等者。到底哪几个均数间不相等，还需要作进一步分析。

SPSS 中，进行两两比较有多种方法，较常用的有 Newman-keuls 检验（LSD 和 S-N-K）。

在如上各类方差分析中已有均数间的两两比较，不重复介绍。

第 5 章　计数资料的描述

调查或实验研究中清点分类变量资料得到的数据被称为绝对数。绝对数是研究客观事物或现象本质的基本信息，但不便于相互比较和寻找事物间的联系，因此，需要根据研究目的计算相应的相对数指标，以便对资料进行统计学描述和深入的分析。

第一节　常用相对数

一、统计方法简介

相对数是两个有关联的数值之比。常用的指标有率（rate）、构成比（constituent ratio）和相对比（relative ratio）等。

1. 率　某现象实际发生数与可能发生某现象的总数之比，用以说明某现象发生的频率或强度，又称频率指标，计算公式为

$$率=\frac{实际发生某现象的观察数}{可能发生某现象的观察单位总数}\times K \qquad （公式 5\text{-}1）$$

式中 K 为比例基数，常以百分率、千分率、万分率或十万分率表示，原则上使计算结果保留 1～2 位整数。

2. 构成比　事物内部某一部分的观察数与事物内部各部分的观察单位数总和之比，以百分率表示，说明事物内部各部分所占的比重或分布。计算公式为

$$构成比=\frac{某一部分的观察单位数}{事物内部各部分的观察单位总数}\times 100\% \qquad （公式 5\text{-}2）$$

3. 相对比　两个有关指标之比，说明一个指标是另一个指标的几倍或百分之几。两个指标可能性质相同或性质不同。计算公式为

$$相对比=\frac{甲指标}{乙指标}(或\times 100\%) \qquad （公式 5\text{-}3）$$

二、SPSS 界面介绍

计数资料的描述由 Crosstabs 过程实现，该过程用于对计数资料和有序分类资料进行统计描述和简单的统计推断。在分析时可以产生 2 维至 n 维列联表，并计算相应的百分数指标。统计推断则包括常用的 χ^2 检验、Kappa 值、分层 χ^2 值、n 维列联表的确切概率（Fisher′ sexact test）值。

1. 主界面　在菜单选中“Analyze-Descriptive- Crosstabs”命令，弹出列联表分析对话框，有如下界面（图 5-1）：

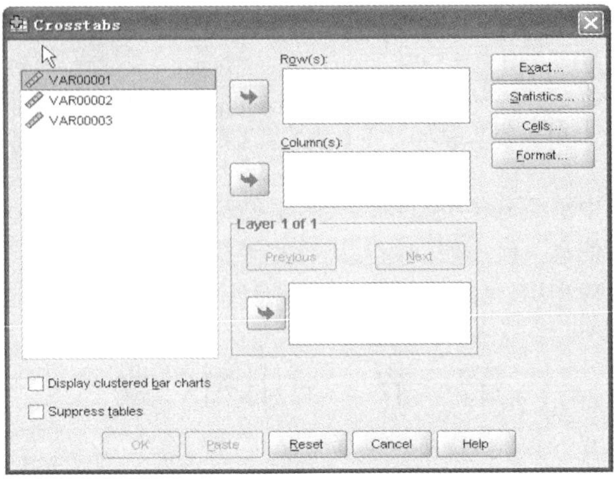

图 5-1 “Crosstabs”对话框

“Rows”框：用于选择行*列表中的行变量。

“Columns”框：用于选择行*列表中的列变量。

“Layer”框：Layer 指的是层，对话框中的许多设置都可以分层设定，在同一层中的变量使用相同的设置，而不同层中的变量分别使用各自层的设置。如果要对不同的变量进行不同的分析，则将其选入“Layer”框，并用“Previous”和“Next”钮设为不同层。这里用得比较少。

“Display clustered bar charts”复选框：显示重叠条图。

“Suppress table”复选框：禁止在结果中输出行*列表。

2. “Exact”界面 单击“Exact”钮，弹出“Exact”界面，用于行*列表设定计算确切概率的方法。

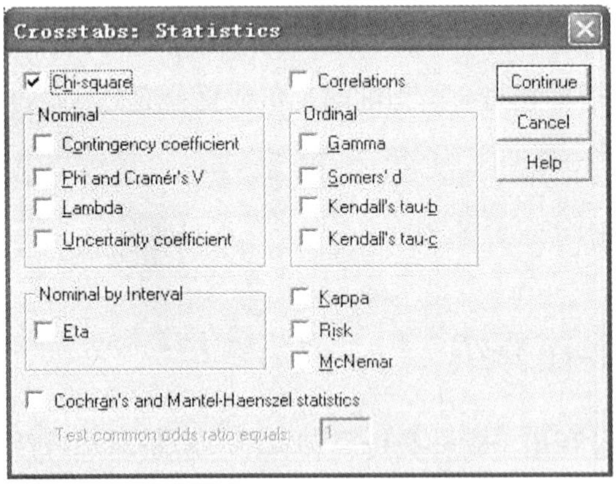

图 5-2 “Chi-square”复选框

3. Statistics 界面 单击“Statistics”钮，弹出“Statistics”对话框，用于定义所需计算的统计量（图 5-2）。

“Chi-square”复选框：计算 χ^2 值。

“Correlations”复选框：计算行、列两变量的 Pearson 相关系数和 Spearman 等级相关系数。

“Norminal”复选框组：选择是否输出反映分类资料相关性的指标，很少使用。

“Contingency coefficient”复选框：即列联系数。

“Phi and Cramer′s V”复选框：基于 χ^2 值的两个指标。

“Lambda”复选框：在自变量预测中用于反映比例缩减误差。

“Uncertainty coefficient”复选框：不确定系数。

“Ordinal”复选框组：两有序分类变量（等级变量）的关联度测量，很少使用。

“Gamma”复选框：关联度，所有观察实际数集中于左上角和右下角时，其值为 1。

“Somers′d”复选框：列联度，为独立变量上不存在同分的偶对中，同序对子数超过异序对子数的比例。

“Kendall′s tau-b”复选框：界于−1～1；“Kendall's tau-c”复选框：界于−1～1。

“Eta”复选框：计算“Eta”值，其平方值可认为是因变量受不同因素影响所致方差的比例。

“Kappa”复选框：计算 Kappa 值，即内部一致性系数。

“Risk”复选框：计算比值比 *OR* 值。

“McNemanr”复选框：配对计数资料的卡方检验。

“Cochran′s and Mantel-Haenszel statistics”复选框：计算分层 χ^2，可在下方输出 *OR* 值，默认为 1。

4. “Cells”钮界面　用于定义列联表单元格中需要计算的指标。

“Counts”复选框组：是否输出实际观察数（observed）和理论数（expected）。

“Percentages”复选框组：是否输出行百分数（row）、列百分数（column）及合计百分数（total）。

“Residuals”复选框组：选择残差的显示方式，可以是实际数与理论数的差值（unstandardized）、标化后的差值（standardized，实际数与理论数的差值除以理论数），或者由标准误确立的单元格残差（Adj. Standardized）。

5. “Format”钮界面　用于选择行变量是升序还是降序排列。

三、操作步骤

例 5-1　比较三种药物治疗糖尿病的效果，考虑疗效与患者年龄有关，故同时观察了患者年龄。效果为 3 级（1 级为治愈；2 级为好转；3 级为无效）；三种药物分别用 1、2、3 表示；年龄亦分为 3 级（1 级为 40 岁以下，2 级为 41～60 岁，3 级为 60 岁以上），数据如表 5-1：

表 5-1　三种药物治疗糖尿病的效果

Y	1	3	1	1	3	1	1	2	1	3	2	1	2	2	3	2	2	1
*X*1	3	2	2	3	1	3	2	3	3	1	2	3	1	1	1	2	2	1
*X*2	1	2	3	1	1	2	2	1	1	1	1	2	3	1	1	1	1	2

1. 建立数据库　此处直接给出列联表，因此在建立数据库时可以直接输入三个变量——*Y* 表示疗效；*X*1 表示三种药物；*X*2 表示三个年龄分组。

2. 统计步骤　在菜单选中“Analyze==>Descriptive==>Crosstabs”命令，弹出列联表分析对话框。

“Rows”框：选入“疗法”，定义行变量。

“Columns”框：选入“结果”，定义列变量。

单击“Statistics”钮，弹出“Statistics”对话框。“Chi-square”复选框：选中。单击“Continue”钮。

单击“Cells”钮，“Counts”复选框组下，“Observed”“Expected”选中。单击“Continue”钮。

单击“Format”钮，选中行变量是升序排列。单击“Continue”钮，单击“OK”钮，输出如下结果表 5-2，表 5-3：

表 5-2 三种药物与三种疗法的实际频数与理论数输出结果

			疗效			Total
			1	2	3	
药物	1	Count	1	2	3	6
		Expected Count	2.7	2.0	1.3	6.0
	2	Count	2	3	1	6
		Expected Count	2.7	2.0	1.3	6.0
	3	Count	5	1	0	6
		Expected Count	2.7	2.0	1.3	6.0
Total		Count	8	6	4	18
		Expected Count	8.0	6.0	4.0	18.0

表 5-3 Chi-Square Tests

	Value	df	Asymp. Sig.（2-sided）
Pearson Chi-Square	7.750[a]	4	.101
Likelihood Ratio	8.510	4	.075
Linear-by-Linear Association	6.248	1	.012
N of Valid Cases	18		

a. 9 cells（100.0%）have expected count less than 5.
The minimum expected count is 1.33.

结果解释：表 5-2 为输出的统计表，包括三种药物与三种疗法的实际频数（count）与理论数（expected count）；表 5-3 为 χ^2 检验结果，依次为皮尔森卡方检验、似然比卡方检验、Linear-by-Linear Association 检验结果和有效例数。表下注解是理论数小于 5 的情况。

相对数的计算，在“Cells”钮界面中，可根据分析目的选择。另外，在分析多个因素时，可应用主界面中的“Layer”框之功能。

第二节 率的标准化法

标准化法是采用统一的标准对内部构成不同的各组频率进行调整和对比的方法。当对两个（或两个以上）频率指标进行对比时，应注意各组对象的内部构成是否存在差别以致影响结果的正确分析和推断。若存在该问题又需要比较各组总率时，则需利用标准化法对总率进行调整。采用统一的标准调整后的率称为标准化率，简称标化率（standardized rate），亦称调整率（adjusted rate）。

率的标准化法计算较为简单，一般不必使用 SPSS。

第 6 章　计数资料的推断

第一节　率的 u 检验

一、统计方法简介

样本率（或构成比）也有抽样误差，通过估计抽样误差的大小可以推断总体率（或构成比）。比较总体率（或构成比）有无不同，需要进行统计学检验。

（一）率的标准误

率的抽样误差用率的标准误（standard error of rate）表示，计算公式如下：

$$S_p = \sqrt{\frac{p(1-p)}{n}} \qquad \text{（公式 6-1）}$$

式中：S_p 为率的标准误；p 为样本阳性率。

样本率 p 或 $1-p$ 均不太小时，样本率的分布近似正态分布，总体率可信区间由下列公式估计：

总体率（π）95%的可信区间：$p \pm 1.96S_p$　　（公式 6-2）

（二）率的 U 检验

当样本含量 N 足够大、样本率 p 和 $1-p$ 均不接近于零时，样本率的分布近似于正态分布，样本率和总体率之间、两个样本率之间差异来源的判断可用 u 检验（u-test）。

1. 样本率与总体率的比较

$$u = \frac{|p-\pi|}{\sigma_p} \qquad \text{（公式 6-3）}$$

式中 p 为样本率，π 为总体率，σ_p 为根据总体率计算的标准误，u 服从标准正态分布，故可根据正态分布，得出统计结论。

2. 两个样本率的比较

$$u = \frac{|p_1 - p_2|}{\sqrt{p_c(1-p_c)(\frac{1}{n_1}+\frac{1}{n_2})}} \qquad \text{（公式 6-4）}$$

其中：$p_c = \frac{x_1 + x_2}{n_1 + n_2}$　　（公式 6-5）

式中：p_1 和 p_2 为两个样本率；p_c 为合并样本率；x_1 和 x_2 分别为两个样本的阳性例数。

二、SPSS 界面介绍

率的 u 检验在二项式检验和两个独立样本检验中完成。

（一）样本率与总体率的比较

二项式检验过程可比较二分类变量的两个类别的观察频率与指定概率参数的二项式分布下的期望频率。缺省情况下，概率参数均为 0.5。要更改这两个概率，可以在第一个组输入一个检验比例。第二个组的概率是 1 减去第一个组的指定概率。

“Analyze==>Nonparametric Tests==>Binomial Test”，弹出如下对话框（图 6-1）。

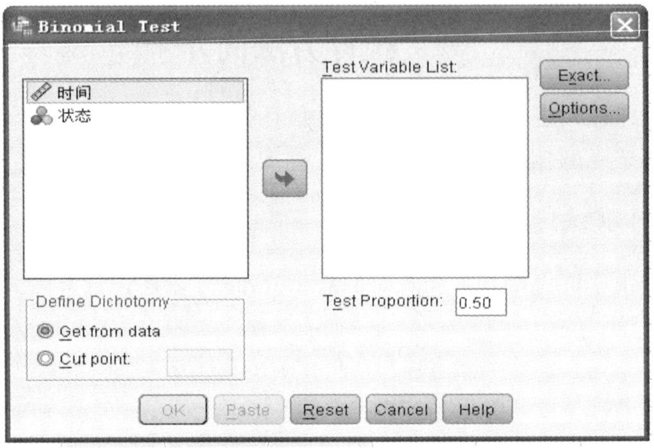

图 6-1 “Binomial Test”界面

本界面较为简单，将检验资料（样本）送入检验变量列表框（“Test-Variable List”），在右下方的总体率框（“Test-Proportion”）中输入所比较的总体率，单击“OK”即可，至于其上的“Eexact”和“Options...”钮与其实分析程序中的相应钮功能一致。

（二）两个样本率的比较

用“两个独立样本检验”过程实现。

“Analyze==>Nonparametic test==>2 Independent-Samples”，弹出如下对话框（图 6-2）。

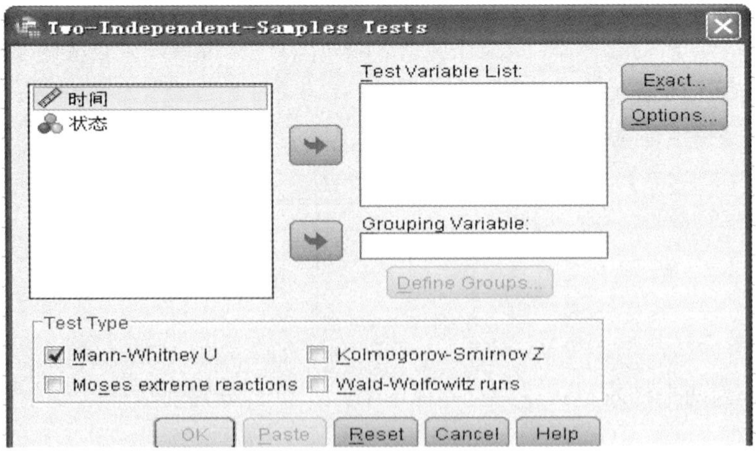

图 6-2 “2 Independent-Samples”界面

将检验变量送入检验变量列表框（“Test Variable List”），将分组变量送入分组变量框（“Group Variable”）然后定义分组。单击“OK”即可。

单击“Options”钮界面，包括：①统计量。均值、标准差、最小值、最大值、非缺失个案数和四分位数。②检验。Mann-Whitney U、Moses 极端反应、Kolmogorov-Smirnov Z、Wald-Wolfowitz 游程检验。其中 Mann-Whitney U 检验要求被检验的两个样本形状相似。

第二节　χ^2 检　验

一、统计方法简介

χ^2 检验（chi-square test）或称卡方检验，是用途非常广泛的一种假设检验方法，不仅用于两个或两个以上的率的比较，还可用于构成比的比较和配对资料比较。

（一）四格表资料的 χ^2 检验

用于两个率的比较，需要计算检验统计量 χ^2 值，基本公式为

$$\chi^2 = \sum \frac{(A-T)^2}{T} \qquad （公式 6-6）$$

应用如上公式进行 χ^2 检验，需先计算理论数，且有求和符号，所以计算较复杂。对如上公式进行数学推导，可得到专用公式，由四格表中实际数直接计算 χ^2 值，使计算简化。

$$\chi^2 = \frac{(ad-bc)^2 n}{(a+b)(c+d)(a+c)(b+d)} \qquad （公式 6-7）$$

式中 a、b、c、d 分别为四格表中的四个实际频数，n 为总例数。将标有 a、b、c、d 的四个实际频数代入公式则得出 χ^2。

χ^2 检验的基本条件是：$n>40$，$T>5$。若不符合该条件，应根据具体情况做出不同的处理。

（1）$1<T<5$，且 $n>40$ 时，需计算校正的 χ^2 值，或用确切概率法。

（2）$T<1$ 或 $n<40$ 时，需用确切概率法（读取 SPSS 结果时注意）。

（二）行×列表资料的 χ^2 检验

行×列表资料指行数或（和）列数大于 2，即有两个以上比较组，如比较三个治疗组的疗效，或观察结果为有效、无效和死亡等多项分类。行×列表资料的检验用于解决两个以上的率（或构成比）差异的比较。公式为

$$\chi^2 = n\left(\sum \frac{A^2}{n_R n_c} - 1\right) \qquad （公式 6-8）$$

式中符号表示意义同上。

行×列表资料的 χ^2 检验，要求不能有 1/5 以上的格子理论数小于 5，或者不能有一个格子的理论数小于 1，否则将导致结论偏性。出现这些情况时可采取以下措施：

（1）在可能的情况下再增加样本含量。

（2）如专业上允许，将较小的理论数所在的行或列的实际数与性质相邻的行或列中的

实际数合并。

（3）删去理论数太小的行或列。

（三）配对计数资料的 χ^2 检验

对于配对设计，若观察的结果只有阳性（+）、阴性（–）两种可能，清点成对资料时发现只有四种情况：（a）甲$_+$乙$_+$；（b）甲$_+$乙$_-$；（c）甲$_-$乙$_+$；（d）甲$_-$乙$_-$。将（a）、（b）、（c）、（d）四种情况的对子数填入四格表，用下式进行假设检验。

当（b+c）>40 时（基本公式）：$\chi^2=\dfrac{(b-c)^2}{(b+c)}$ （公式 6-9）

当（b+c）≤ 40 时（校正公式）：$\chi^2=\dfrac{(|b-c|-1)^2}{(b+c)}$ （公式 6-10）

二、SPSS 界面介绍

χ^2 检验 SPSS 界面在第 5 章已展示（见“Crosstabs”对话框），故在此主要介绍其操作。

三、操 作 步 骤

（一）四格表资料的 χ^2 检验

例 6-1 某医生用两种疗法治疗肺癌，出院后随访 24 个月。甲疗法治疗 46 例，乙疗法治疗 58 例，结果见表 6-1。问两种疗法治疗肺癌病人的两年生存率是否相同？用 SPSS 进行统计。

表 6-1 两种疗法治疗肺癌的两年生存率

处理	生存	死亡	合计	生存率（%）
甲疗法	22（25.21）	24（20.79）	46	47.83
乙疗法	35（31.79）	23（26.21）	58	60.34
合计	57	47	104	54.81

1. 建立数据库 此处给出的直接是列联表，因此在建立数据库时可以直接输入三个变量——行变量、列变量和指示每个格子中频数的变量。三个变量分别命名为疗法、结果和频数，则数据集结构如图 6-3。

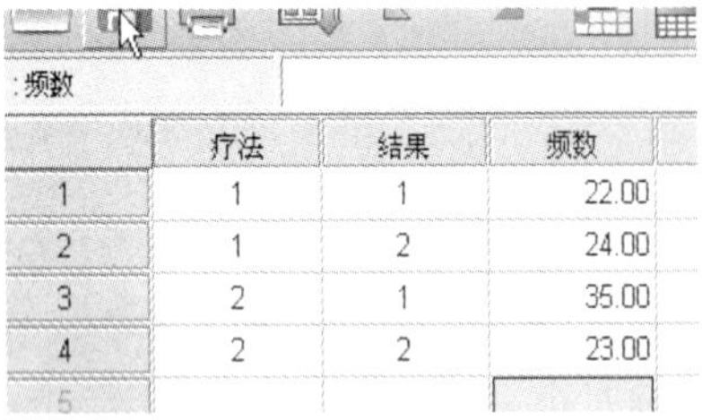

图 6-3 四格表资料格式

2. 指定数据格式 “Data==>Weight Cases”将数据指定为频数格式（图 6-4）。

“Weight Cases by”单选框：选中。

“Freqency Variable”：选入“频数”，定义频数变量。

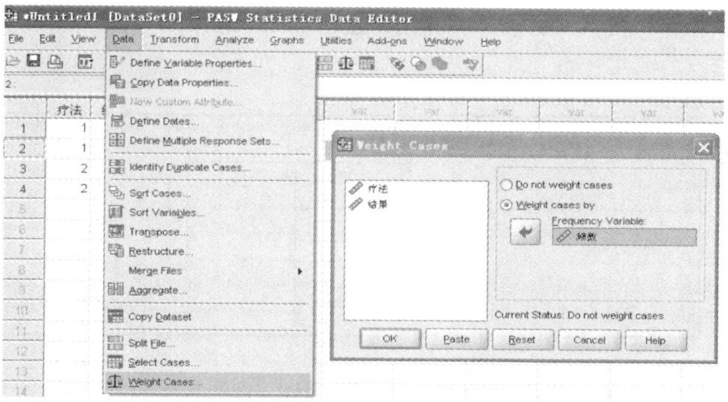

图 6-4 将数据指定为频数格式

单击“OK”钮。

3. 进入分析过程 “Analyze==＞Descriptive Statistics==＞Crosstabs”如图 6-5，图 6-6。

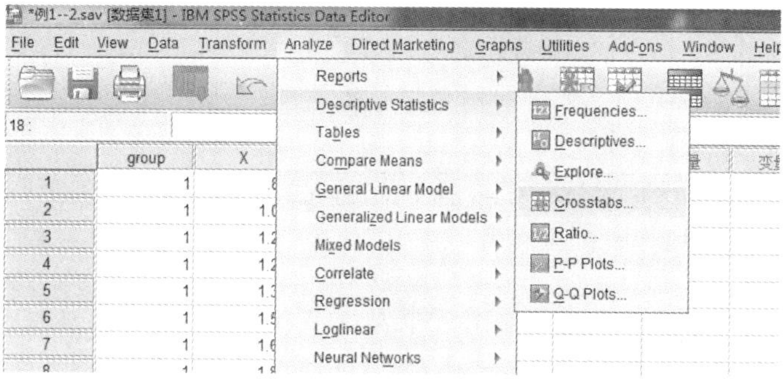

图 6-5 进入“Crosstabs”分析过程

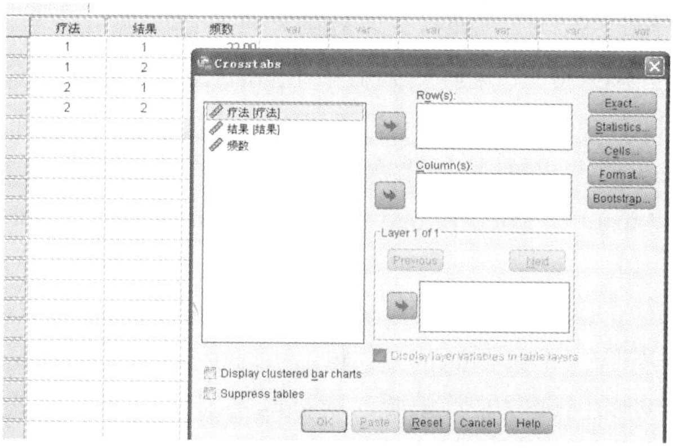

图 6-6 “Crosstabs”分析变量设置界面

“Rows”框：选入“疗法”，定义行变量。

“Columns”框：选入“结果”，定义列变量。

单击“Statistics”钮，显示“Crosstabs Statistics”界面（图 6-7）。

选中“Chi-square”复选框；单击“Continue”钮。

单击“OK”钮，输出“Crosstabulation”，如表 6-2，表 6-3。

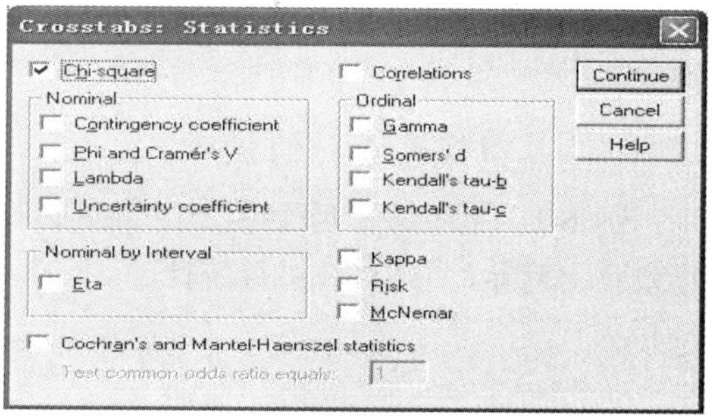

图 6-7 “Chi-square”复选框

表 6-2 疗法*结果 Crosstabulation

Count

		结果		Total
		生存	死亡	
疗法	甲法	22	24	46
	乙法	35	23	58
Total		5	47	104

表 6-3 Chi-Square Tests

	Value	df	Asymp. Sig.（2-sided）	Exact Sig.（2-sided）	Exact Sig.（1-sided）
Pearson Chi-Square	1.623[a]	1	.203		
Continuity Correction[b]	1.157	1	.282		
Likelihood Ratio	1.625	1	.202		
Fisher' s Exact Test				.237	.141
Linear-by-Linear Association	1.608	1	.205		
N of Valid Cases	104				

a. 0 cells（.0%）have expected count less than 5. The minimum expected count is 20.79.

b. Computed only for a 2x2 table.

4. 结果解释 χ^2 检验结果通常输出三个表：

首先是处理记录缺失值情况报告，略。

表 6-2 为列出的四格表，包括每组的实际数。

表 6-3 给出了检验结果，从左到右为：检验统计量值（value）、自由度（df）、双侧近似概率（Asymp.Sig.2-sided）、双侧精确概率（Exact Sig.2-sided）、单侧精确概率（Exact Sig.1-sided）；从上到下为：Pearson 卡方（Pearson chi-square）常用、连续性校正的卡方值（continuity correction）、对数似然比方法计算的卡方（likelihood ratio）、fisher's 确切概率法（fisher's exact test）、线性相关的卡方值（linear by linear association）、有效记录数（N of valid cases）。

表 6-3 下方为相应的注解：a.只适用于 2×2 四格表的统计，即只在四格表时系统才计算校正卡方值（如果符合校正条件的话）。b.说明理论数小于 5 的格子比例，确定是否需校正。这个提示对于结果的读取非常重要，根据四格卡方检验应用条件，选择 Pearson χ^2 检验的统计量和对应的概率 P 值。

最后的统计量和概率值只需在 Pearson 卡方、连续性校正的卡方值、Fisher's 确切概率法三者中选择即可。

（二）四格表资料的校正

例 6-2 某医师用两种疗法治疗脑血管梗死，结果如表 6-4 所示，试比较两种疗法的疗效有无差异？用 SPSS 进行统计。

表 6-4　两种疗法治疗脑血管梗死效果比较

疗法	有效	无效	合计	有效率（%）
甲疗法	25	6	31	80.65
乙疗法	29	3（4.57）	32	90.63
合计	54	9	63	85.71

1. 建立数据库　过程同上例，行变量为“疗法”，列变量为“效果”，频数变量为“fre”。

2. 指定数据格式　“Data==>Weight cases”：将数据指定为频数格式。

“Weight Cases by”：选中。

“Frequency Variable”：选入“fre”，定义频数变量“fre”。

单击“OK”。

3. 进入分析过程　“Analyze==>Descriptive Statistics==>Crosstabs”。

“Rows”：选入“疗法”，行变量定义为“疗法”。

“Columns”：选入“效果”，列变量定义为“效果”。

“Statistics”钮：“Chi-square”选中，单击“Continue”，要求进行卡方检验。

“Cells 钮”：“Expected”选中，单击“Continue”，在结果中输出理论频数。

单击“OK”。

4. 结果解释　见表 6-5、表 6-6。

表 6-5　Crosstabulation

		效果		Total
		1.00	2.00	
疗法	1.00	25	6	31
	2.00	29	3	32
Total		54	9	63

表 6-6　Chi-Square Tests

	Value	df	Asymp. Sig.（2-sided）	Exact Sig.（2-sided）	Exact Sig.（1-sided）
Pearson Chi-Square	1.281[b]	1	.258		
Continuity Correction[a]	.595	1	.440		
Likelihood Ratio	1.300	1	.254		
Fisher's Exact Test				.302	.221
Linear-by-Linear Association	1.260	1	.262		
N of Valid Cases	63				

a. Computed only for a 2x2 table.

b. 2 cells（50.0%）have expected count less than 5. The minimum expected count is 4.43.

表 6-6 为卡方检验结果。由于此表下方的注释 b 显示有 50%的格子中理论频数小于 5，最小的理论频数为 4.43。此外，亦可根据输出结果发现四格表中存在理论频数过小的格子。故本例读取经连续性校正后的 χ^2 值（χ^2=.595，P = 0.440），因 P>0.05，不拒绝 H_0。

（三）行×列表的 χ^2 检验

例 6-3　某预防医学研究人员调查了 335 例离退休老人的生活满意度和家庭关系，结果如表 6-7，试分析家庭关系类型与老人生活满意度的关系。用 SPSS 进行统计。

表 6-7 离退休老人家庭关系与生活满意度

	满意	不满意	合计	满意率（%）
和睦	174	60	234	74.36
一般	36	57	93	38.71
差	6	10	16	37.50
合计	216	127	343	62.97

1. 建立数据库 本例资料为三行二列，称为 3×2 表，数据库格式同上例，只是行变量有三类。资料格式见图 6-8。

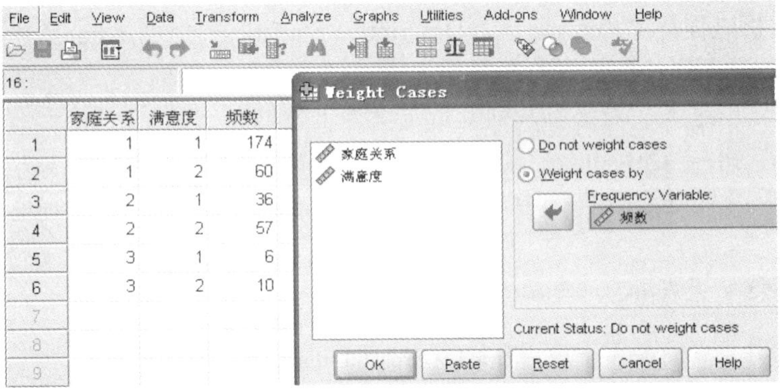

图 6-8 行×列表资料格式及操作

2. 定义数据格式 “Data==>Weight cases”：将数据指定为频数格式。

Weight Cases by”：选中（同图 6-4）。

“Frequency Variable”：选入频数，定义频数变量“频数”。

单击“OK”钮。

3. 进入分析过程 “Analyze==>Descriptive Statistics==>Crosstabs”（界面同上）。

“Rows”选入“group”，行变量定义为“group”。

“Columns”：选入“满意度”，列变量定义为“满意度”。

“Statistics”钮：“Chi-square”选中，要求进行卡方检验。

单击“Continue”钮。

“Cells”钮：“Expected”选中，在结果中输出理论频数。

单击“Continue”钮，单击“OK”钮。

4. 结果解释 表 6-8 为理论频数，表 6-9 为 χ^2 检验结果。

表 6-8 Expected Count

		满意度		Total
		1.00	2.00	
group	1.00	147.4	86.6	234.0
	2.00	58.6	34.4	93.0
	3.00	10.1	5.9	16.0
Total		216.0	127.0	343.0

表 6-9　**Chi-Square Tests**

	Value	df	Asymp. Sig. (2-sided)
Pearson Chi-Square	40.944 (a)	2	.000
Likelihood Ratio	40.409	2	.000
Linear-by-Linear Association	36.204	1	.000
N of Valid Cases	343		

a. 0 cells（.0%）have expected count less than 5. The minimum expected count is 5.92.

（四）配对资料的 χ^2 检验

例 6-4　有 50 份痰液标本，每份分别接种在甲乙两种培养基中，观察结核杆菌的生长情况，结果见表 6-10，试比较两种培养基的效果是否相同。用 SPSS 进行统计。

表 6-10　两种结核杆菌培养基培养效果比较

甲培养基	乙培养基		合计
	+	−	
+	23（a）	12（b）	35
−	7（c）	8（d）	15
合计	30	20	50

本例（$b+c$）<40，所以用校正公式。

1. 建立数据库　同上例。

2. 指定数据格式　“Data==>Weight cses”：将数据指定为频数格式。

“Weight Cases by”：选中（同图 6-4）。

“Frequency Variable”：选入“fre”，定义频数变量“fre”。单击“OK”。

3. 进入分析过程　“Analyze==>Descriptive Statistics==>Crosstabs”（同上）。

“Rows”：选入甲，行变量定义为“甲疗法”。

“Columns”：选入乙，列变量定义为“乙疗法”。

“Statistics”：“Chi-square”选中，选择卡方检验。

“Mcnemar”选中，选择配对卡方检验（图 6-9）。

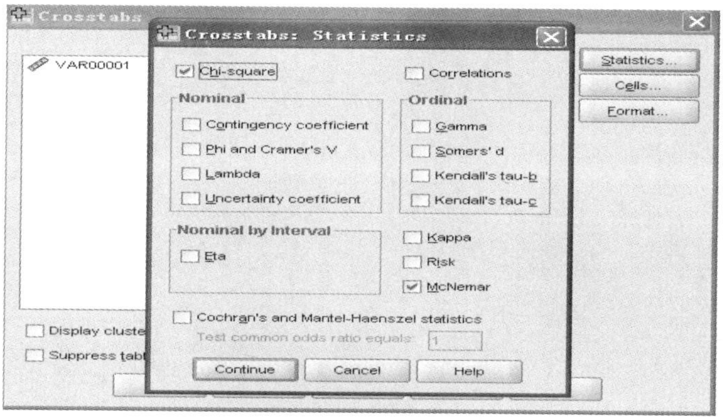

图 6-9　配对资料检验用复选框

单击“Continue”；单击“OK”，输出结果如下（表 6-11，表 6-12）：输出的表格中包括了成组卡方检验结果和配对卡方检验结果，由于本题应用配对资料的卡方检验，结果读取时应选择 McNemar 检验统计量，因 $P=0.359$，不拒绝 H_0。

表 6-11 Crosstabulation Count

		乙		Total
		1.00	2.00	
甲	1.00	23	12	35
	2.00	7	8	15
Total		30	20	50

表 6-12 Chi-Square Tests

	Value	df	Asymp. Sig. (2-sided)	Exact Sig. (2-sided)	Exact Sig. (1-sided)
Pearson Chi-Square	1.587[b]	1	.208		
Continuity Correctiona	.893	1	.345		
Likelihood Ratio	1.570	1	.210		
Fisher's Exact Test				.228	.172
Linear-by-Linear Association	1.556	1	.212		
McNemar Test				.359 (c)	
N of Valid Cases	50				

a. Computed only for a 2x2 table.

b. 0cells（.0%）have expected count less than 5. The minimum expected count is 6.00.

c. Binomial distribution used.

第 7 章　线性相关与回归

医学现象中，一个变量的变化往往要受另一个变量的影响，即两变量的变化存在一定的关系。如儿童的年龄与身高的关系，两变量之间的变化都有一定的关系与规律。线性相关与回归就是研究两变量间相互关系的统计学方法。

第一节　直 线 相 关

一、统计方法简介

1. 相关系数　相关系数（correlation coefficient）是说明两变量间直线关系的密切程度和相关方向的指标。总体相关系数用 ρ 表示，样本相关系数用 r 表示，相关系数没有单位，取值范围是–1～1。计算公式为

$$r = \frac{\sum (x-\bar{x})(y-\bar{y})}{\sqrt{\sum (x-\bar{x})^2 \sum (y-\bar{y})^2}} \qquad \text{（公式 7-1）}$$

式中分母分别是 x 与 y 的离均差平方和，分子为 x 与 y 的离均差积和。

2. 相关系数假设检验　由样本所计算的相关系数 r 是总体相关系数 ρ 的估计值。若从总体相关系数 ρ=0 的总体中随机抽样，由于抽样误差的存在，样本相关系数 r 不一定等于 0。要推断总体的 X 与 Y 间是否有相关关系，就需检验样本相关系数 r 是否来自总体相关系数 ρ=0 的总体。方法可用 t 检验。公式如下：

$$t = \frac{|r-0|}{S_r} \qquad \text{（公式 7-2）}$$

式中：分母 S_r 为相关系数 r 的标准误。计算得 t 值后，按 $\upsilon=n-2$ 查 t 界值表得出 P 值，按所取的检验水准做出推断结论。

二、SPSS 界面介绍

SPSS 的相关分析功能被集中在“Statistics”菜单的“Correlate”子菜单中，包括以下三个过程（图 7-1）：

1. “Bivariate”过程　用于进行两个/多个变量间的参数/非参数相关分析，如果是多个变量，则给出两两相关的分析结果。这是“Correlate”子菜单中最为常用的一个过程。

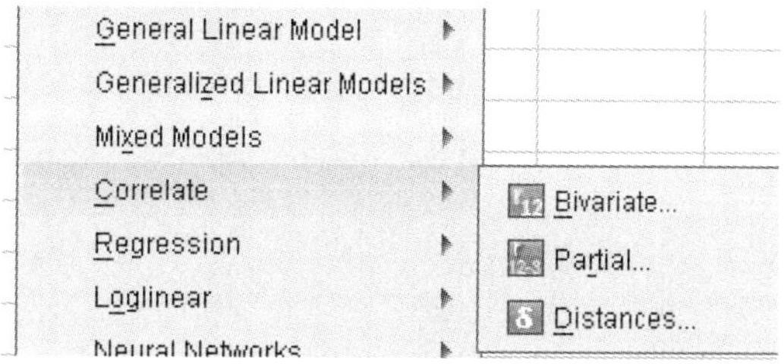

图 7-1　“Correlate”子菜单

图 7-2“Variables”框中至少要选入二个变量。如果选入多个变量，就会进行两两相关分析。依据资料的类型，选择相应的相关分析方法。一般连续性正态分布资料就用 Pearson 相关。“Flag significant correlations”选中，会在有统计学意义的结果中作*标注，0.05 以下一个*，0.01 以下**标注。

“Options”钮见图 7-3，包含各变量统计量输出形式和变量缺失数值处理方式选项。“Means and standard deviations”选项表示变量的样本均数和标准差。“Cross-product deviations and covariances”选项表示变量的离均差平方和、样本方差、两变量协方差等。“Missing Values”框中，“Exclude cases pairwise”选中，记录中参与分析的变量数据全缺失才弃去；“Exclude cases listwise”选中，记录中参与分析的变量只要有缺失即弃去。

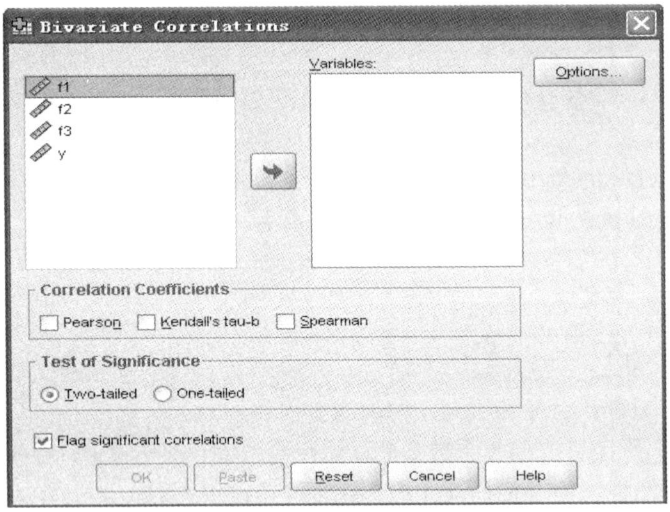

图 7-2　“Bivariate Correlations”窗口

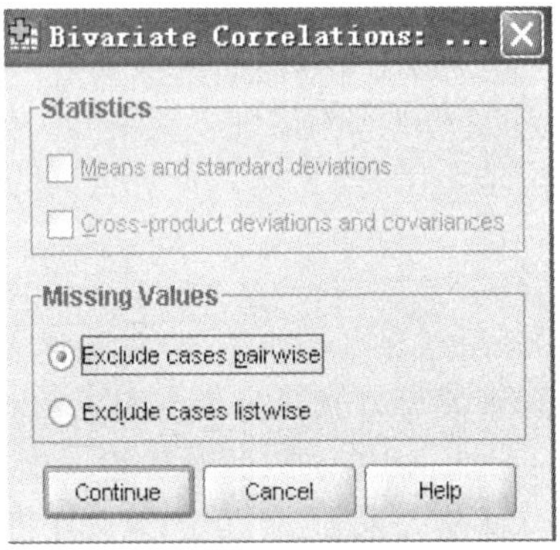

图 7-3　“Bivariate Correlations, Options”钮

2. “Partial”过程　如果需要进行相关分析的两个变量其取值均受到其他变量的影响，就可以利用偏相关分析对其他变量进行控制，输出控制其他变量影响后的相关系数，这种分析思想和协方差分析非常类似。“Partial”过程就是专门进行偏相关分析的。

3. “Distances”过程　调用此过程可对同一变量内部各观察单位间的数值或各个不同变量间进行距离相关分析，前者可用于检测观测值的接近程度，后者则常用于考察预测值对实际值的拟合优度。该过程在实际应用中用得非常少。

表 7-1　身高（cm）与前臂长（cm）的资料

序号	*X* （1）	*Y* （2）
1	175	47
2	173	45
3	168	46
4	169	47
5	179	48
6	188	50
7	178	47
8	183	46
9	180	49
10	165	43
合计	1758 $\sum X$	468 $\sum Y$

三、操 作 步 骤

例 7-1　某地大学二年级 10 名 20 岁的男学生身高（cm）与前臂长（cm）的资料如表 7-1 所示，绘制散点图，并计算相关系数。

1. 变量的设置　较简单，以两个变量“身高”和“前臂长”命名。

2. 绘制散点图　SPSS 散点图绘制在“Graphs”中，以例 7-1 为例说明其操作方法：

"Graphs==》Scatter==》Simple"：绘制散点图，进行预分析。

Y Axis：前臂长，散点图中 *Y* 轴代表前臂长。

X Axis：身高，散点图中 *X* 轴代表身高。

单击"OK"，输出散点图（略）。

3. 相关分析 在菜单上选择"Analyze==》Correlate==》Bivariate"（图 7-4），系统弹出对话框。

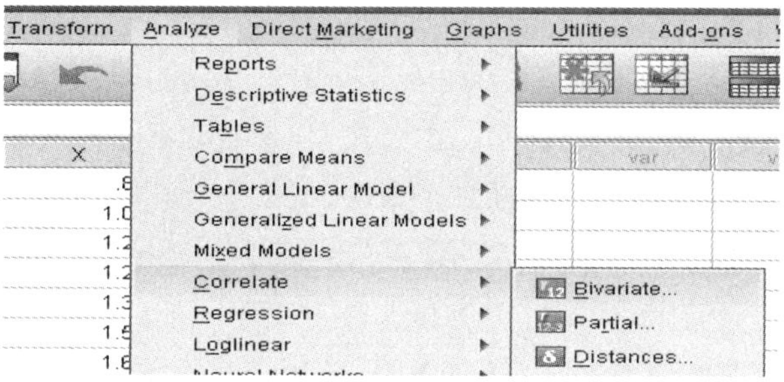

图 7-4 进入"Bivariate Correlate"过程

在"Variables"框中选入相关分析的一对变量。

"Correlation Coefficients"栏：选中"Pearson"，计算"Pearson"相关系数。

其他选项同前，单击"OK"，输出如下结果（表 7-2，表 7-3）。

表 7-2 Descriptive Statistics

	Mean	Std. Deviation	N
身高	175.8000	7.19259	10
前臂长	46.8000	1.98886	10

表 7-3 Correlations

		身高	前臂长
身高	Pearson Correlation	1	.758*
	Sig.（2-tailed）		.011
	N	10	10
前臂长	Pearson Correlation	.758*	1
	Sig.（2-tailed）	.011	
	N	10	10

*. Correlation is significant at the 0.05 level （2-tailed）.

表 7-3 为直线相关分析结果，从表中可以看出身高与前臂长的相关系数 $r=0.758$，$P<0.05$，总体相关系数不为零，即两者间存在直线关系。

第二节 直 线 回 归

一、统计方法简介

两变量之间的数量依存关系，可用直线回归（linear regression）进行分析。直线回归是回归分析中最简单的一种，故称简单回归。

1. 方程的建立 其表达式为：$\hat{y}=a+bx$。式中：a 为直线回归方程在 Y 轴上的截距；b 为回归系数，即直线回归方程的斜率。由公式 $\hat{y}=a+bx$ 还可看出，b 的统计学意义是 X 每增加或减少一个单位时，Y 平均变动 b 个单位。

根据数学最小二乘法原理，a 和 b 的计算公式如下：

$$b=\frac{\sum(x-\overline{x})(y-\overline{y})}{\sum(x-\overline{x})^2} \quad \text{（公式 7-3）}$$

$$a=\overline{y}-b\overline{x} \quad \text{（公式 7-4）}$$

2. 回归系数假设检验 直线回归方程 $\hat{y}=a+bx$ 是通过样本变量值 X 与 Y 求得。当总体的 X 与 Y 之间无直线回归关系，即总体的回归系数 $\beta=0$ 时，由于抽样误差的存在，样本回归系数 b 并不一定正好等于 0。所以当求得直线回归方程后，需要对样本回归系数 b 作假设检验，推断总体回归系数是否等于 0。回归系数 b 的假设检验可用方差分析或 t 检验。

二、SPSS 界面介绍

SPSS 中，回归分析功能在“Linear”过程中完成。

在菜单中选择“Regression==>liner”，系统弹出线性回归对话框如下（图 7-5）。

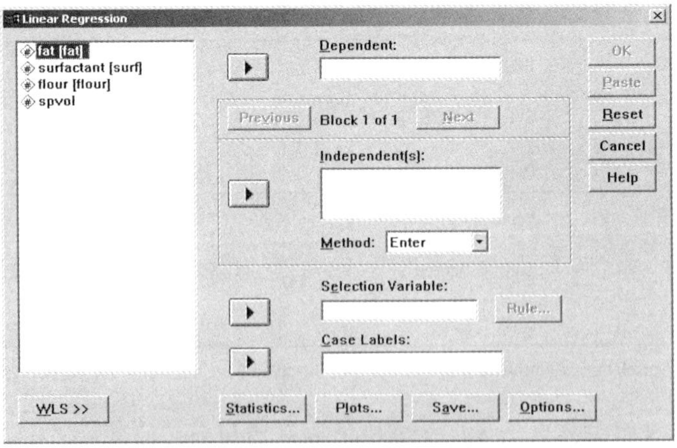

图 7-5 “Linear”过程对话框

“Dependent 框”用于选入回归分析的因变量。

“Block”按钮组，由“Previous”和“Next”两个按钮组成，用于将下面“Independent”框中选入的自变量分组。由于多元回归分析中自变量的选入方式有前进、后退、逐步等方法，如果对不同的自变量选入的方法不同，则用该按钮组将自变量分组选入即可。

“Independent”框，用于选入回归分析的自变量。

“Statistics”钮，弹出“Statistics”对话框，用于选择所需描述的统计量。有如下选项：“Regression Coefficients”复选框组：定义回归系数的输出情况，选中“Estimates”可输出回归系数 b 及其标准误、t 值和 P 值，还有标准化的回归系数 beta；选中“Confidence intervals”则输出每个回归系数的 95%可信区间；选中“Covariance matrix”则会输出各个自变量的相关矩阵和方差、协方差矩阵（图 7-6）。

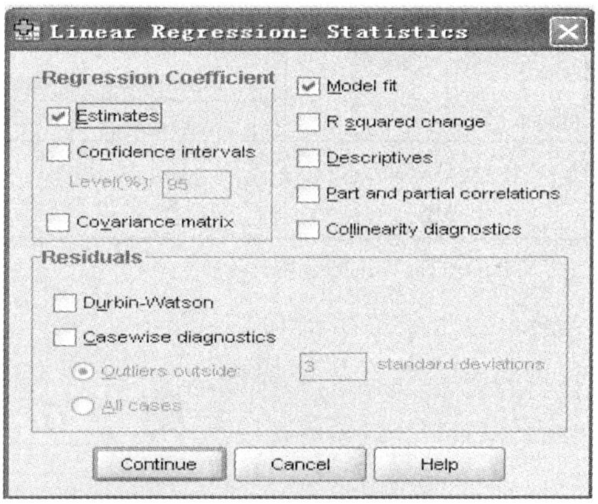

图 7-6　“Linear”过程“Statistics”对话框

由于图 7-6 对话框的许多功能在直线回归中还用不到，所以不作详细介绍。

三、操作步骤

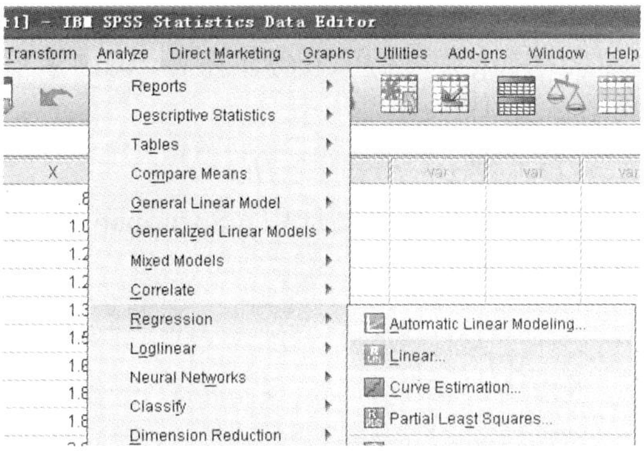

图 7-7　进入“Linear Regression”过程

以例 7-1 为例，操作过程如下：

在菜单上选择“Analyze==》Regression==》Linear”（图 7-7），系统弹出回归对话框（见图 7-5）。

“Dependent”选入前臂长，作为因变量；“Independent”选入身高，作为自变量。

单击【Statistics】钮，弹出“Statistics”对话框，其上选中“Estimates”；单击“Continue”。

单击“OK”，输出如下结果（表 7-4）：

表 7-4　ANOVA[b]

Model		Sum of Squares	df	Mean Square	F	Sig.
1	Regression	20.459	1	20.459	10.810	.011[a]
	Residual	15.141	8	1.893		
	Total	35.600	9			

a. Predictors：(Constant)，身高.

b. Dependent Variable：前臂长.

表 7-4 是拟合过程中变量进入/移出模型的情况记录，由于我们只引进了一个变量，所以只出现了模型 1（在多元回归模型中就会依次出现多个回归模型），该模型中只有进入

的变量，没有移出的变量，方法为“enter”。

表 7-5 给出了模型的拟合优度报告，显示模型 1 的截距为 9.948，斜率为 0.210，对斜率 t 检验结果 $P<0.05$。

表 7-5 Coefficients[a]

Model		Unstandardized Coefficients		Standardized Coefficients	t	Sig.
		B	Std. Error	Beta		
1	(Constant)	9.948	11.217		.887	.401
	身高	.210	.064	.758	3.288	.011

a. Dependent Variable：前臂长.

第三节 等 级 相 关

1. 等级相关系数的计算 Spearman 等级相关系数 r_s 由如下公式计算：

$$r_s = \frac{6\sum d^2}{n(n^2-1)} \quad \text{（公式 7-5）}$$

式中，n 表示样本含量；d 表示 X、Y 的秩次之差。

2. r_s 的假设检验 r_s 是由样本资料计算出的相关系数，存在抽样误差问题，故要推断总体中两变量间有无线性相关关系，须进行假设检验。

当 $n\leqslant 50$ 时，查等级相关系数 r_s 界值表。如 $r_s>r_{s0.05/2}$，则 $P<0.05$，在 $\alpha=0.05$ 水平上拒绝 H_0，接受 H_1，可以认为两变量间存在相关关系。

当 $n>50$ 时，可以查 r 界值表，若 $r_s>r_\alpha/2(n-2)$，则 $P<\alpha$，拒绝 H_0。

等级相关和直线相关界面及操作相同，只是在相关分析主界面选中“Spearman”复选框，计算 Spearman 相关系数，即秩相关，此处不重复介绍。

第四节 曲 线 拟 合

一、统计方法简介

医学变量间未必都有线性关系，如服药后血药浓度与时间的关系；疾病疗效与疗程长短的关系；毒物剂量与致死率的关系等常呈曲线关系。当散点图中因变量 Y 和自变量 X 间表现出非线性趋势时，可以通过曲线拟合（curve fitting）方法来阐述两变量间数量上的依存关系。曲线直线化是曲线拟合的重要手段之一。对于某些非线性的资料可以通过简单的变量变换使之直线化，这样就可以按最小二乘法原理求出变换后变量的直线方程，在实际工作中常利用此直线方程绘制资料的标准工作曲线，同时根据需要可将此直线方程还原为曲线方程，实现对资料的曲线拟合。

曲线拟合的一般步骤如下：

（1）根据两变量散点图呈现的趋势，结合专业知识及既往经验选择合适的曲线形式。

（2）选用适当的估计方法求得回归方程。

（3）决定系数 r^2。

$$r^2 = 1 - \frac{\sum (Y_J - \hat{Y})^2}{\sum (Y_J - \bar{Y})^2} \qquad \text{（公式 7-6）}$$

通常认为，决定系数大，拟合效果较好，可同时作几个拟合方程，比较决定系数大小，结合残差平方和 $\sum (Y - Y)^2$ 及最小二乘法原理，选择最优答案。

二、SPSS 界面介绍

曲线拟合（curve estimation）过程，可用以拟合各种各样的曲线，原则上只要两个变量间存在某种可以被其所描述的数量关系，就可以用该过程来分析。由于曲线拟合非常复杂，而该模块的功能十分有限，因此最好将曲线相关关系通过变量变换转化为直线回归的形式来分析，或者采用其他专用的模块分析。

“Curve Estimation”过程中有特色的对话框界面，内容如下（图 7-8）。

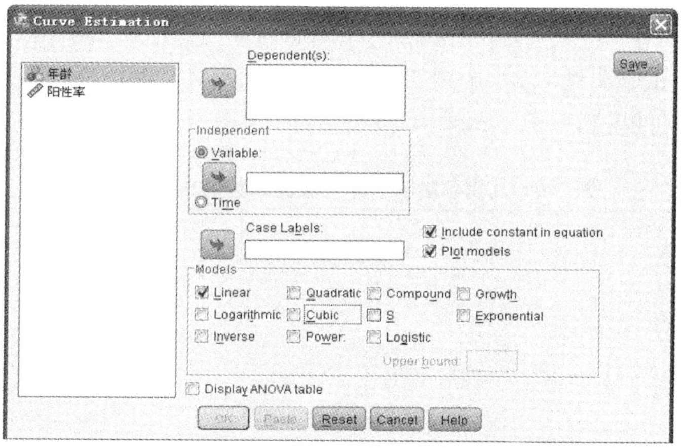

图 7-8　“Curve Estimation”过程对话框界面

（1）“Dependent”框：用于选入曲线拟和中的因变量，可选入多个，如果这样，则对各个因变量分别拟合模型。

（2）“Independent”单选框组：用于选入曲线拟和中的自变量。有两种选择：可以选入普通的自变量，也可以选择时间作为自变量。如果选择后者，则所用的数据应为时间序列数据格式。

（3）“Models”复选框组：用于选择所用的曲线模型。可用的有：

1）Linear：拟合直线方程，实际上与“Linear”过程的二元直线回归相同。

2）Quadratic：拟合二次方程 $Y=b_0+b_1X+b_2X_2$。

3）Compound：拟合复合曲线模型 $Y=b_0 \times b_1X$。

4）Growth：拟合等比级数曲线模型 $Y=e(b_0+b_1X)$。

5）Logarithmic：拟合对数方程 $Y=b_0+b_1\ln X$。

6）Cubic：拟合三次方程 $Y=b_0+b_1X+b_2X_2+b_3X_3$。

7）S：拟合 S 形曲线 $Y=e(b_0+b_1/X)$。

8）Exponential：拟合指数方程 $Y=b_0eb_1X$。

9）Inverse：数据按 $Y=b_0+b_1/X$ 进行变换。

10）Power：拟合乘幂曲线模型 $Y=b_0X\,b_1$。

11）Logistic：拟合 Logistic 曲线模型 $Y=1/(1/u+b_0\times b_1X)$，如选择该线型则要求输入上界。

上面的几种线型和其他的模块有重复，如 Logistic、Liner 等，由于本模块的功能有限，在重复的情况下建议用其他专用模块来分析。

（4）“Include constant in equation”复选框：确定是否在方程中包含常数项。

（5）“Plot models”复选框：要求对模型作图，包括原始数值的连线图和拟合模型的曲线图。

（6）“Save”钮：弹出“SAVE”对话框，用于定义想要存储的中间结果，如预测值、预测值可信区间、残差等。

（7）“Display ANOVA table”复选框：要求显示模型检验的方差分析表。

三、操 作 步 骤

例 7-2 锡克试验阴性率（%）随着年龄的增长而增高，某地查得儿童年龄（岁）*X* 与锡克试验阴性率 *Y* 的资料如表 7-6 所示，试拟合曲线。

表 7-6 儿童年龄（岁）与锡克试验阴性率（%）

年龄（岁）	锡克试验阴性率（%）
1	57.1
2	76.0
3	90.9
4	93.0
5	96.7
6	95.6
7	96.2

首先对年龄和阴性率作散点图，发现两者有斜率逐渐放缓的曲线趋势，因此选择二次曲线模型、三次曲线模型和对数曲线模型，最终取其中结果最优者，操作如下：

1. 进入曲线拟合（curve estimation）过程 “Analyze==>Regression==>Curve estimation”（图 7-9）。

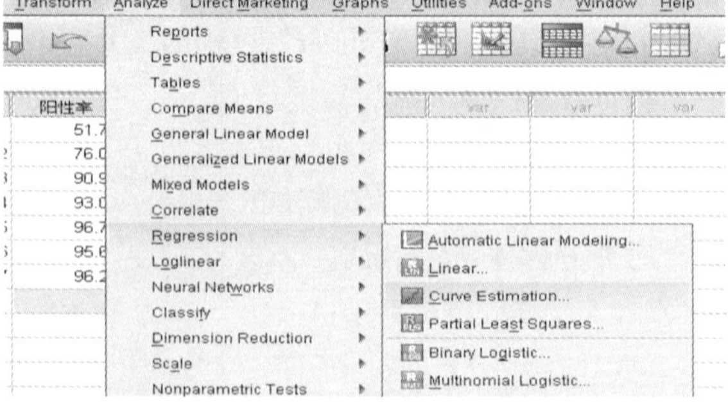

图 7-9 进入“Curve Estimation”过程

2. 变量设置 在如下界面进行变量设置与模型选择（图 7-10）。

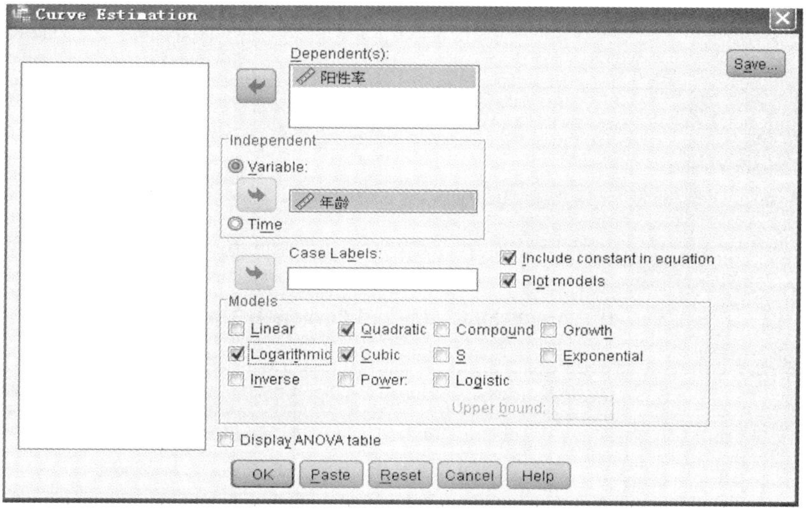

图 7-10 "Curve Estimation"变量设置与模型选择

"Dependant"框：选入阴性率；"Independent"框：选入年龄。

"Models"复选框组：选择"Quadratic""Curbe""Logarithmatic"，取消对"Liner"的选择。

单击"OK"，输出结果如下（表 7-7～表 7-10）。

表 7-7 Model Description

Model Name		MOD_1
Dependent Variable	1	阳性率
Equation	1	Logarithmic
	2	Quadratic
	3	Cubic
Independent Variable		年龄
Constant		Included
Variable Whose Values Label Observations in Plots		Unspecified
Tolerance for Entering Terms in Equations		.0001

表 7-8 Case Processing Summary

	N
Total Cases	7
Excluded Cases[a]	0
Forecasted Cases	0
Newly Created Cases	0

a. Cases with a missing value in any variable are excluded from the analysis.

表 7-9 Variable Processing Summary

		Variables	
		Dependent	Independent
		阳性率	年龄
Number of Positive Values		7	7
Number of Zeros		0	0
Number of Negative Values		0	0
Number of Missing Values	User-Missing	0	0
	System-Missing	0	0

表 7-10 Model Summary and Parameter Estimates

Dependent Variable：阳性率

Equation	Model Summary					Parameter Estimates			
	R Square	F	df1	df2	Sig.	Constant	b1	b2	b3
Logarithmic	.897	43.767	1	5	.001	57.708	23.008		
Quadratic	.959	47.056	2	4	.002	32.329	24.975	-2.325	
Cubic	.996	240.843	3	3	.000	13.229	46.728	-8.692	.531

The independent variable is 年龄.

3. 结果解释 表 7-7 为模型描述，分别列出了因变量及三种方程情况；表 7-8、表 7-9 分别为资料总结和变量总结。

表 7-10 给出了所拟合的三个模型的检验报告，包括拟合优度、模型的检验结果和各个系数值。从检验结果看，三个模型均有统计学意义，但从拟合优度看，三次方曲线的拟合优度最高，似乎应选择三次方曲线，但注意三次方曲线多一个参数，要复杂一些，而它的拟合优度和二次方曲线相差不大，因此仅从这里的结果还不好对两者作出判断，下面还要看模型曲线的情况。

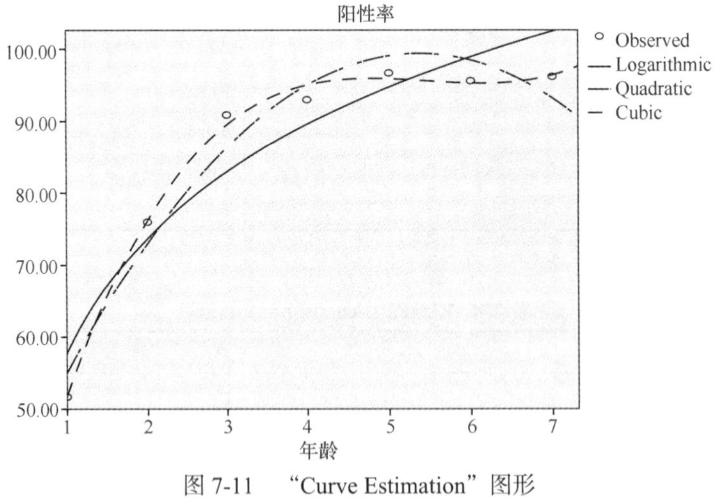

图 7-11 “Curve Estimation”图形

图 7-11 为三种方程所示图形，由于观察样本太少，无论选择哪种模型影响都不大，而且各人的意见不一致，往往是有多少条曲线，就会有多少种意见，最后还是要结合专业知识来决定。注意曲线拟合非常复杂，千万不能轻易下结论。

第 8 章　基于秩次的非参数检验

第一节　完全随机设计资料秩和检验

一、统计方法简介

（一）两样本比较

常用 Wiloxon 检验，通过两组的观察值来推断两个总体的分布位置是否相同，具体方法如下。

1. 直接用原始数据检验　当样本例数小（$n_1 \leqslant 10$，且 $n_2 - n_1 \leqslant 10$）时，可直接用原始数据进行假设检验。

对两组的秩次分别相加，称为秩和。当两样本例数不等时，以样本例数小者为 n_1，以其秩和为检验统计量，用 T 表示；当 $n_1 = n_2$ 时，可任取一组的秩和为 T。然后查 T 界值表，若 T 值恰好等于界值，其 P 值等于相应的概率；若 T 值在界值范围外，其 P 值小于相应的概率。

2. 正态近似法　如果样本例数大，n_1 或 $n_2 - n_1$ 超出 T 界值表的范围，可按近似分正态布用 u 检验来作出推断。u 值的计算公式如下：

$$u = \frac{|T - n_1(N+1)/2| - 0.5}{\sqrt{n_1 n_2 (N+1)/12}} \qquad \text{（公式 8-1）}$$

（二）多个样本比较

本法是由 Kruskal 和 Wallis 在 Wilcoxon 基础上扩展的方法，又称为 K-W 检验或 H 检验，其利用多个样本的秩和推断各样本分别代表的总体分布是否相同。其原理与两样本比较的秩和检验相同。

求各组秩次之和（秩和），即 T_i，用下列公式计算检验统计量 H 值，若组数 k=3，每组例数≤5，可查 H 界值表得出 P 值。若最小样本例数大于 5，则 H 近似服从 $\upsilon = k-1$ 的 χ^2 分布，可查 χ^2 界值表得出 P 值。

$$H = \frac{12}{N(N+1)} \sum \frac{T_i^2}{n_i} - 3(N+1) \qquad \text{（公式 8-2）}$$

当各样本相同秩次较多时（如超过 25%），应计算校正值 H_c。

$$C = 1 - \sum (t_j^3 - t_j) / (N^3 - N) \qquad \text{（公式 8-3）}$$

二、SPSS 界面介绍

在 SPSS 中，几乎所有的非参数分析方法都被放入了“Nonparametric Tests”菜单中。“Analyze==>Nonparametric Tests”，系统弹出如下可供选择的统计方法（图 8-1），非参数分析内容包括：

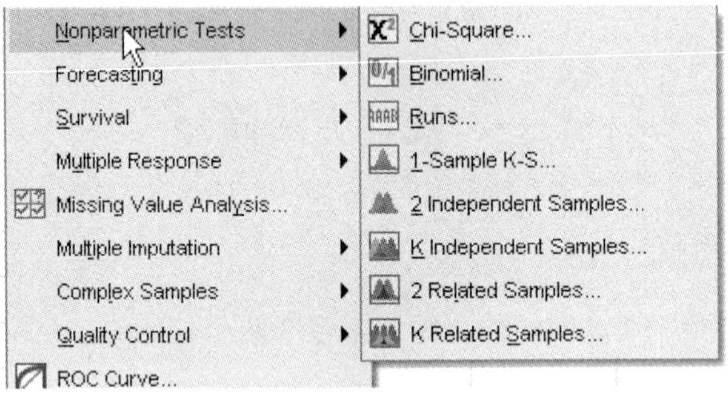

图 8-1 “Nonparametric Tests”菜单

“2 Independent-Samples Tests”：即成组设计的两样本均数比较的非参数检验。

“K Independent Samples Tests”：成组设计的多个样本均数比较的非参数检验，此处不提供两两比较方法。

“2 Related-Samples Tests”：配对设计两样本均数的非参数检验。

“K Related Samples Tests”：随机区组设计多个样本均数的非参数检验，此处同样不提供两两比较。

“Test Variable List”框：选入分析变量；“Grouping Variable”框：定义分组变量。

“Test Type”框：定义检验方法；单击“Define Groups”，弹出如下对话框，用于定义分组标志（图 8-2）。

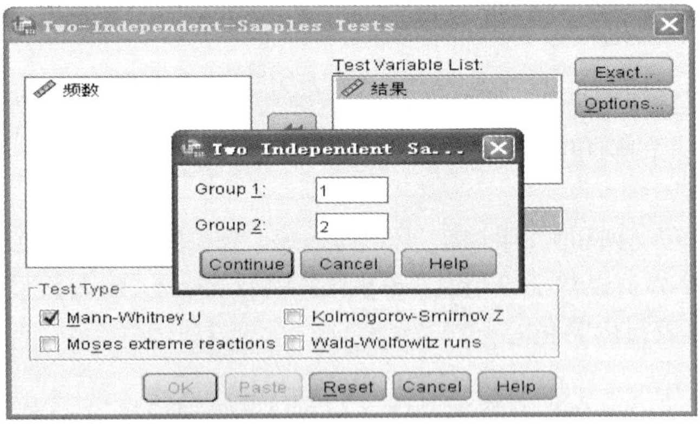

图 8-2 “Nonparametric Tests”完全随机设计两样本均数界面

“Test Variable List”框：选入分析变量；“Grouping Variable”框：定义分组变量。

“Test Type”框：定义检验方法；单击“Define Groups”，弹出如下对话框，用于定义分组范围（图 8-3）。

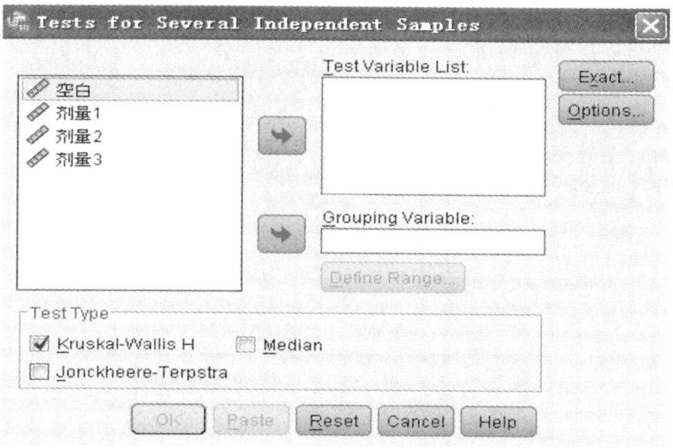

图 8-3　“Nonparametric Tests”完全随机区组设计多个样本均数界面

三、操 作 步 骤

（一）两样本比较

前文所述，完全随机设计两组计量资料的秩和检验常用 Wilcoxon 秩和检验。操作方法如下：

例 8-1　某实验室观察局部温热治疗小白鼠移植性肿瘤的疗效，以生存日数作观察指标，实验结果见表 8-1，问两组小白鼠生存日数有无差别？

表 8-1　两组小鼠发癌后生存日数

实验组		对照组	
生存日数	秩次	生存日数	秩次
10	9.5	2	1
12	12.5	3	2
15	15	4	3
15	16	5	4
16	17	6	5
17	18	7	6
18	19	8	7
20	20	9	8
23	21	10	9.5
90	22	11	11
		12	12.5
		13	14
n_1=10	T_1=170	n_2=12	T_2=83

1. 建立数据库　以“group”为分组变量，“1”“2”分别表示两个不同组别，以 VAR00002 为检验变量建立数据库。

2. 进入分析程序　选择“Analyze==> Nonparametric test==>2 Independent-Samples”（图 8-4），弹出的对话框和最初接触的 *t* 检验对话框非常相似，界面见图 8-3。

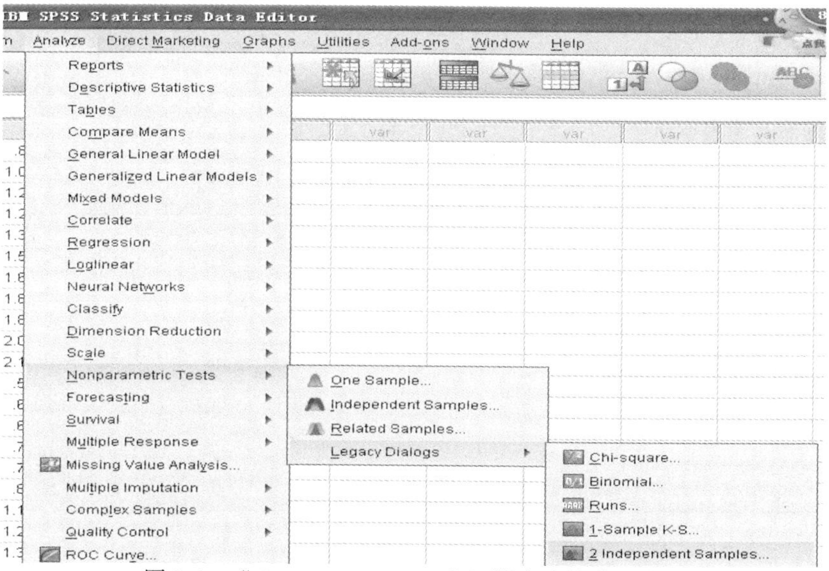

图 8-4　“Nonparametric Tests”两样本比较进入过程

3. 变量设置　“Test Variable List”：选入“VAR00002”，选入分析变量；“Grouping Variable”：选入“group”，定义分组变量。

单击“Define Groups”，弹出如下对话框：

“Group 1”：键入 1，分别定义分组变量的代码；“Group 2”：键入 2，分别定义分组变量的代码。

单击“Continue”；单击“OK”，输出如下结果（表 8-2，表 8-3）。

表 8-2　Ranks

	Group	N	Mean Rank	Sum of Ranks
VAR00002	1.00	10	17.00	170.00
	2.00	12	6.92	83.00
	Total	22		

表 8-3　Test Statistics[b]

	VAR00002
Mann-Whitney U	5.000
Wilcoxon W	83.000
Z	-3.630
Asymp. Sig.（2-tailed）	.000
Exact Sig. [2*（1-tailed Sig.）]	.000[a]

a. Not corrected for ties.

b. Grouping Variable：VAR00001.

4. 结果解释　表 8-2 列出了秩和检验中的编秩情况。表 8-3 为 Wilcoxon 秩和检验结果，共给出了 Mann-Whitney *U*、Wilcoxon *W*、*Z* 值，下方则给出了近似法计算出来的 *P* 值和确切概率法计算出来的 *P* 值。二者结论一致。

（二）多个样本比较

例 8-2　某地监测大气中 SO_2 浓度，按不同功能区设置采样点，结果见表 8-4。问不同功能区日均 SO_2 浓度是否相同？

表 8-4　某地 1990 年 1 月份 SO_2 日均浓度（μm/g）

对照区		工业区		商业区		居民区	
浓度（1）	秩次（2）	浓度（3）	秩次（4）	浓度（5）	秩次（6）	浓度（7）	秩次（8）
10	1	467	9	231	6	338	7
30	2	665	15	501	11	325	8
30	3	709	18	630	13.5	485	10
40	4	802	19	669	16	511	12
51	5	851	20	677	17	630	13.5
T_i	15		81		63.5		50.5
n_i	5		5		5		5

1. 建立数据库　以“group”为分组变量，1、2、3、4 分别表示四个不同功能区，以 SO_2 为检验变量建立数据库。

2. 进入分析程序　“Analyze==>Nonparametric Tests==>k Independent Samples”（图 8-5）。

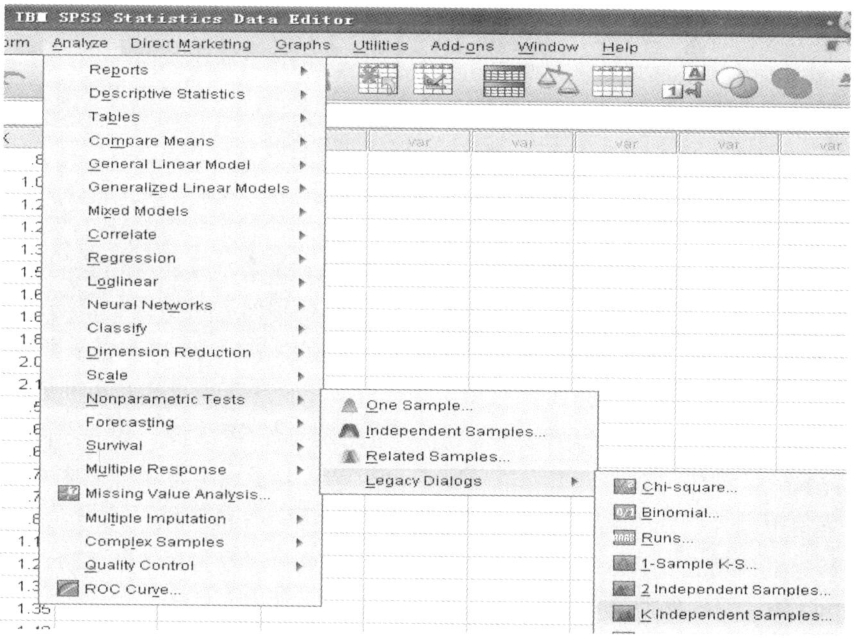

图 8-5　“Nonparametric Tests”多个样本进入过程

3. 变量设置　“Test Variable List”: 选入“SO_2”, 定义分析的变量; “Grouping Variable”: 选入“group”，定义分组变量。

单击“Define Groups”。“Group 1”：键入 1，分别定义分组变量的代码；“Group 2”：键入 4，分别定义分组变量的代码。

单击“Continue”；单击“OK”，输出如下结果（表 8-5，表 8-6）。

表 8-5　Ranks

	group	N	Mean Rank
SO_2	1.00	5	3.00
	2.00	5	16.20
	3.00	5	12.70
	4.00	5	10.10
	Total	20	

表 8-6　Test Statistics[a,b]

	SO_2
Chi-Square	13.412
df	3
Asymp. Sig.	.004

a. Kruskal Wallis Test.

b. Grouping Variable：VAR00001.

4. 结果解释 表 8-5 列出了秩和检验的编秩情况，表 8-6 显示 χ^2 值和 P 值。如需进一步进行两两比较，可以采取：①用修正检验水准法分别进行两两非参数检验；②当各组例数较多时，采用秩变换分析。

第二节 配对设计资料秩和检验

一、统计方法简介

对于配对设计的计量资料，当样本例数较小，且总体分布为非正态时，则配对 t 和 u 检验的前提条件不能满足，此时可用 Wilcoxon 符号秩检验作为 t 和 u 检验的替代方法。

分别求出正、负秩次之和，正秩和以 T_+表示，负秩和的绝对值以 T_-表示。T_+及 T_-之和等于 n（n+1）/2（即 1+2+3+…+n 之和）。此式可检验 T_+和 T_-的计算是否正确。

求出秩和后，任意取正秩和或负秩和为统计量 T，通常取绝对值较小的为 T。

当 $n \leq 50$ 时，查 T 界值表。查表时，先从左侧找到 n，用 T 值与相邻左侧一栏的界值相比，若检验统计量 T 值在上、下界值范围内，其 P 值大于表上方相应概率水平，若 T 值在上、下界值范围外，则 P 值小于相应的概率水平，可向右移一栏，再与界值相比。

随着样本例数增大，T 分布渐接近均数为 $n(n+1)/4$，方差为 $n(n+1)(2n+1)/24$ 的正态分布。若 $n>50$，超出界值表的范围，可用 u 检验。

二、SPSS 界面介绍

“Nonparametric Tests”配对设计界面见图 8-6。

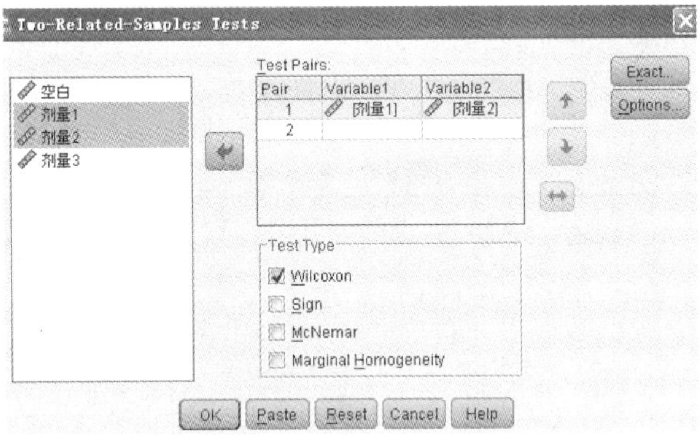

图 8-6 “Nonparametric Tests”配对设计界面

三、操 作 步 骤

例 8-3 用二乙胺化学法与气相色谱法测定车间空气中 CS_2 的含量（mg/m^3），结果见表 8-7 第（2）、（3）栏，问两法所得结果有无差别?

表 8-7　两种方法检查某车间 CS_2 结果（mg/m^3）

样品号（1）	化学法（2）	色谱法（3）	差值（4）	秩次（5）
1	50.7	60.0	−9.3	−9
2	3.3	3.3	0	—
3	28.8	30.0	−1.2	−4
4	46.2	43.2	3.0	7.5
5	1.2	2.2	−1.0	−3
6	25.5	27.5	−2.0	−5
7	2.9	4.9	−2.0	−6
8	5.4	5.0	0.4	1
9	3.8	3.2	0.6	2
10	1.0	4.0	−3.0	−7.5

1. 建立数据库　以化学、色谱命名两变量。

2. 进入分析程序　“Analyze==>Nonparametric Tests==>2 Related Samples”（图 8-7），进入其主界面。

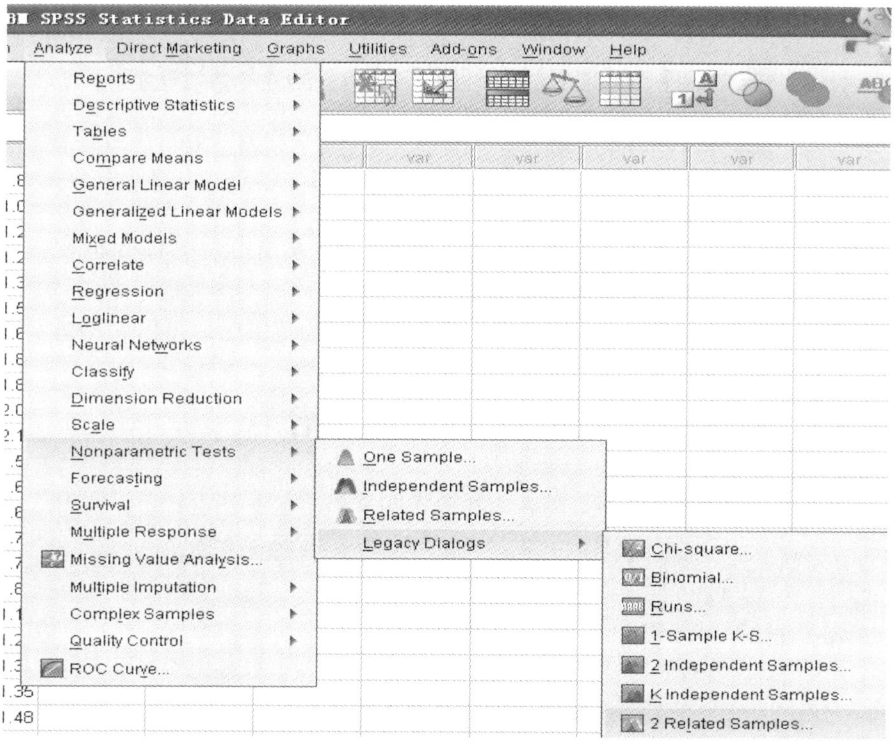

图 8-7　“Nonparametric Tests”配对设计进入过程

3. 变量设置　“Test Pairs List”：选入化学、色谱，选入分析变量。“Test Type”：选中“Wilcoxon”；单击“OK”，输出如下结果（表 8-8，表 8-9）。

表 8-8 Ranks

		N	Mean Rank	Sum of Ranks
化学–色谱	Negative Ranks	0[a]	.00	.00
	Positive Ranks	19[b]	10.00	190.00
	Ties	1[c]		
	Total	20		

a.色谱<化学.

b.色谱>化学.

c.色谱=化学.

表 8-9 Test Statistics[b]

	方法-分组
Z	-3.824[a]
Asymp. Sig.（2-tailed）	.000

a. Based on negative ranks.

b. Wilcoxon Signed Ranks Test.

4. 结果解释 表 8-8 为秩和检验中的编秩情况表，可见正秩和较高，但有无统计学意义还要根据秩和检验结果做出判定。

表 8-9 为秩和检验结果，列出了检验统计量 Z 值和概率 P 值，两组间差异有统计学意义，$P<0.05$，按 $\alpha=0.05$ 检验水准，拒绝 H_0。

第三节 随机区组设计资料秩和检验

一、统计方法简介

1. *M* 检验 随机区组设计的秩和检验常用 M 检验，其是由 M-Friedman 在符号秩和检验的基础上提出来的，因此又称 Friedman 检验。

2. *F* 检验 当处理组数 k 或区组数 b 大于 M 界值表的范围时，可用 F 检验。

二、SPSS 界面介绍

“Nonparametric Tests”随机区组设计界面见图 8-8。

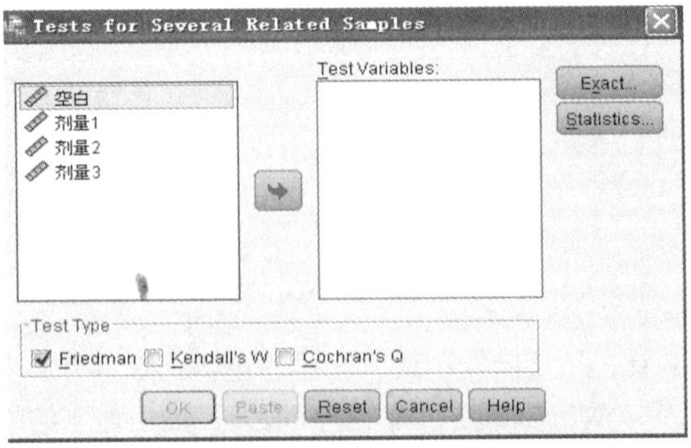

图 8-8 “Nonparametric Tests”随机区组设计界面

三、操 作 步 骤

例 8-4　观察某药不同剂量对肝功能的影响，将同种属的 28 只大白鼠按窝别、性别、体重配伍为 7 个区组，给予四种不同剂量药物，一周后测定血清中 DT 值，结果见表 8-10。问：此药不同剂量对血清中 DT 值的影响有无不同？（引自：倪宗瓒. 医学统计学. 1 版. 高等教育出版社，2003）

表 8-10　给予大白鼠某药不同剂量后血清中 DT 值

区组	对照	剂量 1	剂量 2	剂量 3
1	63	190	138	54
2	79	238	220	144
3	45	300	83	92
4	45	140	213	100
5	51	175	150	36
6	72	300	163	90
7	64	207	185	87
R_i	9	27	21	13

1. 建立数据库　以“对照”“剂量 1”“剂量 2”“剂量 3”分别表示四个相应变量，建立数据库。

2. 进入分析程序　“Analyze==>Nonparametric Tests==>k Related Samples”（表 8-9）。

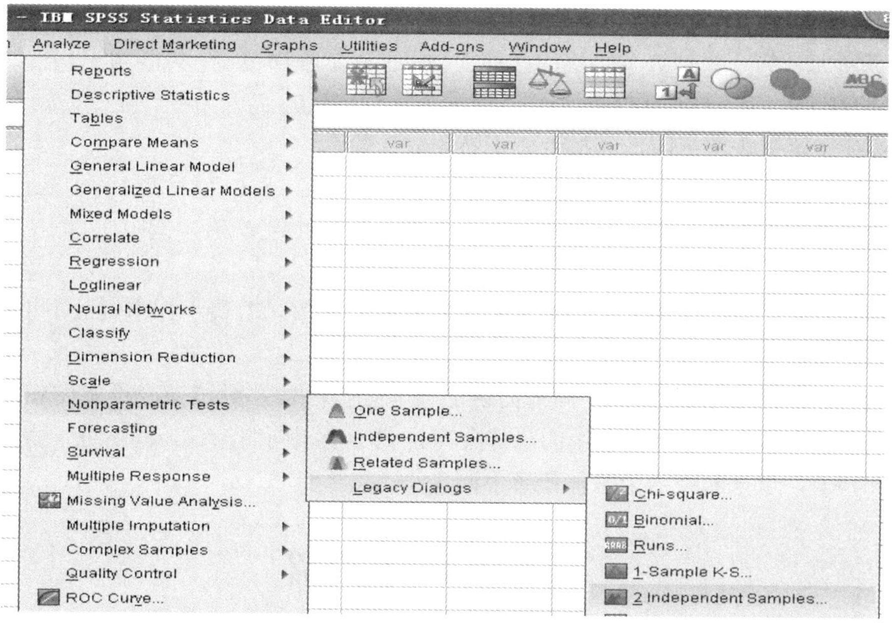

图 8-9　“Nonparametric Tests”随机区组设计进入过程

3. 变量设置　“Test Variable”：选入“对照”“剂量 1”“剂量 2”“剂量 3”，选入分析变量。

“Test Type”：选中“Friedman”；单击“OK”，输出如下结果（表 8-11，表 8-12）。

表 8-11　Ranks

	Mean Rank
空白	1.29
剂量 1	3.86
剂量 2	3.00
剂量 3	1.86

表 8-12　Test Statistics[a]

N	7
Chi-Square	16.714
df	3
Asymp. Sig.	.001

a. Friedman Test.

4. 结果解释　表 8-11 为秩和检验中的编秩情况表。表 8-12 为秩和检验结果，列出了检验统计量 Chi-Square 值和概率 P 值，两组间差异有统计学意义，$P<0.05$，按 $\alpha=0.05$ 检验水准，拒绝 H_0。

第四节　频数表（等级）资料秩和检验

一、统计方法简介

1. 两样本比较　先计算各等级的合计人数，再确定秩次范围；以各组平均秩次分别与各等级例数相乘，再求和得 T_1 与 T_2，以样本例数较小组的 T 值为统计量 T。如 n_1 超过完全随机设计 T 界值表的范围，需按近似正态用 u 检验。

相同秩次过多时，尚需计算校正值 u_c。按公式 8-1、8-2、8-3，然后查 t 界值表作出推断。

2. 多样本比较　求秩和后，按公式 8-2 计算检验统计量 H 值，式中 T_i 即 T_1、T_2、T_3，为各组秩和合计。

若组数 $k=3$，每组例数≤5，可查 H 界值表得出 P 值。若最小样本例数不小于 5，则 H 近似服从 $\upsilon=k-1$ 的 χ^2 分布。

3. 多个样本间的两两比较　同前面讲的方差分析一样，经过多个样本比较的假设检验，如果拒绝假设，只能得出各组的总体分布位置不全相同的结论，尚需进一步作两两比较的秩和检验，以推断哪两个总体分布不同。

二、SPSS 界面介绍

对于频数表资料，两个样本的秩和检验由公式可见，用 u 检验，前已讲述。多个样本的比较，可用 K Independent Samples Tests，只是其首先要调用“Weight Cases”过程。

三、操 作 步 骤

（一）两样本比较

例 8-5　20 名正常人和 32 名铅作业工人尿棕色素定性检查结果见表 8-13 第（2）、（3）栏，问铅作业工人尿棕色素是否高于正常人?

表 8-13　正常人和铅作业工人尿棕色素检查结果

结果	人数			秩次范围	平均秩次	秩和（T_i）	
（1）	正常人（2）	铅作业工人（3）	合计（4）	（5）	（6）	正常人（7）=（2）（6）	铅作业工人（8）=（3）（7）
-	18	8	26	1～26	13.5	243	108
+	2	10	12	27～38	32.5	65	325
++		7	7	39～45	42.0		294
+++		3	3	46～48	47.0		141
++++		4	4	49～52	50.5		202
	n_1=20	n_2=32	52			T_1=308	T_2=1070

1. 建立数据库　设置三个变量："结果""人群分组"与"频数"。其中"结果"以"1、2、3、4、5"表示五种结果，"人群分组"以"1、2"表示"正常人"与"铅作业工人"。

2. 指定频数格式　"Data==>Weight Cases"，打开其界面。

"Weight Cases by"单选框：选中；"Freqency Variable"：选入"频数"，定义频数变量；单击"OK"钮。

3. 进入分析界面　"Analyze==>Nonparametric Tests==>2 Independent Samples"，弹出其对话框（图 8-10，图 8-11）。

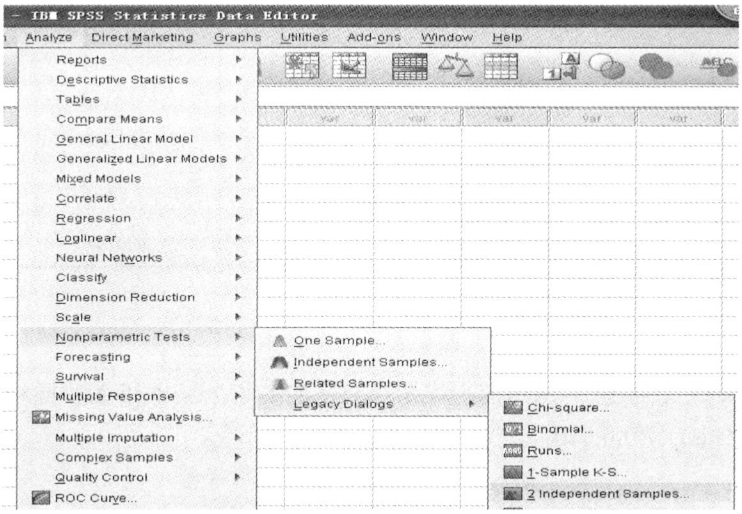

图 8-10　"Nonparametric Tests"频数表资料进入过程

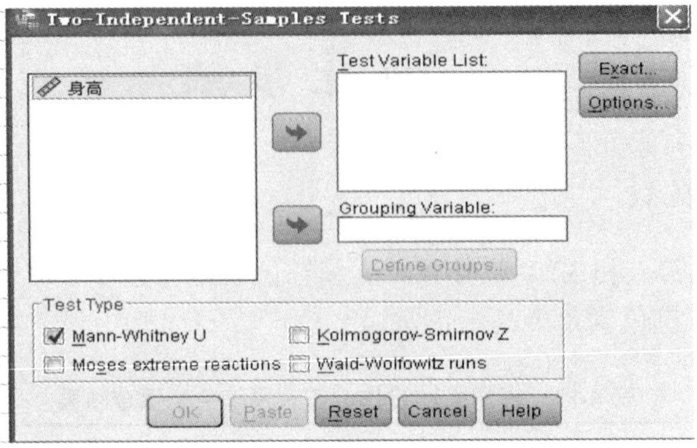

图 8-11 "Nonparametric Tests"频数表资料界面

4. 变量设置 在其上进行变量设置：

"Test Variable List"：选入"结果"，定义分析的变量；"Grouping Variable"：选入"人群分组"，定义分组变量。

单击"Define Groups"。"Group 1"：键入 1，分别定义分组变量的代码；"Group 2"：键入 2，分别定义分组变量的代码。

单击"Continue"；其他复选框可自行设置，通常默认即可；单击"OK"，输出如下结果（表 8-14，表 8-15）。

表 8-14 Ranks

	人群分组	N	Mean Rank	Sum of Ranks
频数	1.00	26	22.42	583.00
	2.00	12	13.17	158.00
	Total	38		

表 8-15 Test Statistics[b]

	频数
Mann-Whitney U	80.000
Wilcoxon W	158.000
Z	-2.564
Asymp. Sig. （2-tailed）	.010
Exact Sig. [2*（1-tailed Sig.）]	.016[a]

a. Not corrected for ties.

b. Grouping Variable：人群分组.

5. 结果解释 表 8-14 为两组的平均秩和与秩次之和；表 8-15 为检验结果，双侧概率[Asymp. Sig.（2-tailed）]为 0.010。

（二）多个样本比较

例 8-6 比较三种方法治疗小儿腹泻的疗效，观察结果见表 8-16。问三种疗法的疗效有无不同？

表 8-16　三种疗法治疗小儿腹泻效果比较

疗效 (1)	人数				秩次范围 (6)	平均秩次 (7)	秩和 (T_i)		
	方法 1 (2)	方法 2 (3)	方法 3 (4)	合计 (5)			方法 1 (8)=(2)(7)	方法 2 (9)=(3)(7)	方法 3 (10)=(4)(7)
痊愈	175	5	1	181	1～181	91	15 925.0	455.0	91.0
显效	95	55	5	155	182～336	259	24 605.0	14 245.0	1 295.0
好转	64	6	30	100	337～436	386.5	24 736.0	2 319.0	11 595.0
无效	45	35	6	86	437～522	479.5	21 577.5	16 782.5	2 877.0
合计	397	101	42	522	—	—	86 843.5	33 801.5	15 858.0

1. 建立数据库　设置三个变量："疗效""方法"与"频数"。其中"疗效"以"1、2、3、4"表示四种效果，"方法"以"1、2、3"表示三种方法。

2. 指定频数格式　"Data==>Weight Cases"打开其界面。

"Weight Cases by"单选框：选中；"Freqency Variable"：选入"频数"，定义频数变量；单击"OK"钮。

3. 进入分析界面　"Analyze==>Nonparametric Tests==>k Independent Samples"。

4. 变量设置　"Test Variable List"：选入"疗效"，定义分析的变量；"Grouping Variable"：选入"方法"，定义分组变量。

单击"Define Groups"；"Group 1"：键入 1，分别定义分组变量的代码；"Group 2"：键入 3，分别定义分组变量的代码。

单击"Continue"；单击"OK"，输出如下结果（表 8-17，表 8-18）。

表 8-17　Ranks

	方法	N	Mean Rank
疗效	1	379	326.47
	2	101	113.64
	3	42	30.80
	Total	522	

表 8-18　Test Statistics[a,b]

	疗效
Chi-Square	71.783
df	2
Asymp. Sig.	.000

a. Kruskal Wallis Test.

b. Grouping Variable：方法.

5. 结果解释　表 8-17 为三组样本数、平均秩和；表 8-18 为检验结果，双侧概率[Asymp. Sig.（2-tailed）]为 0.000。

第9章　统　计　图

第一节　内 容 简 介

统计图制作的一般原则为：根据资料性质和分析目的正确选用适当的统计图；必须有标题，概括统计图资料的时间、地点和主要内容。统计图的标题放在图的下方；多有横轴和纵轴，并分别用横标目和纵标目说明横轴和纵轴代表的指标和单位。一般将两轴的相交点即原点处设定为0。纵横轴的比例以5∶7为宜；同一统计图中若表达不同事物和对象的统计量，用不同线条和颜色，并附图例加以说明。图例可放在图的右侧。

常用统计图如下：

1. 直条图　用相同宽度的直条长短表示相互独立的统计指标值的大小。直条图按直条是横放还是竖放分卧式和立式两种。

2. 百分比条图　以矩形总长度作为100%，将其分割成不同长度的段，表示各构成的比例。百分比条图适合描述分类变量的各类别所占的构成比。

3. 圆图　圆图是以圆形总面积作为100%，将其分割成若干个扇面，表示事物内部各构成部分所占的比例。

4. 线图　用线段的升降来表示数值的变化，适合于描述某统计量随另一连续性数值变量变化而变化的趋势。

5. 直方图　直方图是以直方面积描述各组频数的多少，面积的总和相当于各组频数之和，适合表示数值变量的频数分布。

6. 统计地图　统计地图是用不同的颜色和花纹表示统计量的值在地理分布上的变化，适宜描述研究指标的地理分布。

第二节　统计图的制作

虽然EXECL的统计绘图功能非常强，但是EXCEL可以直接绘制的统计图种类有限，此时便可采用统计软件绘制。在各种统计软件中，以SPSS制作的统计图应用最为广泛。

在SPSS中，除了生存分析所用的生存曲线图被整合到“ANALYZE”菜单中外，其他的统计绘图功能均放置在“Graph”菜单中。该菜单主要有以下几部分：

（1）“Gallery”：相当于一个自学向导，对统计绘图功能做了简单介绍。

（2）“Interactive”：交互式统计图。

（3）“Map”：统计地图。

下方的其他菜单项是最为常用的普通统计图（图9-1）：

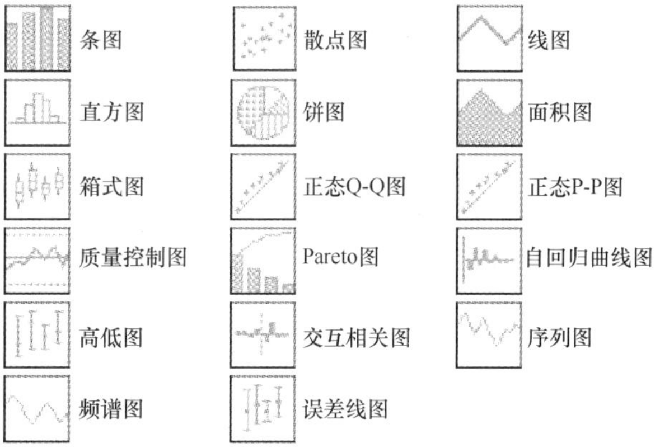

图 9-1 常用的普通统计图

一、条图的制作

（一）界面简介

选择“graphs==>bar”后，系统首先弹出一个如下的简单的导航对话框（图 9-2）：

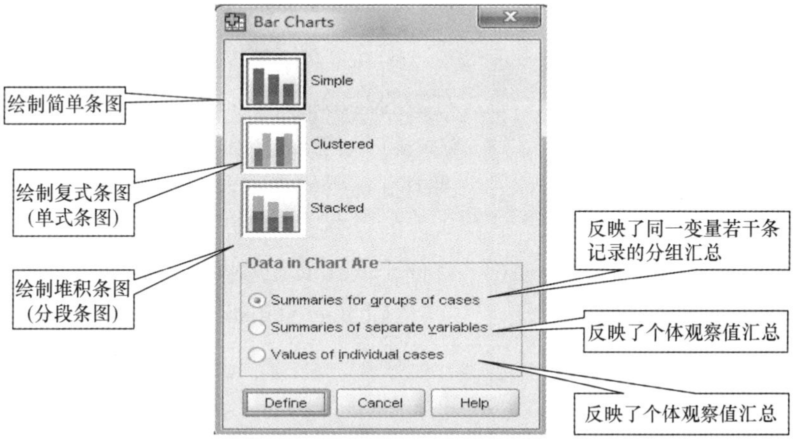

图 9-2 “Bar Charts”对话框的界面

在该对话框中，SPSS 将条图进行了大致的分类，对话框的上半部分用于选择条图类型，下半部分的“Data in Chart Are”单选框组用于定义条图中数据的表达类型。

“Data in Chart Are”中有三种情况极为简单，只指出以下两点：

（1）在“Summaries of separate variables”的对话框中，可以用“Change summary”钮更改汇总函数。

（2）在“Values of individual cases”的对话框中，下方“Category Axils”的选择并不影响做出直条的多少，只会影响 X 轴表示的内容，默认是记录号。

1. 简单条图界面 如果选择简单条图（单击），在表达类型中则应选择“Summaries for groups of cases”。选好后单击“DEFINE”钮，系统开启正式的条图定义对话框如下（图 9-3）。

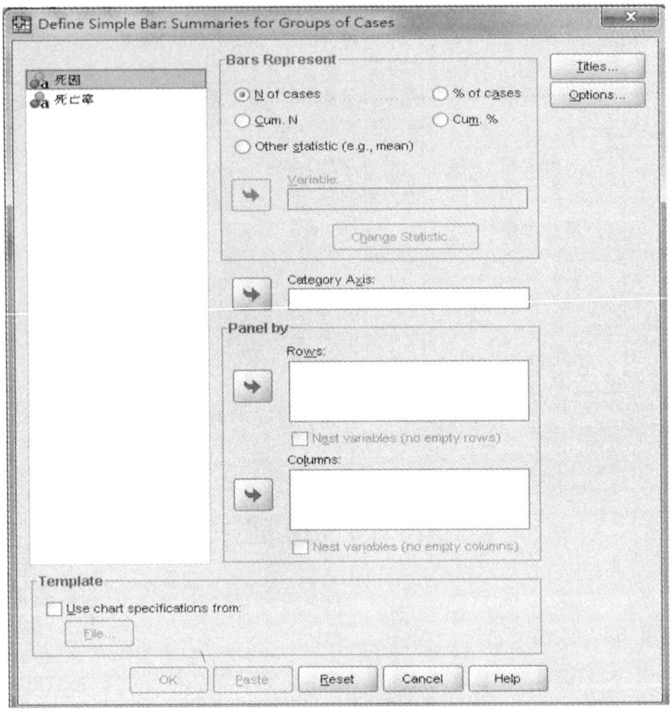

图 9-3　条图定义对话框界面

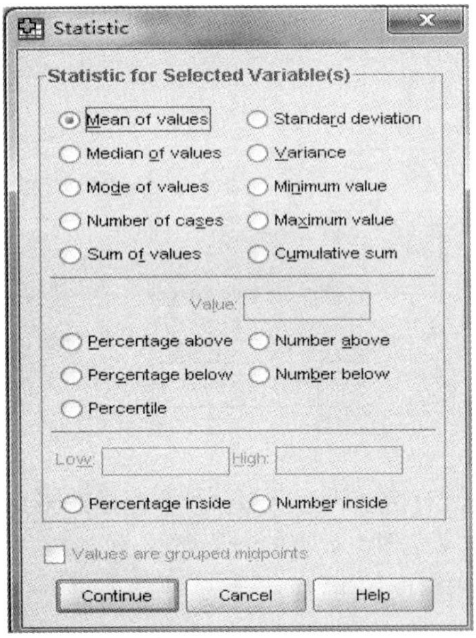

图 9-4　“Change Statistic”对话框的界面

图 9-3 对话框左侧为通用的候选变量列表框，右侧的对话框元素依次解释如下：

（1）“Bars Represent”单选框组：用于定义条图中直条所代表的含义，可以是样本例数、样本数所占的百分比、累计样本例数、累计样本数所占的百分比或其余汇总函数。

“Change Statistic”对话框中列出了更多的统计汇总函数（图 9-4），可以满足绝大多数情况的需要。具体有：

上部：均数、标准差、中位数、方差、众数、最大、最小值、样本例数、变量值之和、累计变量值。

中部：可对各记录按大小进行筛选，如上侧百分之多少，或者只选择小于某个数值的记录。具体的数值在“Value”框中输入。

下部：可按数值大小选择取值在某个范围内的记录，具体的范围在“Low”和“High”框中输入。

注意上面的一些函数是和前面重复的，如样本例数。

此外，该对话框最下侧还有一个“Values are grouped midpoints”复选框，当选中“Median of values”或“Percentile”单选框时该框变为可选，选中则表明数据为频数表格式，所输入的数值为组中值。

（2）“Category Axis”框：用于选择所需的分类变量，此处必选。本例将“subject”

选入，此时“OK”变黑。

（3）“Template”框：用于选择绘制条图的模板，一般较少用。

（4）“Titles”钮：用于输入统计图的标题和脚注，最多可以输入两行主标题，一行副标题，两行脚注。

（5）“Options”钮：弹出“Options”对话框，用于定义相关的选项。如：

1）“Confidence Interval”框：输入需要计算的均数差值可信区间范围，默认为95%。如果是和总体均数为0相比，则此处计算的就是样本所在总体均数的可信区间。

2）“Missing Values”单选框组：定义分析中对缺失值的处理方法，可以是具体分析用到的变量有缺失值才去除该记录（excludes cases analysis by analysis），或只要相关变量有缺失值，则在所有分析中均将该记录去除（excludes cases listwise）。默认为前者，以充分利用数据。

2. 复式条图与分段条图的界面　复式条图与分段条图的界面只是在前面的简单界面上增加了一些元素。

单击“Define”后系统开启的条图定义对话框，和如上界面相比，只是在“Category Axis”框附近不同（图9-5）：

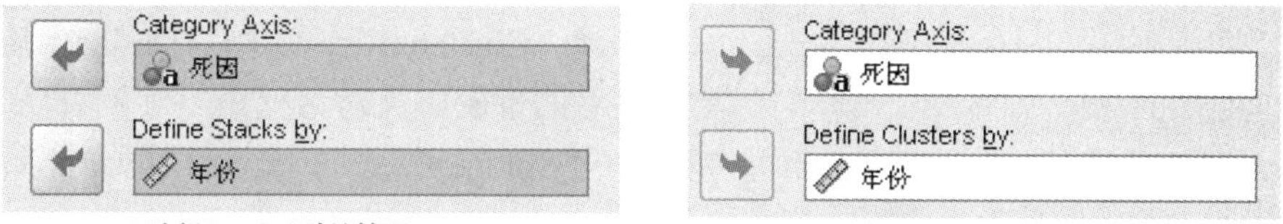

A.选择“stacks”时的情况　　B.选择“clusters”时的情况

图9-5　条图定义对话框

显然，当需要做分段条图时，将所需的分类变量选入“Stacks”框中即可。

（二）操作步骤

例9-1　将表9-1中的数据绘制成条图。

先建立数据库，设置两个变量：“死因”与“死亡率”，并输入上表数据。

选择“Graphs==>bar”后，系统弹出导航对话框：单击“简单条图”，在表达类型中则应选择“Summaries for groups of cases”。

表9-1　某地区1952年三种疾病死亡率（1/10万）比较

死因	死亡率
肺结核	163.2
心脏病	72.5
恶性肿瘤	52.5

单击“Define”钮，系统开启条图定义对话框：将“死亡率”送入“Variable”框；将“死因”送入“Category Axis”框。

选择“Other statistic”，点击“Change statistic”系统开启对话框：可选择相关统计指标。

单击“Continue”后系统回到上一个对话框。

最后单击“OK”，系统绘出统计图如下（图9-6）：

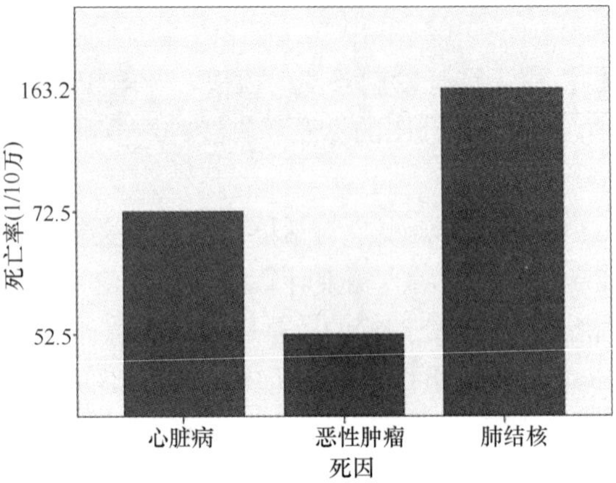

图 9-6 简单条图绘制结果

例 9-2 将表 9-2 中的数据绘制成条图。

在录入数据库时定义三个变量分别为“死因”“死亡率”“年份”。由于要按变量死亡率的不同年份绘图，因此在导航对话框中就不能选“Simple”，而应根据目的选择“Clustered”，单击“Define”后系统开启的条图定义对话框。

表 9-2 某地区 1952 年与 1972 年三种疾病死亡率（1/10 万）比较

死因	1952 年	1972 年
肺结核	163.2	27.4
心脏病	72.5	82.5
恶性肿瘤	52.5	183.5

“Graphs==>bar ”；“Clustered”：选中；“Summarizes for groups of variables”单选框：选中。

单击“Define”；“Bars represent”框：选入死亡率。

“Other summary function”单选框：选中；“Variable”框：选入死亡率。

“Change summary”钮：单击；“Sum of values”单选框：单击；单击“Continue”钮；“Category Axis”框：选入死因；“Define stacks by”框：选入年份。

单击“OK”，绘出的条图如下所示（图 9-7）：

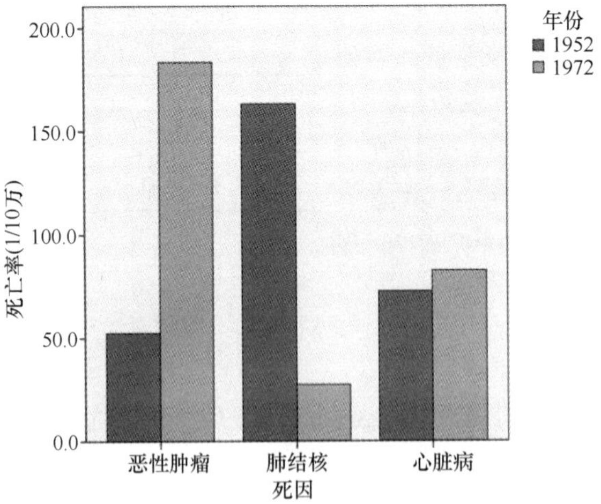

某地区1952年与1972年三种疾病死亡率(1/10万)比较

图 9-7 复式条图绘制结果

在“Values of individual cases”的对话框中情况有些不同，原先“Bars represent”框只

能选入一个变量，做复式条图和分段条图时该框中可以选入多个变量，其他的内容不变。

二、圆图的制作

圆图的制作过程与条图类似，只是选择的图形种类不同，所以下面的操作步骤中与条图相同的对话框不再作重复解释。

例 9-3 将表 9-3 资料绘制成合适的统计图。

数据库变量分别命名为外伤类型、构成比，并录入数据。

选择“Graphs==>pie”后，系统首先弹出一个如下简单的导航对话框（图 9-8）：

表 9-3 1972 年某市机械工业生产外伤分类构成

外伤类型	病例数	构成比（%）
创伤	381	40.57
挫伤	305	32.48
眼外伤	118	12.57
烧伤	92	9.80
其他	43	4.58
合计	939	100.00

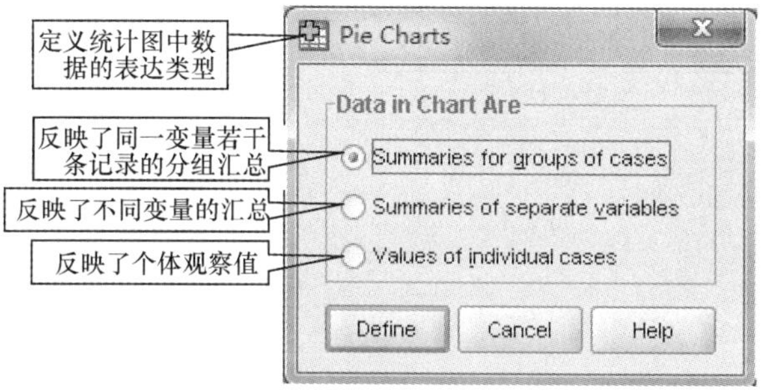

图 9-8 “Pie Charts”对话框的界面

三种数据表达类型前面已有解释，此处不作重复。本例中表达类型应选择“Summaries for groups of cases”。选好后单击“Define”钮，系统开启正式的条图定义对话框如下（图 9-9）：

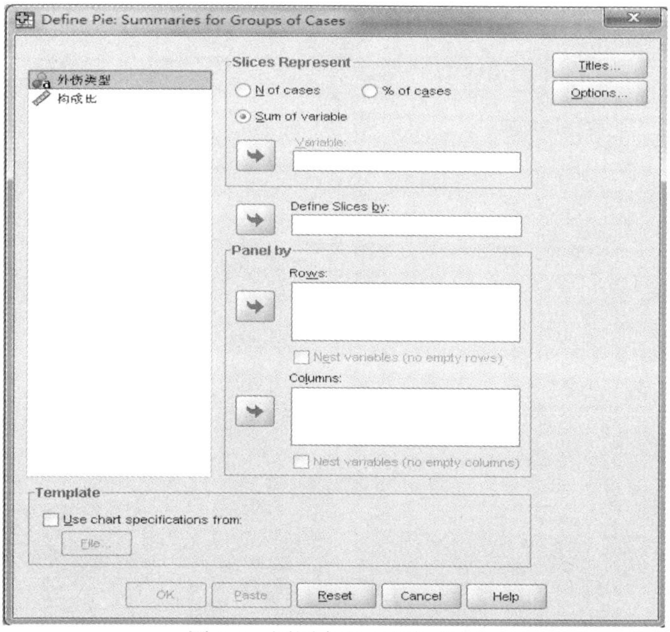

图 9-9 圆图定义对话框界面

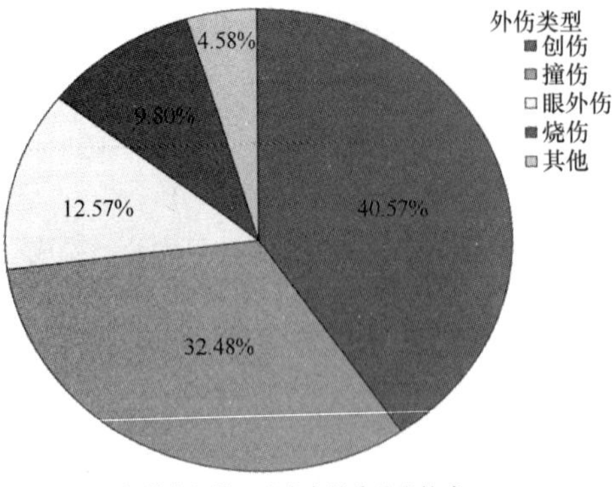

图 9-10 圆图绘制结果

在“Slices Represent”框中选择“Sum of variable”；将构成比放入“Variable”框，外伤类型放入“Define slices by”框，单击“Titles”弹出图题命名框，输入标题；单击“OK”，输出如下（图 9-10）：

上例若制作面积图则选择“Graphs==>area”，操作步骤同圆图，不再详述。

三、线图的制作

条图是用直条的高低表示多少，而线图是用点的高低来表示，然后又用直线将各点连接而成。下面以例 9-2 来说明线图的绘制过程。

例 9-4 将表 9-4 中的数据绘制成线图。数据库变量命名为“年份”“婴儿死亡率”。

选择“Graphs==>line”后，系统首先弹出一个如下简单的导航对话框（图 9-11）：

表 9-4 某地 1949 年至 1958 年婴儿死亡率（‰）

年份	婴儿死亡率
1949	120.1
1950	97.8
1951	80.6
1952	62.2
1953	57.9
1954	42.3
1955	38.9
1956	36.5
1957	35.3
1958	31.0

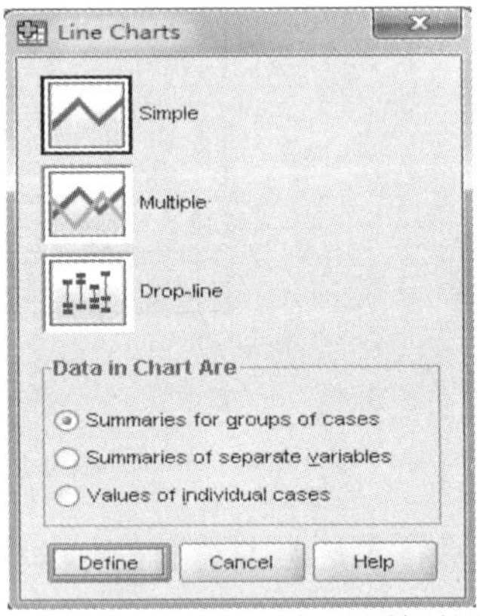

图 9-11 “Line Charts”对话框的界面

选择“Simple”，点击“Define”进入以下界面（图 9-12）：

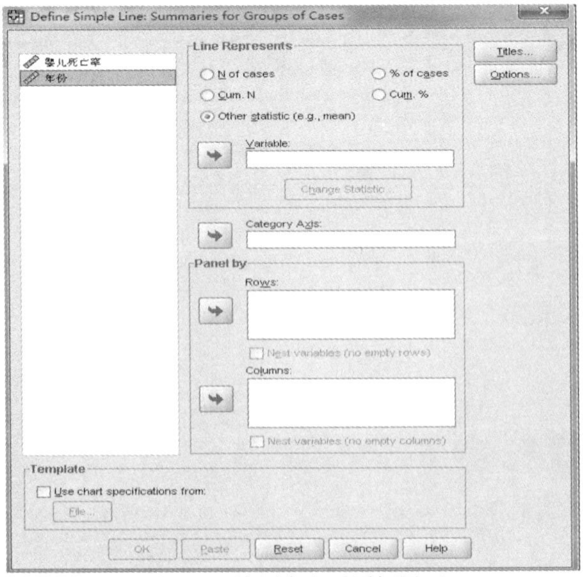

图 9-12 线图定义对话框界面

选择“Other Statistic”，将“婴儿死亡率”放入“Variable”框，“年份”放入“Category Axis”框，选择“Titles”对图题进行命名，点击“OK”，即绘出如下线图（图 9-13）：

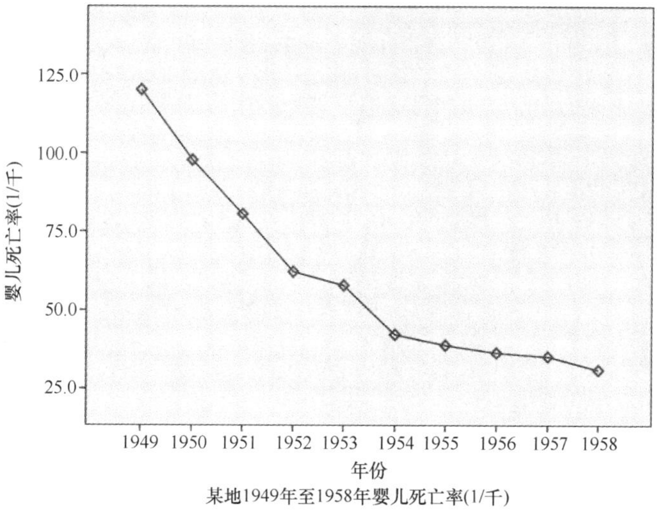

图 9-13 线图绘制结果

四、散点图的制作

散点图是各种统计图中比较简单的一种，共分为 simple、matrix（以矩阵的形式显示多个变量间两两的散点图）、overlay（将多个变量间两两的散点图同时做在一张图上）和 3D（将 X、Y、Z 三个变量间的相关散点图做在一个立体空间中）四种。

例 9-5 某地大学二年级 10 名 20 岁的男学生身高（cm）与前臂长（cm）的资料如表 9-5，绘制散点图。

数据库命名为“身高和前臂长”。

选择“Graphs==>scatter/dot”后，系统首先弹出一个如下简单的导航对话框（图 9-14）：

表 9-5 20 岁的男学生身高与前臂长的资料（cm）

序号	身高 X	前臂长 Y
1	175	47
2	173	45
3	168	46
4	169	47
	79	48
6	188	0
7	178	47
8	183	46
9	180	49
10	165	43
合计	1758	468

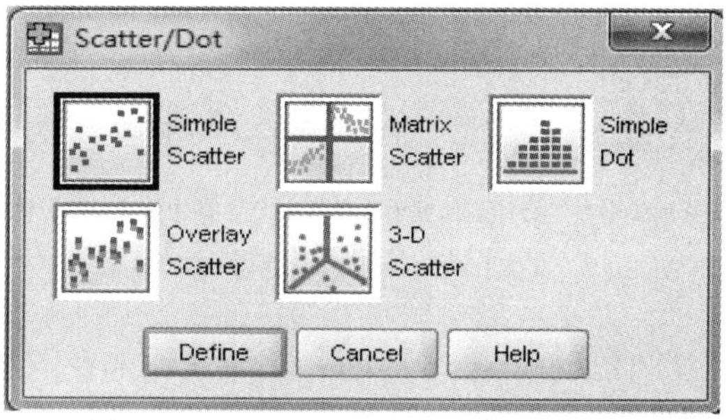

图 9-14 “Scatter / Dot”对话框的界面

选择“Simple Scatter”，点击“Define”进入如下对话框（图 9-15）：

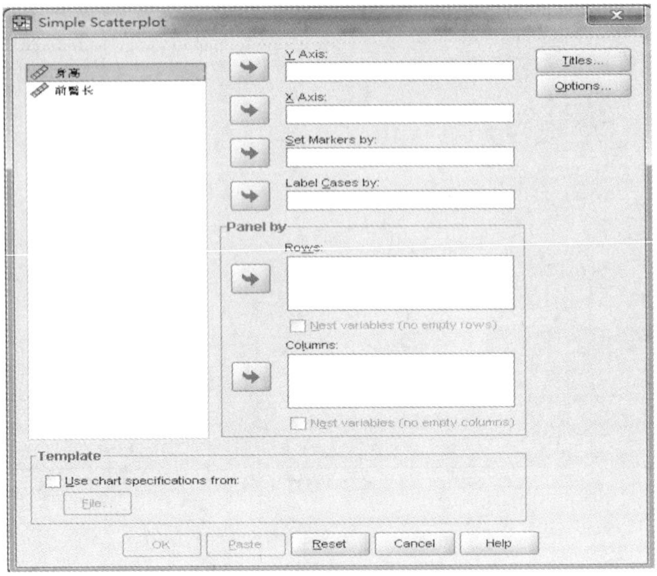

图 9-15　散点图定义对话框界面

选择身高放入 *X* 轴，前臂长放入 *Y* 轴，点击“Title”输入标题，点击“OK”，即绘出图 9-16。

图 9-15 中需要解释的比较特殊的内容有：

“Set marks by”框：选入一个标记变量，根据该变量取值的不同对同一个散点图中的各点标以不同的颜色（或形状），例如在例 9-5 中，如果再加一个班级变量来做 marks，做出的图如下（图 9-17）：

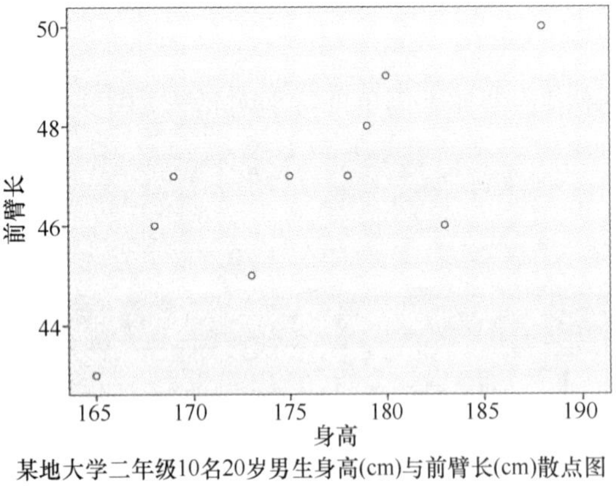

图 9-16　散点图绘制结果

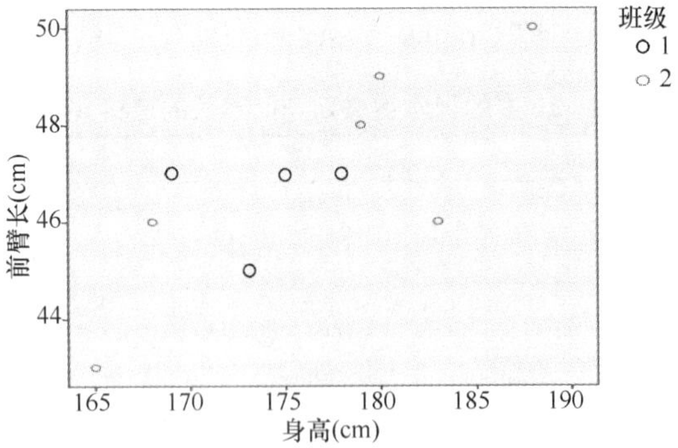

图 9-17　散点图绘制结果

“Label cases by”框：当编辑图形在图形选项中选择显示“Labels”时，图形默认显示记录号，如果在这里选择了“Label”变量，则显示该变量的取值。

做出的 3D 图形可以在编辑时进行三维旋转，从多个角度进行观察（图 9-18）：

双击“Output”中的图形进入编辑界面，点击编辑器中的“Transpose chart coordinate system”即可旋转图形。

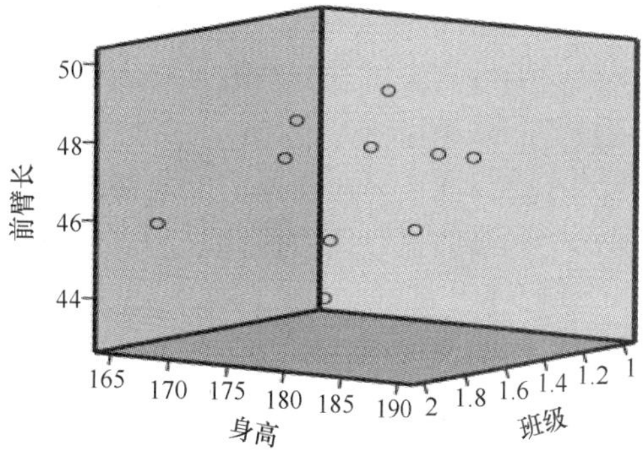

图 9-18 3D 散点图绘制结果

五、直方图的制作

直方图用于观察某个变量的分布情况，如果选择了“Display normal curve”复选框，则会同时做出一条当前变量理想状况的正态分布曲线，和该曲线相比，可以了解变量实际分布的相差程度。

六、交互式统计图

交互式统计图包括了交互式条图、线图、面积图、饼图、散点图、箱式图、误差限图和直方图。“交互式”这三个字主要体现在以下几个方面：

对话框的交互。它的对话框全部采用拖放式操作，并且每一个元素的可操作性都大大强于普通对话框，以前需要二至三层对话框才能完成的工作，现在在一层对话框中就可以完成了。

图形内容的交互。在技术上，普通统计图存储的是图形元素，因此编辑时只能就图形元素的特征，如颜色、线型等加以修改；而现在的交互式统计图完全不同，它存储的是原始数据或者绘图用的中间结果（如均数、标准差等），因此当图形绘制完毕后仍能对图形进行彻底更改。如加入新的变量、删除某一部分数据、改变所绘图形的基本类型，只要所需信息相同，可随意转换。

另外，统计地图包括区域值统计地图、渐近符号统计地图、点密度统计地图、个体值统计地图、分类计数条图统计地图、饼图统计地图和多主题统计地图。操作上和交互式统计图完全一致，注意所用的数据集应该和所选的地图相对应。

第三节 统计图的编辑

在 SPSS 中做出的统计图可以进一步编辑。统计图的编辑在图形编辑窗口进行。双击浏览器中的统计图就可以打开图片编辑窗口。

一、基 本 操 作

所有命令都可以在菜单栏上找到，包括“File”“View”“Edit”等，但该窗口的特殊命令主要集中在“Gallary”“Chart”“Format”三个菜单中，对于不同类型的统计图，这些菜单的内容会略有区别，但大部分相同。另外，菜单中还有和外面完全相同的“Analyze”“Graphs”菜单，可以直接在这里继续进行分析。

进入了图片编辑窗口，统计图就被有机的分成了若干个基本单位，如标题，图例、纵坐标、坐标刻度值等，单击可以选中这些基本单位，双击则弹出相应的设置窗口（等价于选择相应菜单命令）。

在统计图中，用得最多的是格式的设置，它们全部集中在“Format”菜单内。下面以前面用到过的直方图为例介绍一下用法。

例 9-6 将下面直方图的红色实心填充区域换为蓝色斜线填充，标题换为“正常人”，删除右侧的文字图例。

选中红色填充区，选择菜单“Format==>Fill Pattern”，弹出填充样式对话框，选中实心填充下方的斜线，单击“Apply”按钮，再单击“Close”。

确定红色填充区仍被选中，选择菜单“Format==>Color”，选择蓝色，单击“Apply”按钮，再单击“Close”。

选中标题，双击，弹出标题对话框，删除已有的“Subtitle”，在“Title”中输入“正常人”，单击“OK”。

选中文字图例，双击，将“Display Legend”复选框去掉，单击“OK”。最终的图形如下所示（图 9-19）。

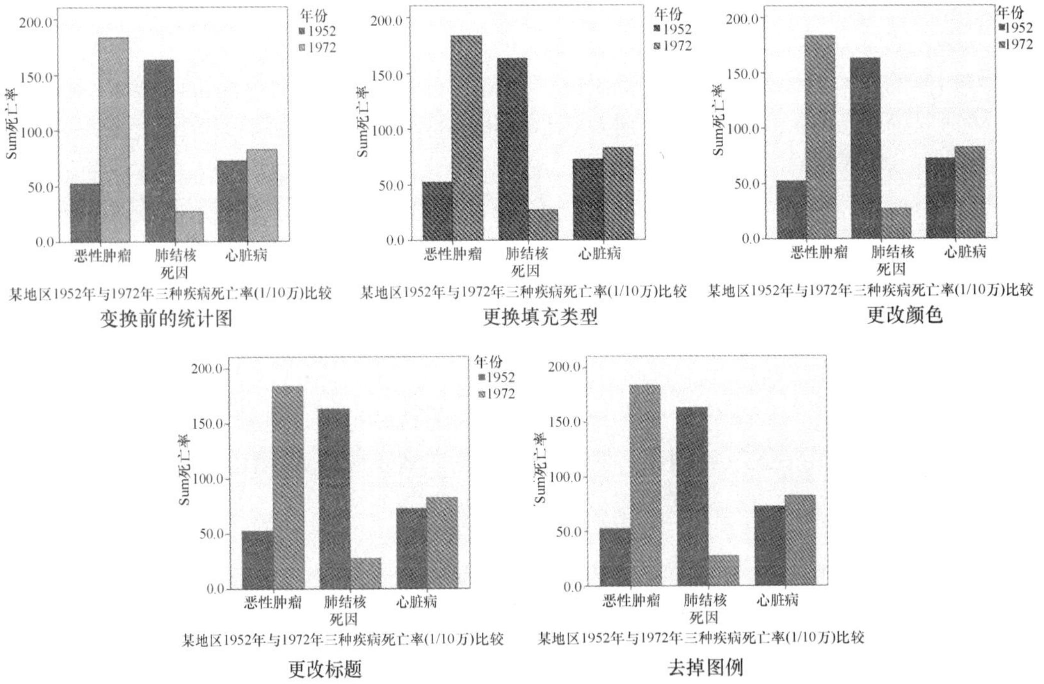

图 9-19 条图编辑结果

二、特 色 菜 单

（1）“File”菜单，单击，展示其子菜单，主要有两项：

1）“Save chart template”菜单项：将现在的图片设置格式存为模板，便于以后再作图时直接套用。

2）“Export chart”菜单项：将 SPSS 的统计图输出为常用格式的图形文件，如 BMP、JPG 等。

（2）“Gallery”菜单将统计图互相变换，如线图、饼图及面积图等（当然是按某种对应关系）。选择该菜单，可变换的统计图类型为黑色可选，选中需要的类型，确定后图形就自动转换过去了。

（3）“Chart”菜单用于修饰图形

1）“Options”菜单项：设置统计图的特色。

2）“Axis”菜单项：对两个坐标轴进行设置，如最大、最小值，刻度间距、坐标轴标题等。

3）“Reference line”菜单项：在纵坐标或横坐标方向上按所给数值的位置加上参考线。

（4）“Format”菜单设置统计图的填充方式、颜色等

1）“Apply chart template”菜单项：在已经做好的统计图中应用存储的统计图模板，和前面的“Save chart template”菜单项相对应。

2）“Interpolation”菜单项：设置数据点的连接方式，有无连线、直线、锯齿线（step）、尖端直线（jump）、平滑线（spline）。

3）“3D rotation”菜单项：对三维图形进行三维空间旋转。

第 10 章　不同设计方案资料的方差分析

在设计篇中讲到，为了分析多个因素（自变量）对一个试验效应的影响，可根据试验目的进行多种类型方案设计，按这些方案设计所获得的资料，则需要进行多因素方差分析。

第一节　交叉设计资料分析

一、统计方法简介

交叉试验设计方差分析的一个重要优点是可以在均衡试验顺序影响的基础上进行分析，或者可以把处理效应和时间先后的效应分开。现以两阶段交叉设计资料为例，说明方差分析所用公式（表 10-1）。

表 10-1　两阶段交叉设计资料方差分析所用公式

变异来源	SS	υ	MS	F
个体	$SS_{个体}=\frac{1}{2}\left(\sum T_i^2\right)-C$	$n-1$	$SS_{个体}/n-1$	$SS_{个体}/SS_{误差}$
阶段	$SS_{阶段}=\frac{1}{12}\left(T_{Ⅰ}^2+T_{Ⅱ}^2\right)-C$	1	$SS_{阶段}/1$	$SS_{阶段}/SS_{误差}$
处理	$SS_{处理}=\frac{1}{12}\left(T_A{}^2+T_B{}^2\right)-C$	1	$SS_{处理}/1$	$SS_{处理}/SS_{误差}$
误差	$SS_{误差}=SS_{总}-SS_{个体}-SS_{阶段}-SS_{处理}$	$n-2$	$SS_{误差}/n-2$	
总变异	$SS_{总}=\sum X^2-C$	$2n-1$		

二、SPSS 界面介绍

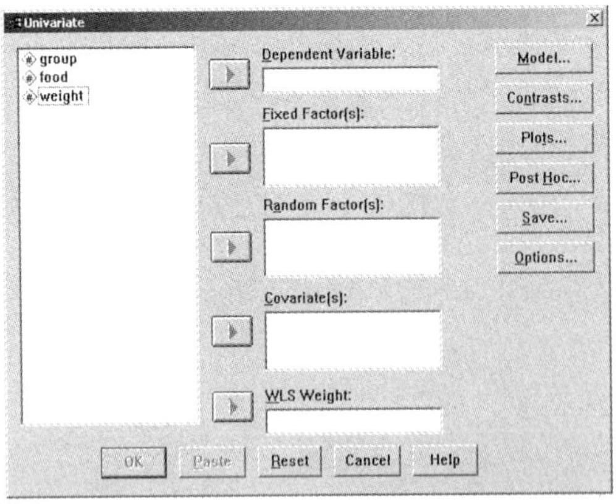

图 10-1　“Univarate”主对话框界面

交叉设计资料的分析，SPSS 中也由“Univariate”过程实现：“Analyze==>General Lineal model==>Univariate ”，弹出“Univarate”对话框界面（图 10-1），该界面在随机区组设计方差分析章节中已作详细简介。

三、操 作 步 骤

例 10-1　研究 A、B 两种治疗方案治疗高血压病人的疗效差别。有 12 名高血压病人，用随机方法让其中 6 名病人先以 A 法治疗，再以 B 法治疗；另外 6 名病人先以 B 法治疗，再以 A 法治疗。分别记录下每名病人用不同方法治疗后舒张压的下降值（mmHg），结果见表 10-2。

表 10-2 12 名病人用 A、B 两法治疗的舒张压下降值（mmHg）

阶 段	病人编号（i）												阶段合计	疗法合计
	1	2	3	4	5	6	7	8	9	10	11	12		
Ⅰ	B	B	A	B	A	A	A	A	B	B	B	A	（$T_{Ⅰ}$）	（T_A）
	23	10	33	14	24	28	31	8	8	17	26	18	240	252
Ⅱ	A	A	B	A	B	B	B	B	A	A	A	B	（$T_{Ⅱ}$）	（T_B）
	21	11	28	27	20	12	20	13	11	14	26	13	216	204
个体合计（T_i）	44	21	61	41	44	40	51	21	19	31	52	31	456	456

引自：倪宗瓒. 医学统计学. 人民卫生出版社.

为了分析 A、B 两种处理效应间的差别，可以把这 24 个数据的总平方和分解成四部分：个体间变异、阶段间变异、处理间（即 A 和 B）变异和误差变异。

（一）SPSS 操作

1. 建立数据库 根据统计分析的要求，建立四个变量包括上述信息，即“个体”“阶段”“处理”和“观察值”，分别表示表 10-2 的分析内容，并用“1，2”表示各变量的分组标志，格式如图 10-2。

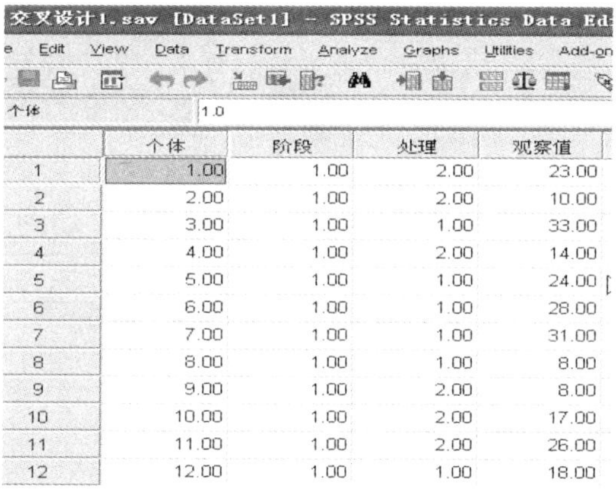

	个体	阶段	处理	观察值
1	1.00	1.00	2.00	23.00
2	2.00	1.00	2.00	10.00
3	3.00	1.00	1.00	33.00
4	4.00	1.00	2.00	14.00
5	5.00	1.00	1.00	24.00
6	6.00	1.00	1.00	28.00
7	7.00	1.00	1.00	31.00
8	8.00	1.00	1.00	8.00
9	9.00	1.00	2.00	8.00
10	10.00	1.00	2.00	17.00
11	11.00	1.00	2.00	26.00
12	12.00	1.00	1.00	18.00

图 10-2 交叉设计资料格式

2. 进入主界面 “Analyze==>General Lineal model==>Univariate”。

3. 界面变量 “Dependent Variable”框：选入“观察值”；“Fixed Factors”框：选入“个体”“阶段”“处理”；“Model”钮：单击；“Custom”单选钮：选中；“Build Term（s）”栏下，选“Main effects”；“Model”框：选入“个体”“阶段”“处理”。

4. 设置两两比较 单击“Post Hoc”钮，“Post Hoc test for”框：选入“处理”；“LSD”“S-N-K”复选框：选中；单击“Continue”，单击“OK”，输出结果（表 10-3）。

表 10-3 Tests of Between-Subjects Effects

Dependent Variable：观察值

Source	Type III Sum of Squares	df	Mean Square	F	Sig.
Model	9792.000[a]	14	699.429	33.306	.000
个体	1008.000	11	91.636	4.364	.014
阶段	24.000	1	24.000	1.143	.310
处理	96.000	1	96.000	4.571	.058
Error	210.000	10	21.000		
Total	10002.000	24			

a. R Squared = .979 （Adjusted R Squared = .950）.

（二）结果解释

表 10-3 为方差分析结果，列上依次是变异来源、离均差平方和 *SS*、自由度、均方 *MS*、*F* 值和 *P* 值。本例“个体”*P* 值均小于 0.05。

其余两表略，其中一表是用 LSD 法进行两两比较的结果：表格的左侧列出各两两比较组，依次均数差、标准误、不同亚组间的 *P* 值及可信区间。另一表是用“S-N-K”法进行两两比较的结果：表中数据为不同亚组的均数，数据成对出现时，表示两组间没有差异，不成对列出者表示有组间差异。本例疗法 1 和 2 成对列出，表示 1、2 组间没有差异，1 与 3 组、2 与 3 组没有成对列出，表示其有组间差异。

第二节　拉丁方设计资料分析

一、统计方法简介

拉丁方设计试验资料的分析，其原理及计算与前面介绍的基本相似，只是注意变异和自由度的分解。要分析三个因素，自然有三个无效假设，假定方差齐，则拉丁方设计方差分析公式见表 10-4。

表 10-4　拉丁方设计方差分析公式

变异来源	*SS*	*υ*	*MS*	*F*
总	$\sum X_{ij}^2 - C$	r^2-1		
行间	$\frac{1}{r}\sum X_i^2 - C$	$r-1$	$\frac{SS_{行}}{r-1}$	$\frac{MS_{行}}{MS_{误差}}$
列间	$\frac{1}{r}\sum X_j^2 - C$	$r-1$	$\frac{SS_{行}}{r-1}$	$\frac{MS_{列}}{MS_{误差}}$
处理间	$\frac{1}{r}\sum X_k^2 - C$	$r-1$	$\frac{SS_{行}}{r-1}$	$\frac{MS_{处理}}{MS_{误差}}$
误差	$SS_{总}-SS_{行}-SS_{列}-SS_{处}$	$(r-1)(r-2)$	$\frac{SS_{误差}}{(r-1)(r-2)}$	

表中各式，*N* 表示总样本例数，对 5×5 拉丁方，*N*=25；*r* 表示各处理因素水平数，由于拉丁方设计要求各因素水平数相等，均等于拉丁方的行数、列数或字母数，故各处理的自由度也相等，均为 $r-1$。式中 *i*、*j*、*k* 分别表示行、列、字母的顺序。

二、SPSS 界面介绍

拉丁方试验资料分析，SPSS 中也由“Univariate”过程实现。

三、操 作 步 骤

例 10-2　观察某作业工人在五个不同作业时间及穿五种不同防护服对其脉搏的影响，进行拉丁方设计试验。结果如表 10-5：

表 10-5　穿五种防护服在五个作业时间的脉搏（次/分）

试验日期	受试者					日期合计	日期均数
	甲	乙	丙	丁	戊		
1	D133.4	B98.0	A114.0	E110.8	C110.6	566.8	113.4
2	B144.4	E132.8	D113.2	C119.2	A115.2	624.8	125.0
3	C143.0	A123.0	E115.8	D118.0	B103.8	603.6	120.7
4	A129.8	D104.0	C114.8	B116.2	E100.6	565.4	113.1
5	E142.8	C120.0	B105.8	A110.6	D109.8	589.0	117.8
受试者合计	693.4	577.8	563.6	574.8	540.0	2949.6（$\sum X_{ij}$）	
受试者均数	138.4	115.6	112.7	115.0	108.0		

引自：金丕焕. 医学统计学. 上海医科大学出版社.

表 10-5 中行表示试验日期，列表示不同受试者，字母表示五种防护服。要分析三个因素，自然有三个无效假设，假定方差齐，则分析步骤如下：

（一）SPSS 操作

1. 建立数据库　根据统计分析的要求，建立四个变量来包括上述信息，即“行”“列”“字母”和“观察值”，分别表示表 10-4 的分析内容，并用“1、2、3、4、5”表示各变量的分组标志。格式略。

2. SPSS 操作　“Analyze==>General Lineal model==>Univariate”；“Dependent Variable”框：选入“观察值”；“Fixed Factors”框：选入“行”“列”“字母”；“Model”钮：单击；“Custom”单选钮：选中；“Build Term（s）”栏下，选“Main effects”；“Model”框：选入“行”“列”“字母”；单击“Continue”；单击“OK”，输出结果（表 10-6）。

表 10-6　Tests of Between-Subjects Effects

Dependent Variable：观察值

Source	Type III Sum of Squares	df	Mean Square	F	Sig.
Model	362375.659[a]	13	27875.051	260.746	.000
行	815.514	4	203.878	1.907	.174
列	2703.914	4	675.978	6.323	.006
字母	151.066	4	37.766	.353	.837
Error	1282.861	12	106.905		
Total	363658.520	25			

a. R Squared = .996 （Adjusted R Squared = .993）.

（二）结果解释

表 10-6 为方差分析结果，列上依次是变异来源、离均差平方和 *SS*、自由度、均方 *MS*、*F* 值和 *P* 值。对于本表主要阅读行、列和字母间的 *F* 值和 *P* 值。本例只有列 *P* 值小于 0.05。

第三节　析因设计资料分析

一、统计方法简介

析因设计是一种多因素的交叉分组试验，不仅可检验每个因素各水平的差异，而且可检验各因素间的交互作用。其中最简单的是 2×2 析因设计。现以 2×2 析因设计资料为例，说明其基本公式（表 10-7）。

表 10-7　析因设计资料方差分析公式

变异来源	SS	v	MS	F
总	$\sum X_{ij}^2 - C$	N−1		
处理	$\sum_{ij}\frac{(\sum X)_{ij}^2}{n} - C$	（A 的水平数×B 的水平数）−1	$\frac{SS_{行}}{r-1}$	$\frac{MS_{处理}}{MS_{误差}}$
A 因素（药）	$\sum_{i}\frac{(\sum X)_{i}^2}{n_i} - C$	A 水平数−1	$\frac{SS_{A因素}}{r-1}$	$\frac{MS_{A因素}}{MS_{误差}}$
B 因素（药）	$\sum_{i}\frac{(\sum X)_{j}^2}{n_i} - C$	B 水平数−1	$\frac{SS_{B因素}}{r-1}$	$\frac{MS_{B因素}}{MS_{误差}}$
A、B 交互作用	$SS_{处} - SS_A - SS_B$	$v_{处} - v_A - v_B$	$\frac{SS_{A\times B}}{v_{误}}$	$\frac{MS_{A\times B}}{MS_{误差}}$
误差	$SS_{总} - SS_{处}$	$v_{总} - v_{处}$	$\frac{SS_{误差}}{(r-1)(r-2)}$	

注：n_i 为每种处理中的数据个数，其他符号意义同前。

二、SPSS 界面介绍

析因设计资料分析，SPSS 中也由“Univariate”过程实现，该界面在上一章已作详细简介。

三、操 作 步 骤

例 10-3　今用 A、B 两药治疗缺铁性贫血病人，治疗后一个月时测其血中红细胞增加数（百万/mm^3）。将 12 名性别、年龄及病情基本一致的病人，按 A、B 两药的使用与否做 2×2 析因设计，交叉分成四组。实验结果见表 10-8，问 A、B 两药的治疗效果分别如何，两药同时使用的效果如何？

表 10-8　A、B 两药治疗后红细胞增加数
（百万/mm^3）

B 药	A 药	
	用	不用
用	2.1	0.9
	2.2	1.1
	2.0	1.0
不用	1.3	0.8
	1.2	0.9
	1.1	0.7

对如上资料，A 药有“用”和“不用”两个水平，B 药也有“用”和“不用”两个水平，是一个 2×2 析因设计资料。对其作方差分析：

（一）SPSS 操作

1. 建立数据库　根据统计分析的要求，我们建立了三个变量来包括上述信息，即“A 药”“B 药”和“观察值”，分别表示例 10-3 分析内容，并用“1、2”表示各变量的分组标志。格式如下（图 10-3）。

A药	B药	观察值
1.00	1.00	2.10
1.00	1.00	2.20
1.00	1.00	2.00
1.00	2.00	1.30
1.00	2.00	1.20
1.00	2.00	1.10
2.00	1.00	.90
2.00	1.00	1.10
2.00	1.00	1.00
2.00	2.00	.80
2.00	2.00	.90
2.00	2.00	.70

图 10-3　析因设计资料格式

2. SPSS 操作　“Analyze==>General Lineal model==> Univariate”；“Dependent Variable”框：选入“观察值”；“Fixed Factors”框：选入“A 药”“B 药”；“Model”钮：单击；“Custom”单选钮：选中；“Build Term（s）”栏下，选“Main effects”；“Model”框：选入“A 药”“B 药”；“Build Term（s）”栏下，选“Interaction”，同时选“A 药”“B 药”，“Model”下矩形框；单击“Continue”；单击“OK”，输出结果（表 10-9，表 10-10）。

表 10-9　Between-Subjects Factors

		N
A 药	1	6
	2	6
B 药	1	6
	2	6

表 10-10　Tests of Between-Subjects Effects

Dependent Variable：观察值

Source	Type Ⅲ Sum of Squares	df	Mean Square	F	Sig.
Model	22.470[a]	4	5.618	561.750	.000
A 药	1.687	1	1.687	168.750	.000
B 药	.908	1	.908	90.750	.000
A 药 * B 药	.368	1	.368	36.750	.000
Error	.080	8	.010		
Total	22.550	12			

a. R Squared = .996 （Adjusted R Squared = .995）.

（二）结果解释

表 10-9 为处理因素分组情况。

表 10-10 为方差分析结果，列上依次是变异来源、离均差平方和 *SS*、自由度、均方 *MS*、*F* 值和 *P* 值。阅读时，先看交互作用。本例 A 药 * B 药 *F* 值为 36.750，*P* 值均小于 0.05，然后进一步看其他处理因素是否有统计学意义。

结合资料不难看出，在不用 B 药时，A 药用与不用之差 $A_1-A_2=1.2-0.8=0.4$；而在用 B

药时，A 药用与不用之差 A_1-A_2=2.1−1.0=1.1。这就说明 B 药能加强 A 药的作用。在另一些情况下，B 药可能会减弱 A 药的作用。这种 B 药物处于不同水平时 A 药作用的差别不同，就称 A、B 两药有交互作用。本例中 A、B 两药的交互作用有统计意义，实际上就是说 A、B 两药同时用的效果更好，有协同作用。

第四节　正交试验资料分析

一、统计方法简介

正交试验设计分为两水平正交试验设计和多水平正交试验设计，现以两水平正交试验资料为例，说明其基本公式与分析步骤。

（一）无重复两水平正交试验资料

（1）计算每列各水平合计：表中倒数最后第二、三行为正交试验每列各水平的合计，其计算如对于第 2 列：

Ⅰ=0.54+0.35+0.54+1.20=2.63　　　　Ⅱ=0.28+0.17+0.11+0.10=0.66

其余各列的计算仿此。

（2）计算各因素的离均差平方和 SS_j：若以Ⅰ表示某因子取 1 水平时的数据（试验结果）之和，Ⅱ表示某因子取 2 水平时的数据之和，那么第 j 个因子作用的离均差平方和 SS_j 为

$$SS_j=\frac{(\mathrm{I}_j-\mathrm{II}_j)^2}{n}\qquad（公式 10-1）$$

式中 n 为实验次数。

（3）计算误差的离均差平方和 SS_j：对所有的两水平正交表，对应于每一列的离均差平方和的自由度都是 1。用 $L_8(2^7)$ 正交表作实验时，总自由度等于列数（7），每一列（这里共有 7 列）的自由度是 1，现在第 5 列、第 7 列都是空列，因此误差平方和是

$$SS_{误}=SS_5+SS_7$$

（4）列方差分析表，作出结果判断，见 SPSS 分析结果。

（二）有重复两水平正交试验资料分析

公式及步骤同上。

（三）三水平正交试验设计及分析

三水平正交试验设计及方差分析与两水平正交试验设计是相似的，只是具体的计算略有不同，现举例说明。

（1）分别计算各列 1、2、3 水平的合计。

（2）计算校正数 C。

（3）计算各列的离均差平方和。

$$SS_j=\frac{(\mathrm{I}_j^2+\mathrm{II}_j^2+\mathrm{III}_j^2)}{3k}-C\qquad（公式 10-2）$$

式中分母中的 3 是该因素每一水平的行数，或该列中不同水平的出现次数，j 为列序号。

（4）计算误差平方和：误差平方和的计算方法仍有两种，并可用来核对计算是否有误，一种方法是用总平方和减去 4 个主效应的平方和，另一种方法是直接计算。

用总平方和减去主效应平方和：

$$SS_{总} = \sum x^2 - C$$

$$SS_{误} = \sum x^2 - \sum_i \frac{(\sum_j x)^2}{3} \quad （公式 10-3）$$

式中 3 为重复实验次数。

（5）列方差分析表。

二、SPSS 界面介绍

正交试验资料分析，在 SPSS 中也由“Univariate”过程实现，该界面在上一章已作详细简介。

三、操 作 步 骤

（一）无重复两水平正交试验资料

例 10-4 某研究者以大白鼠进行试验，观察指标是细胞色素 P_{420}（nmol/mg），主要想了解正氟醚的作用，同时对比分别用生理盐水和戊巴比妥为诱导药物对正氟醚的毒性作用有何影响，以及不同诱导剂对不同性别大白鼠作用有何不同，正交试验设计及资料见表 10-7，请作统计分析。

根据题意，先拟定因素和水平。

因素 A：1水平（A1），生理盐水　　2 水平（A2），戊巴比妥

因素 B：1水平（B1），不用正氟醚　　2 水平（B2），用正氟醚

因素 C：1水平（C1），雄性大白鼠　　2水平（C2），雌性大白鼠

除了要分析因素 A、B、C 的主效应外，还要分析交互作用 A×B、A×C。

本例是一个两水平的试验，分析的交互作用有两个，主效应有三个，显然 $L_4(2^3)$ 正交表是不够用的，可选用 $L_8(2^7)$ 正交表。

经设计及试验，得到下列资料（表 10-11），作出分析。

表 10-11 无重复的 $L_8(2^7)$ 正交试验结果

试验号	列号							X
	1 A	2 B	3 A×B	4 C	5	6 B×C	7	
1	1	1	1	1	1	1	1	0.54
2	1	1	1	2	2	2	2	0.35
3	1	2	2	1	1	2	2	0.28

续表

试验号	列号							X
	1 A	2 B	3 A×B	4 C	5	6 B×C	7	
4	1	2	2	2	2	1	1	0.17
5	2	1	2	1	2	1	2	0.54
6	2	1	2	2	1	2	1	1.20
7	2	2	1	1	2	2	1	0.11
8	2	2	1	2	1	1	2	0.10
Ⅰ	1.34	2.63	1.10	1.47	2.12	1.35	2.02	
Ⅱ	1.95	0.66	2.19	1.82	1.17	1.94	1.27	
SS_j	0.0465	0.4851	0.1485	0.0153	0.1128	0.0435	0.0703	

引自：金丕焕. 医学统计学. 上海医科大学出版社.

A	B	C	X
1.00	1.00	1.00	.54
1.00	1.00	2.00	.35
1.00	2.00	1.00	.28
1.00	2.00	2.00	.17
2.00	1.00	1.00	.54
2.00	1.00	2.00	1.20
2.00	2.00	1.00	.11
2.00	2.00	2.00	.10

图 10-4 正交试验资料格式

1. 建立数据库 根据统计分析的要求，建立了四个变量包括上述信息，即“A”“B”“C”和“X”，分别表示例 10-4 的分析内容，并用“1、2”表示各变量的分组标志。格式如图 10-4。

2. SPSS 操作 “Analyze==>General Lineal model==>Univariate”；“Dependent Variable”框：选入“观察值”；“Fixed Factors”框：“A”“B”“C”；“Model”钮：单击；“Custom”单选钮：选中；“Build Term（s）”栏下，选“Main effects”；“Model”框：选入“A”“B”“C”；“Build Term（s）”栏下，选“All 2-way”；“Model”框：同时选入“AB”“AC”；单击“Continue”；单击“OK”，输出结果（表 10-12）。

表 10-12 Tests of Between-Subjects Effects

Dependent Variable：X

Source	Type III Sum of Squares	df	Mean Square	F	Sig.
Corrected Model	.808[a]	5	.162	2.840	.281
Intercept	1.353	1	1.353	23.774	.040
A	.047	1	.047	.817	.461
B	.485	1	.485	8.524	.100
C	.015	1	.015	.269	.656
A * B	.149	1	.149	2.609	.248
A * C	.113	1	.113	1.982	.294
Error	.114	2	.057		
Total	2.275	8			
Corrected Total	.922	7			

a. R Squared = .877 （Adjusted R Squared = .568）.

3. 结果解释 表 10-12 分别列出了主效应 A、B、C 及交互作用 A * B、A * C 的离均差平方和、自由度、均方、F 值和 P 值。

（二）有重复的两水平正交试验资料分析

例 10-5　在例 10-4 异氟醚对大白鼠细胞色素 P_{420} 作用的试验中，如果我们想增大误差自由度，以提高发觉诸因子作用的能力，或者想研究各因子间的所有交互作用就可采用重复试验的方法。假定把每组试验都重复三次（三只大白鼠），其试验结果如表 10-13。

表 10-13　有重复的 L_8（2^7）正交试验结果

试验号	列号 1 A	2 B	3 $A\times B$	4 C	5 $A\times C$	6 $B\times C$	7 $A\times B\times C$	X_1	X_2	X_3
1	1	1	1	1	1	1	1	0.54	0.57	0.32
2	1	1	1	2	2	2	2	0.35	0.76	0.54
3	1	2	2	1	1	2	2	0.28	0.19	0.17
4	1	2	2	2	2	1	1	0.17	0.24	0.16
5	2	1	2	1	2	1	2	0.54	1.08	0.82
6	2	1	2	2	1	2	1	1.20	1.19	0.94
7	2	2	1	1	2	2	1	0.11	0.16	0.10
8	2	2	1	2	1	1	2	0.10	0.18	0.09
Ⅰ	4.29	8.85	3.82	4.88	5.77	4.81	5.70			
Ⅱ	6.51	1.95	6.98	5.92	5.03	5.99	5.10			
SS_j	0.2054	1.9838	0.4161	0.0451	0.0228	0.0580	0.0150			

引自：金丕焕. 医学统计学. 上海医科大学出版社.

1. 建立数据库　根据统计分析的要求，我们建立了四个变量来包括上述信息，即“A”“B”“C”和“X”，分别表示例 10-12 的分析内容，并用“1、2”表示各变量的分组标志。格式略。

2. 进入分析界面　“Analyze==>General Lineal model==>Univariate”。

3. 选入分析变量　“Dependent Variable”框：选入“X”；“Fixed Factors”框：“A”“B”“C”；“Model”钮：单击；“Custom”单选钮：选中；“Build Term（s）”栏下，选“Main effects”；“Model”框：选入“A”“B”“C”；“Build Term（s）”栏下，选“All 2-way”；“Model”框：同时选入“A，B”“A，C”和“A，B，C”；单击“Continue”；单击“OK”，输出结果（表 10-14）。

表 10-14　Tests of Between-Subjects Effects

Dependent Variable：X

Source	Type Ⅲ Sum of Squares	df	Mean Square	F	Sig.
Corrected Model	2.746[a]	7	.392	19.117	.000
Intercept	4.860	1	4.860	236.832	.000
A	.205	1	.205	10.007	.006
B	1.984	1	1.984	96.670	.000
C	.045	1	.045	2.196	.158
A * B	.416	1	.416	20.275	.000

续表

Source	Type III Sum of Squares	df	Mean Square	F	Sig.
A * C	.023	1	.023	1.112	.307
B * C	.058	1	.058	2.827	.112
A * B * C	.015	1	.015	.731	.405
Error	.328	16	.021		
Total	7.934	24			
Corrected Total	3.074	23			

a. R Squared = .893 （Adjusted R Squared = .846）.

4. 结果解释 表 10-14 分别列出了主效应 A、B、C 及交互作用 A * B、A * C、B* C 和 A* B* C 的离均差平方和、自由度、均方、*F* 值和 *P* 值。

（三）三水平正交试验设计及分析

三水平正交试验设计及方差分析与两水平正交试验设计是相似的，只是具体的计算略有不同，现举例说明。

例 10-6 假定在胃蛋白酶生产过程中，产品质量指标是残留蛋白（mol），影响因素是水解温度（℃）、水解时间（h）、加盐酸量（%）、烘房温度（℃），每个因素都取三水平，试做正交试验设计及方差分析。

水解温度（因素 A）：$A_1 = 43℃$，$A_2 = 46℃$，$A_3 = 49℃$

水解时间（因素 B）：$B_1 = 3.5h$，$B_2 = 4.0h$，$B_3 = 4.5h$

加盐酸量（因素 C）：$C_1 = 2.0\%$，$C_2 = 2.6\%$，$C_3 = 3.2\%$

烘房温度（因素 D）：$D_1 = 55℃$，$D_2 = 60℃$，$D_3 = 65℃$

在三水平正交表中，最简单的是 $L_9(3^4)$，最多能安排 4 个因素，如果不考虑交互作用，正好每列安排一个主效应，为了能计算误差均方，研究者做了 *K* = 3 的重复试验，所用正交表及数据列于表 10-15。

表 10-15 L_9（3^4）正交试验设计及分析用表

试验号	A_1	B_2	C_3	D_4	残留蛋白			小计
1	1	1	1	1	1.5	1.3	1.4	4.2
2	1	2	2	2	0.7	0.5	0.2	1.4
3	1	3	3	3	0.4	0.5	0.3	1.2
4	2	1	2	3	0.8	0.6	0.7	2.1
5	2	2	3	1	1.1	1.2	1.0	3.3
6	2	3	1	2	0.9	0.9	0.8	2.6
7	3	1	3	2	0.7	0.7	0.8	2.2
8	3	2	1	3	0.3	0.3	0.4	1.0
9	3	3	2	1	3.2	3.0	3.1	9.3

续表

试验号	A_1	B_2	C_3	D_4	残留蛋白	小计
Ⅰ	6.8	8.5	7.8	16.18		
Ⅱ	9.0	5.7	13.8	6.2		
Ⅲ	12.5	13.1	6.7	4.3		
$\frac{(Ⅰ_j^2+Ⅱ_j^2+Ⅲ_j^2)}{3k}$	29.61	30.7056	29.9522	37.6856		
SS_j	2.0067	3.1023	2.3489	10.0833		

引自：金丕焕. 医学统计学. 上海医科大学出版社.

1. 建立数据库　根据统计分析的要求，我们建立了五个变量来包括上述信息，即“A”“B”“C”“D”和“观察值”，分别表示例 10-12 分析内容，并用“1、2、3”表示各变量的分组标志。格式略。

2. “Analyze==>General Lineal model==>Univariate”；“Dependent Variable”框：选入“观察值”；“Fixed Factors”框：“A”“B”“C”“D”；“Model”钮：单击；“Custom”单选钮：选中；“Build Term（s）”栏下，选“Main effects”；“Model”框：选入“A”“B”“C”“D”；单击“Continue”；单击“OK”，输出结果（表 10-16）。

表 10-16　Tests of Between-Subjects Effects

Dependent Variable：观察值

Source	Type III Sum of Squares	df	Mean Square	F	Sig.
Model	45.143[a]	9	5.016	366.027	.000
A	2.007	2	1.003	73.216	.000
B	3.102	2	1.551	113.189	.000
C	2.349	2	1.174	85.703	.000
D	10.082	2	5.041	367.865	.000
Error	.247	18	.014		
Total	45.390	27			

a. R Squared = .995 （Adjusted R Squared = .992）.

3. 结果解释　表 10-16 分别列出了主效应 A、B、C、D 的离均差平方和、自由度、均方、*F* 值和 *P* 值。

（四）不同水平混合因素正交试验

前面已讲到在两水平正交表上安排四水平的因素，实际工作中，所作的正交设计及试验，可能各因素的水平数不同，这就遇到不同水平混合因素的正交试验及其资料分析。

例 10-7　在啤酒生产中，要大麦不发芽，又要麦粒体内产生淀粉酶、蛋白酶，所以生产过程与加入能促进酶形成的赤霉素量（G）有关，与能抑制大麦发芽的氨水的浓度（N）和吸氨量（C）有关，与事先将大麦浸湿含水程度（W）有关。四个因素中，G、N、C 都是四水平，W 是两水平的，试做正交试验设计及方差分析。

本例根据因素及水平数可选用 $L_{16}(4^3\times2^6)$ 正交表做试验，即依据在两水平正交表上安排四水平的因素的正交表改制规则，将 $L_{16}(2^{15})$ 正交表改制为 $L_{16}(4^3 \times 2^6)$，安排试验因素（表 10-17）。

表 10-17 啤酒生产中无芽酶试验结果

试验号	列号									糖化时间（h）
	1（G）	2（N）	3（C）	4	5	6	7	8（W）	9	
1	1	1	1	1	1	1	1	1	1	11
2	1	2	2	1	1	2	2	2	2	11
3	1	3	3	2	2	1	1	2	2	11
4	1	4	4	2	2	2	2	1	1	16
5	2	1	2	2	2	1	2	1	2	9
6	2	2	1	2	2	2	1	2	1	16
7	2	3	4	1	1	1	2	2	1	16
8	2	4	3	1	1	2	1	1	2	21
9	3	1	3	1	2	2	2	2	1	11
10	3	2	4	1	2	1	1	1	2	12
11	3	3	1	2	1	2	2	1	2	10
12	3	4	2	2	1	1	1	2	1	12
13	4	1	4	2	1	2	1	2	2	16
14	4	2	3	2	1	1	2	1	1	13
15	4	3	2	1	2	2	1	1	1	20
16	4	4	1	1	2	1	2	2	2	18
Ⅰ	5	3	11					24		
Ⅱ	18	8	8					23		
Ⅲ	1	13	12							
Ⅳ	23	23	16							

引自：金丕焕. 医学统计学. 上海医科大学出版社.

因为这是一个能安排三个四水平因素及六个两水平因素的混合正交表，所以在安排了 G、N、C 三个四水平因素后，可在余下的各列中任选一列安排因素 W。参照前面讲的方法，分别计算每列各水平的观察值之和，列于表的下面。为简化运算，空列可不必计算各水平观察值之和。然后按下列步骤做方差分析。为了计算简便，各观察值都减去 11。

（1）计算校正数 C

$$C = \frac{(\sum X)^2}{16} = \frac{47^2}{16} = 138.0625$$

（2）计算总离均差平方和

$$SS_{总} = \sum X^2 - C = 341 - 138.0625 = 202.9375$$

（3）计算四个主效应的离均差平方和

$$SS_j = \frac{(\text{I}_j^2 + \text{II}_j^2 + \text{III}_j^2 + \text{IV}_j^2)}{4k} - C \qquad \text{（公式 10-4）}$$

本例：

$$SS_{\text{G}} = \frac{5^2 + 18^2 + 1^2 + 23}{4 \times 1} - 138.0625 = 81.6875$$

$$SS_{\text{N}} = \frac{3^2 + 8^2 + 13^2 + 23}{4 \times 1} - 138.0625 = 54.6875$$

$$SS_{\text{C}} = \frac{11^2 + 8^2 + 12^2 + 16}{4 \times 1} - 138.0625 = 8.1875$$

$$SS_W = \frac{(\mathrm{I}_W^2 + \mathrm{II}_W^2)}{8\times1} - C = \frac{24^2+23^2}{8\times1} - 138.0625 = 0.0625$$

（4）计算误差离均差平方和

$$SS_{误} = SS_{总} - SS_G - SS_N - SS_C - SS_W$$
$$= 202.9375 - 81.6875 - 54.6875 - 8.1875 - 0.0625 = 58.3125$$

（5）列方差分析表 见表 10-18。

表 10-18　无芽酶试验方差分析表

变异来源	SS	v	MS	F
G	81.6875	3	27.2292	2.33
N	54.6875	3	18.2292	
C	8.1875	3	2.7292	1.56
W	0.0625	1	0.0625	
误差	58.3125	5	11.6625	
总	202.9375	15		

查 F 值表，$F_{0.05(3,5)} = 5.41, F < F_{0.05(3,5)}$，故从现有数据还不能认为上述因素对糖化时间有影响。

SPSS 操作同上，需注意的是：①建立数据库。根据统计分析的要求，我们建立了五个变量来包括上述信息，即赤霉素量（G）、氨水的浓度（N）、吸氨量（C）和含水程度（W）及“观察值”，并用“1、2、3、4”分别表示各变量的分组标志。②本例只分析主效应，故“Model”钮下选中“Custom”单选钮。“Build Term（s）”栏下，选“Main effects”；“Model”框选入四个影响因素。

第五节　重复测量试验资料分析

一、统计方法简介

将观察对象随机等分成 g 个干预组，每组例数为 n，重复测量次数为 m，每个观察对象测量值合计为 M_j；g 个干预组，每组的测量值合计为 A_i。多个干预组比较的方差分析表用表 10-19 公式。设 B_j 表示第 j 个时间的测量值合计，T_{ij} 表示第 i 个干预、第 j 个时间的点测量值合计，多个时间点测量前后与交互作用的方差分析所用公式见表 10-20。

表 10-19　多个干预的重复测量设计资料方差分析公式

变异来源	自由度	SS	MS	F
组间合计（观察对象）	$gn-1$	$SS_{组间} = \frac{1}{M}(\sum M_j^2) - C$		
干预组间（A）	$g-1$	$SS_A = \frac{1}{nm}\sum A_i^2 - C$		F_A
组间误差	$g(n-1)$	$SS_{组间} - SS_A$		

表 10-20　多个时间点测量前后与交互作用的方差分析公式

变异来源	自由度	*SS*	*MS*	*F*
组内合计（重复测量）	$gn-1$	$SS_{组内}=\sum X^2-\frac{1}{M}(\sum M_j^2)$		
测量前后（B）	$m-1$	$SS_B=\frac{1}{gn}\sum B_i^2-C$		F_B
AB	$(g-1)(m-1)$	$SS_{AB}=\frac{1}{n}\sum\sum T_{ij}^2-SS_B-SS_A-C$		F_{AB}
组内误差	$g(n-1)(m-1)$	$SS_{组内}-SS_B-SS_{AB}$		

注：$m>2$，且拒绝“球对称”假设时，F_B 和 F_{AB} 的自由度必须用“球对称”系数 ε 校正。如果不做“球对称”检验，建议采用最保守的方法，直接将 F_B 的界值定为 $F_a[1,g(n-1)(m-1)]$，F_{AB} 的界值定为 $F_a[g-1,g(n-1)(m-1)]$。

二、SPSS 界面介绍

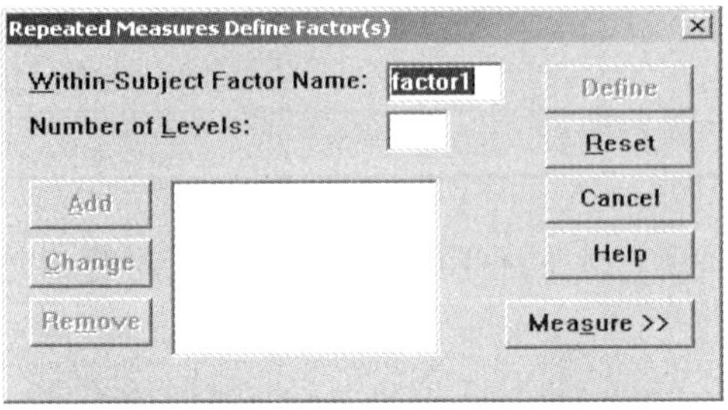

图 10-5　“Repeated measures”对话框界面

重复测量资料的方差分析在 SPSS 中由“Repeated measures”过程实现。

在菜单中选择“Analyze==>General Lineal model==>Repeated measures”，系统首先会弹出一个重复测量因子定义对话框（图 10-5）。

在该对话框中，按顺序操作：第一，定义因变量名称和重复测量次数。默认的名称为“factor1”，将其改为“trail”，下面的因素等级数填入重复测量次数（假定为 4）；单击“Add”钮，则该变量被加入。第二，设置重复测量变量及模型。单击“Define”，出现对话框如下（图 10-6）：

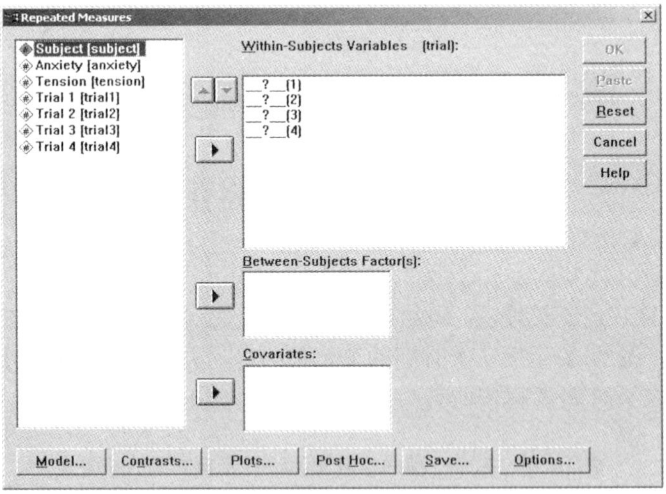

图 10-6　“Define”对话框界面

上方为组内效应框，上面定义了“trial”有四次测量，此处就给出了四个空可填入相应代表四次测量的变量，选中“trial 1～trial 4”，将其选入；中间为自变量框（between subjects factor），将剩下的三个都选入即可。最后，根据题意，不需要检验 anxity 与 tension 的交互作用对试验次数有无交互作用，所以要在“Model”中作相应设置。

三、操作步骤

例 10-8　将手术要求基本相同的 15 名患者随机分为 3 组，在手术过程中分别采用 A、B、C 三种麻醉诱导方法，在 T0（诱导前）、T1、T2、T3、T4 五个时相测量患者的收缩压，数据资料见表 10-21。试进行方差分析。

表 10-21　不同麻醉诱导时相患者的收缩压（mmHg）

诱导方法	患者序号	麻醉诱导时相				
		T0	T1	T2	T3	T4
A	1	120	108	112	120	117
A	2	118	109	115	126	123
A	3	119	112	119	124	118
A	4	121	112	119	126	120
A	5	127	121	127	133	126
B	6	121	120	118	131	137
B	7	122	121	119	129	133
B	8	128	129	126	135	142
B	9	117	115	111	123	131
B	10	118	114	116	123	133
C	11	131	119	118	135	129
C	12	129	128	121	148	132
C	13	123	123	120	143	136
C	14	123	121	116	145	126
C	15	125	124	118	142	130

引自：孙振球. 医学统计学. 人民卫生出版社.

1. 建立数据库　共需设置 6 个变量：诱导方法“Group”，A、B、C 分别用“1、2、3”表示；五个时相测量结果，用 T0、T1、T2、T3、T4 表示。

2. 进入分析界面　“Analyze==>General Lineal model==>Repeated measures”。

3. 变量设置　“Within-subject factor name”框：y 调入“factor1”；“Number of levels”框：键入 5（5 次重复）；单击“ADD”钮；单击“Define”钮；“Within-subject variables”框：选入 T0、T1、T2、T3、T4；“Between subjects factor”框：选入“Group”；单击“Modle”钮，弹出模型对话框，系统默认“全因子”模型。本例选择“全因子”模型。

主对话框中的“Post Hoc”钮、“Option”钮及其他功能钮同方差分析，根据需要选择。

单击“Continue”；单击“OK”，输出结果（表 10-22～表 10-25）。

表 10-22　Mauchly's Test of Sphericity[b]

Measure：MEASURE_1

Within Subjects Effect	Mauchly's W	Approx. Chi-Square	df	Sig.	Epsilon[a]		
					Greenhouse-Geisser	Huynh-Feldt	Lower-bound
factor1	.293	12.785	9	.178	.679	1.000	.250

Tests the null hypothesis that the error covariance matrix of the orthonormalized transformed dependent variables is proportional to an identity matrix.

a. May be used to adjust the degrees of freedom for the averaged tests of significance. Corrected tests are displayed in the Tests of Within-Subjects Effects table.

b. Design：+ group；Within Subjects Design：factor1.

表 10-23 Tests of Within-Subjects Effects

Measure：MEASURE_1

Source		Type Ⅲ Sum of Squares	df	Mean Square	F	Sig.
factor1	Sphericity Assumed	2336.453	4	584.113	106.558	.000
	Greenhouse-Geisser	2336.453	2.715	860.644	106.558	.000
	Huynh-Feldt	2336.453	4.000	584.113	106.558	.000
	Lower-bound	2336.453	1.000	2336.453	106.558	.000
factor1 * group	Sphericity Assumed	837.627	8	104.703	19.101	.000
	Greenhouse-Geisser	837.627	5.430	154.272	19.101	.000
	Huynh-Feldt	837.627	8.000	104.703	19.101	.000
	Lower-bound	837.627	2.000	418.813	19.101	.000
Error（factor1）	Sphericity Assumed	263.120	48	5.482		
	Greenhouse-Geisser	263.120	32.577	8.077		
	Huynh-Feldt	263.120	48.000	5.482		
	Lower-bound	263.120	12.000	21.927		

表 10-24 Tests of Within-Subjects Contrasts

Measure：MEASURE_1

Source	factor1	Type Ⅲ Sum of Squares	df	Mean Square	F	Sig.
factor1	Linear	1008.807	1	1008.807	127.643	.000
	Quadratic	276.576	1	276.576	41.383	.000
	Cubic	695.527	1	695.527	348.344	.000
	Order 4	355.544	1	355.544	66.540	.000
factor1 * group	Linear	141.453	2	70.727	8.949	.004
	Quadratic	87.724	2	43.862	6.563	.012
	Cubic	278.413	2	139.207	69.720	.000
	Order 4	330.036	2	165.018	30.883	.000
Error（factor1）	Linear	94.840	12	7.903		
	Quadratic	80.200	12	6.683		
	Cubic	23.960	12	1.997		
	Order 4	64.120	12	5.343		

表 10-25 Tests of Between-Subjects Effects

Measure：MEASURE_1

Transformed Variable：Average

Source	Type Ⅲ Sum of Squares	df	Mean Square	F	Sig.
	1155433.080	1	1155433.080	14649.223	.000
group	912.240	2	456.120	5.783	.017
Error	946.480	12	78.873		

4. 结果解释　表 10-22 为球性检验结果，P=0.178，说明满足协方差矩阵球对称条件，不需对结果校正；表 10-23 示不同诱导时相间（factor1）及时相和诱导方法（group）交互作用 F 检验结果，注意：表中列出三种检验结果，第一种为球形分布假设成立时的结果，即本例应采用的结果。不符合球形分布假设时，则应采用率第二行之校正结果（Greenhouse-Geisser）。第三行（Huynh-Feldt）是针对小样本资料的修正结果，最后一行为下限。

表 10-24 各次重复测量之间的变化趋势模型分析，分别为线性、二次、三次、四次模型的检验结果。

表 10-25 表示诱导方法间 F 检验结果。

第11章　多元线性回归分析

第一节　多元线性回归

一、统计方法简介

前面介绍了直线回归，其是研究一个因变量与一个自变量间的线性依存关系的统计方法，是回归分析中最简单的一种。但在实际工作中，常常遇到一个因变量与多个自变量间的相互关系问题，多元线性回归就是研究一个因变量与多个自变量之间线性依存关系的统计方法，是简单回归分析的扩展。可以对自变量的作用进行评价，也可以用于预测和判别。

（一）多元线性回归方程的概念

多元线性回归本质上就是建立多元线性回归方程。假若有如下多元线性回归模型：

$$Y = \beta_0 + \beta_1 X_1 + \cdots + \beta_m X_m + \varepsilon \qquad \text{（公式 11-1）}$$

式中 β_0 为常数项，$\beta_1, \beta_2, \cdots, \beta_m$ 称为偏回归系数。β_i 表示除 X_i 以外的其他自变量固定的情况下，X_i 变化一个单位，相应 Y 的平均变化值。$\beta_0, \beta_1, \beta_2, \cdots, \beta_m$ 一般是未知的，可根据样本资料拟合回归方程得到其估计值。ε 是去除 m 个自变量对 Y 影响后的随机误差，也称残差。

描述因变量 Y 与 m 个自变量 $X_1, X_2, \cdots, X_m$ 之间的线性关系，可以用下列多元线性回归方程。假设通过研究观察，获得如下 n 个样本的资料（表 11-1），与因变量 Y 有关的自变量有 M 个，记为 X_1，X_2，…，X_m，则可有如下方程：

$$\hat{Y} = b_0 + b_1 X_1 + b_2 X_2 + \cdots + b_m X_m \qquad \text{（公式 11-2）}$$

式中：b_0 称为截距，是总体截距 β_0 的估计值；$b_1, b_2, \cdots, b_m$ 为样本偏回归系数，简称偏回归系数，是总体偏回归系数 $\beta_1, \beta_2, \cdots, \beta_m$ 的估计值；$\hat{Y}$ 表示因变量 Y 的估计值。

公式 11-2 称为多元线性回归方程。建立方程后，将任一样本的各 X 值代入方程，即可得到该样本 Y 的估计值 $\hat{Y}$。

（二）多元线性回归方程的建立

建立多元线性回归方程就是求解方程中的偏回归系数 $b_1, b_2, \cdots, b_m$ 和计算常数项 b_0 的过程。基本思想是根据最小二乘法（method of least square）原理，求出使残差平方和（即实际观察值 Y 与估计值 $\hat{Y}$ 之差的平方和）$SS_{残差}$ 最小的 $b_1, b_2, \cdots, b_m$，即求出使 $\sum \varepsilon$ 为 $SS_{残差}$ 最小的 $b_1, b_2, \cdots, b_m$。

（三）多元线性回归方程的假设检验

多元线性回归方程的假设检验包括两部分：首先对回归方程进行假设检验；如果回归方程有统计学意义，还要对每个偏回归系数进行检验。

（四）各自变量对方程的贡献

在比较各自变量对因变量的作用大小时，由于偏回归系数受各自变量度量衡单位不同的影响，直接比较各偏回归系数的绝对值大小不能得出正确的结论，需要计算标准化偏回归系数以反映各自变量对因变量的作用大小。

二、SPSS 界面介绍

1. 主界面　在菜单中选择"Regression==>liner"，系统弹出线性回归对话框如下（图 11-1）：

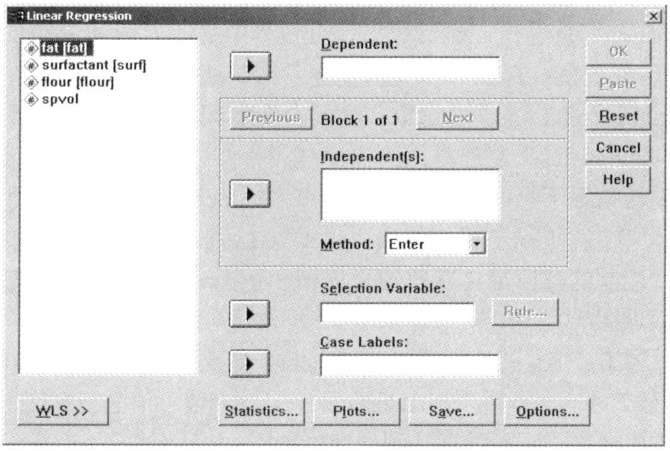

图 11-1　SPSS 线性回归主界面对话框

"Dependent"框：用于选入回归分析的因变量。

"Block"按钮组：由"Previous"和"Next"两个按钮组成，用于将下面"Independent"框中选入的自变量分组。由于多元回归分析中自变量的选入方式有前进、后退、逐步等方法，如果对不同的自变量选入的方法不同，则用该按钮组将自变量分组选入即可。

"Independent"框：用于选入回归分析的自变量。

"Method"下拉列表：用于选择对自变量的选入方法，有 Enter（强行进入法）、Stepwise（逐步法）、Remove（强制剔除法）、Backward（向后法）、Forward（向前法）五种。该选项对当前"Independent"框中的所有变量均有效。

"Selection Variable"框：选入一个筛选变量，并利用右侧的"Rules"钮建立一个选择条件，这样，只有满足该条件的记录才会进入回归分析。

"Case Labels"框：选择一个变量，其取值将作为每条记录的标签。最典型的情况是使用记录 ID 号的变量。

"WLS>>"钮可利用该按钮进行权重最小二乘法的回归分析。单击该按钮会扩展当前对话框，出现"WLS Weight"框，在该框内选入权重变量即可。

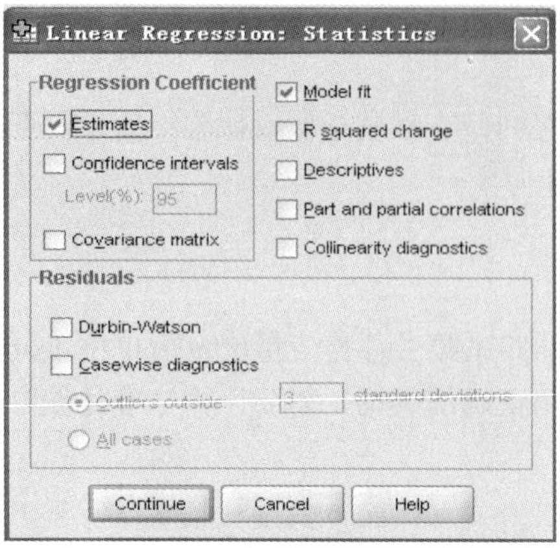

图 11-2 线性回归“Statistics”对话框

2. 统计界面 击“Statistics”钮，弹出“Statistics”对话框，用于选择所需要的描述统计量（图 11-2）。

“Regression Coefficients”复选框组：定义回归系数的输出情况，选中“Estimates”可输出回归系数 B 及其标准误、t 值和 P 值，还有标准化的回归系数 beta；选中“Confidence intervals”则输出每个回归系数的 95%可信区间；选中“Covariance matrix”则会输出各个自变量的相关矩阵和方差、协方差矩阵。以上选项默认为“Estimates”。

“Residuals”复选框组：用于选择输出残差诊断的信息，可选的有“Durbin-Watson”残差序列相关性检验、超出规定的 n 倍标准误的残差列表。

“Model fit”复选框：模型拟合过程中进入、退出的变量的列表，以及一些有关拟合优度的检验，包括 R、R^2 和调整的 R^2、标准误及方差分析表。

“R squared change”复选框：显示模型拟合过程中 R^2、F 值和 P 值的改变情况。

“Descriptives”复选框：提供一些变量描述，同时还给出一个自变量间的相关矩阵。

“Part and partial correlations”复选框：显示自变量间的相关、部分相关和偏相关系数。

“Collinearity diagnostics”复选框：给出一些用于共线性诊断的统计量。

以上各项在默认情况下只有“Estimates”和“Model fit”复选框被选中。

3. 绘制界面 单击“Plot”钮，弹出“Plot”对话框，用于选择需要绘制的回归分析诊断或预测图。可绘制的有标准化残差的直方图和正态分布图，因变量、预测值和各自变量残差间两两的散点图等。

4. 存储界面 单击“Save”钮，弹出其对话框，定义回归分析结果的存储。可以存储的有：预测值系列、残差系列、距离（distances）系列、预测值可信区间系列、波动统计量系列。下方的按钮可以选择将这些新变量存储到一个新的 SPSS 数据文件或 XML 中。

5. 选项设置界面 单击“Options”钮，设置回归分析的一些选项，见图 11-3：

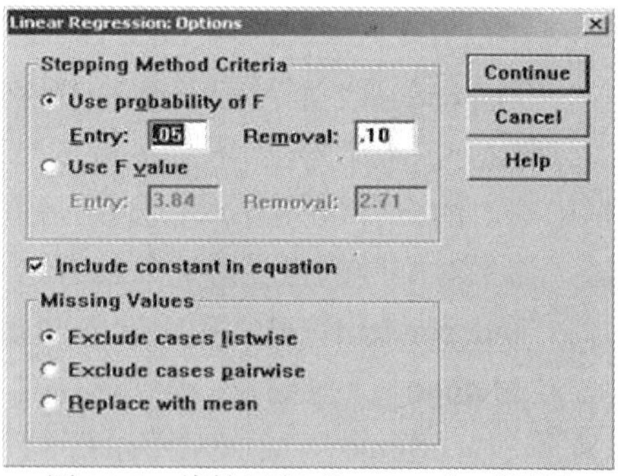

图 11-3 线性回归“Options”对话框

“Stepping Method Criteria”单选钮组：设置纳入和排除标准，可按 P 值或 F 值来设置。

“Include constant in equation”复选框：用于决定是否在模型中包括常数项，默认选中。

“Missing Values”单选钮组：用于选择对缺失值的处理方式，可以是不分析任一选入的变量有缺失值的记录（exclude cases listwise）而无论该缺失变量最终是否进入模型；不分析具体进入某变量时有缺失值的记录（exclude cases pairwise）；将缺失值用该变量的均数代替（replace with mean）。

三、操 作 步 骤

例 11-1 为研究儿童智力情况与家庭及环境的关系，某研究者调查了部分小学六年级语言测验得分（Y）与家庭社会经济综合状况（X_1）、教师语言得分（X_2）、母亲教育水平（X_3），资料见表 11-1。试建立多元线性回归方程。

表 11-1　儿童智力情况与家庭及环境的关系

受试者序号	语言测验 Y	家庭社会经济 X_1	教师语言水平 X_2	母亲教育水平 X_3
1	37.01	7.20	26.60	6.91
2	26.51	−11.71	24.40	5.17
3	36.51	12.32	25.70	7.04
4	40.70	14.28	25.70	7.10
5	37.10	6.31	25.40	6.15
6	41.80	12.70	24.90	6.86
7	33.40	−0.17	25.10	5.78
8	41.01	9.85	26.60	6.51
9	23.30	−12.86	23.51	5.62
10	34.00	4.77	24.51	5.80
11	33.10	−0.96	25.80	6.19
12	22.70	−16.04	25.20	5.62
13	39.70	10.62	25.01	6.94
14	31.80	2.60	25.01	6.33
15	31.70	−10.99	24.80	6.01
16	43.10	15.03	25.51	7.51

1. 建立数据库　如表 11-1 形式，设置四个变量：Y、X_1、X_2、X_3，格式见图 11-4 左侧。

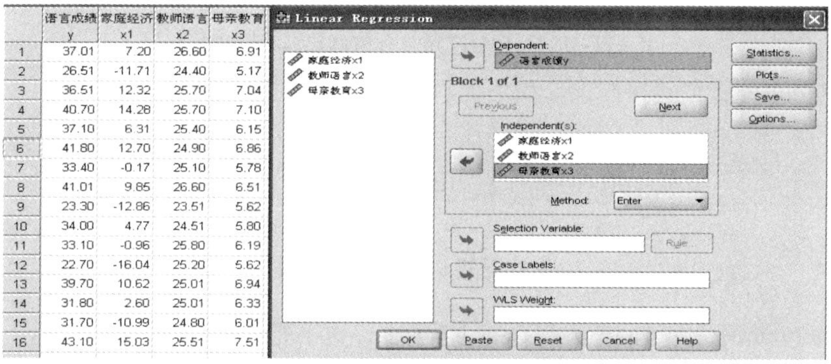

图 11-4　线性回归操作步骤界面

2. 进入分析界面　“Analyze==>Regression==>Liner”。

3. 设置变量　“Dependent”框：选入语言测验。

“Independent”框：选入家庭社会经济、教师语言水平、母亲教育水平。

“Method”列表框：选择“Enter”。单击“OK”钮，输出结果（表 11-2～表 11-4）。

表 11-2　Model Summary

Model	R	R Square	Adjusted R Square	Std. Error of the Estimate
1	.947 (a)	.898	.872	2.26053

表 11-3 ANOVA（b）

Model	Sum of Squares	df	Mean Square	F	Sig.
1 Regression	537.831	3	179.277	35.084	.000（a）
Residual	61.320	12	5.110		
Total	599.151	15			

a. Predictors：（Constant），x3，x2，x1.

b. Dependent Variable：y.

表 11-4 Coefficients（a）

Model	Unstandardized Coefficients		Standardized Coefficients	t	Sig.
	B	Std. Error	Beta		
1（Constant）	10.963	23.092		.475	.643
x1	.502	.113	.831	4.460	.001
x2	.704	.914	.087	.770	.456
x3	.712	1.812	.075	.393	.701

a. Dependent Variable：y.

4. 结果解释 表 11-2 是对模型拟合情况检验，列出了 R、R^2 和调整的 R^2。

表 11-3 为方差分析表（ANOVA），是对偏回归系数的检验，表 11-4 列出了回归模型中偏回归系数（B）、回归系数标准误、标准化偏回归系数（Beta）和回归系数检验统计量 t 值及其概率。

由表 11-4 可见，其建立了一个包括三个自变量在内的多元线性回归方程：

$$\hat{Y} = 10.963 + 0.502X_1 + 0.704X_2 + 0.712X_3$$

如上三个表的有关数据在之后相关内容的介绍中逐步引用。

第二节 多元逐步回归

一、统计方法简介

在作回归分析时，即使回归方程有统计学意义，也不能保证各自变量都有统计学意义。有的自变量可能对因变量的影响很强，有的可能很弱，有的甚至没有作用。通过对自变量的筛选，可使回归方程中只包含对因变量有影响的自变量，从而确保回归方程是所谓的“最优”方程。

多元逐步回归分析的内容及基本步骤如下：

1. 建立相关系数增广矩阵 如上我们讨论过利用各变量 X、Y 的离均差积和，建立多元线性回归模型的正规方程组来解待估参数的方法，事实上，宜用简单相关系数建立多元线性回归模型的正规方程组来解待估参数。在逐步回归分析中，首先建立由简单相关系数组成的正规方程组，以解待估参数的系数，称为相关系数增广矩阵。其形式略。

2. 选取自变量 对自变量的筛选是逐步进行的。先选取第一个因子，其次选取第二个，直到没有因子选入为止。

3. 剔除自变量 由于各自变量并非相互独立，当引入新的自变量后，可能方程中原有的某一自变量就不再有意义，因此就要对原有存在于方程中的自变量进行 F 检验，而决定是否剔除。

4. 建立最佳回归方程　重复如上自变量的“选入”与“剔除”，直到按标准 F 值，没有可选入的变量，亦没有剔除的变量为筛选结果。此时，利用最终的增广矩阵中的信息，建立回归方程，即为最佳回归方程。

逐步回归分析中自变量的筛选计算较繁锁，通常使用计算机进行处理。常用的筛选自变量的方法有以下几种：前进法、后退法、逐步回归法，具体操作相似。

二、SPSS 界面介绍

多元逐步回归界面同多元线性回归，操作步骤也与之类似，只是在“Method”框中选择“stepwise”。

三、操 作 步 骤

（一）操作

例 11-2　对例 11-1 进行多元逐步回归分析。

（1）“Analyze==>Regression==>Liner”，弹出如下界面（图 11-5）：

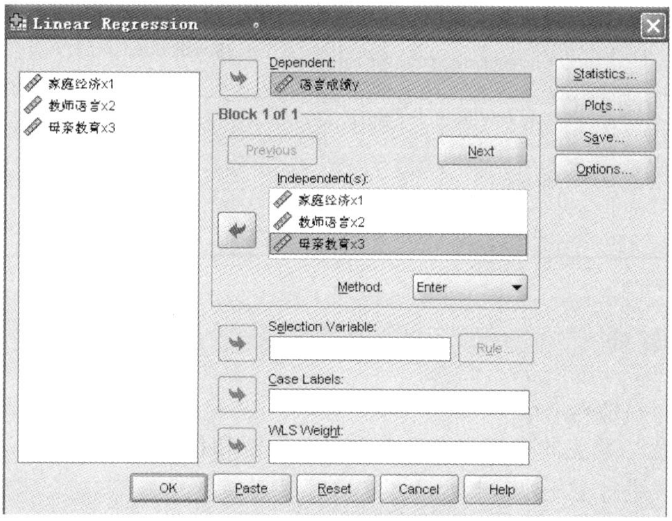

图 11-5　逐步回归变量设置界面

（2）“Dependent”框：选入“语言测验”。

（3）“Independent”框：选入“x1，x2，x3”

（4）“Method”列表框：选择“stepwise”。

（5）单击“Options”钮，在“Stepping Method Criteria”下“Entry”项选 0.05,“Removal”选 0.1。

（6）单击“OK”钮，输出结果（表 11-5～表 11-7），只有“x1”（家庭社会经济）进入方程。

表 11-5 Model Summary

Model	R	R Square	Adjusted R Square	Std. Error of the Estimate
1	.943[a]	.890	.882	2.17329

a. Predictors：（Constant），x1.

表 11-6 ANOVA[b]

Model		Sum of Squares	df	Mean Square	F	Sig.
1	Regression	533.026	1	533.026	112.853	.000[a]
	Residual	66.125	14	4.723		
	Total	599.151	15			

a. Predictors：（Constant），x1.

b. Dependent Variable：y.

表 11-7 Coefficients[a]

Model		Unstandardized Coefficients		Standardized Coefficients	t	Sig.
		B	Std. Error	Beta		
1	(Constant)	33.060	.562		58.815	.000
	x1	.570	.054	.943	10.623	.000

a. Dependent Variable：y.

（二）结果解释

多元逐步回归表格如下：

首先输出“输入/移去的变量”表，表中包含保留和移除的变量情况。本例略，因自变量太少，逐步法只进行了一步（模型 1）。

表 11-5 为模型汇总：列出了 R、R^2 和调整的 R^2。主要看 R^2 和调整的 R^2，其越大，表明模型可解释的变异占总变异的比例越大。数值最大接近 1 的就是拟合度最好的模型。

表 11-6 是所用模型的检验结果，用的方法是方差分析（anova），行依次为回归、残差、合计，列依次为平方和、自由度、均方、F 值和 P 值。本列只用了一个模型 F=112.853，P=.000，表示方程有统计学意义。

表 11-7 列出了自变量的系数，行依次为常量、各自变量，列依次为未标准化的和标准化的。后面是对偏回归系数的 t 检验（t 值与 P 值）。本例只有常量和 X_1，均有显著统计学意义。

最后一个表格，反映的是没有进入模型的各个变量的检验结果，本例略。

第三节　多元线性相关与偏相关分析

一、统计方法简介

（一）基本概念

多元线性相关是用以描述一个自变量与多个因变量间的相关性。

偏相关分析也称净相关分析，在控制其他变量的线性影响的条件下分析两变量间的线性相关性，所采用的统计量是偏相关系数（净相关系数）。控制变量个数为 1 时，偏相关系数称为一阶偏相关系数；控制变量个数为 2 时，偏相关系数称为二阶相关系数；控制变量个数为 0 时，偏相关系数称为零阶偏相关系数，也就是相关系数。

在多元相关分析中，简单相关系数可能不能够真实地反映出变量 X 和 Y 之间的相关性，因为变量之间的关系很复杂，它们可能受到不止一个变量的影响。这个时候偏相关系数是一个更好的选择。

假设我们需要计算 X 和 Y 之间的相关性，Z 代表其他所有的变量，X 和 Y 的偏相关系数可以认为是 X 和 Z 线性回归得到的残差 Rx 与 Y 和 Z 线性回归得到的残差 Ry 之间的简单相关系数，即 Pearson 相关系数。

（二）偏相关系数

1. 偏相关系数的计算　偏相关系数的计算有多种方法，如迭代法、多用相关矩阵求逆法，即首先计算出所有变量的相关性矩阵，然后求它的逆矩阵。这样可以求出任何两两变量之间的偏相关系数。

在分析变量 x_1 和 x_2 之间的净相关时，当控制了变量 x_3 的线性作用后，x_1 和 x_2 之间的一阶偏相关系数定义为

$$r_{12(3)} = \frac{r_{12} - r_{13}r_{23}}{\sqrt{1-r_{13}^2}\sqrt{1-r_{23}^2}} \qquad \text{（公式 11-3）}$$

2. 偏相关系数的假设检验　对样本来自的两个总体是否存在显著的净相关进行推断，可以有两种方法。一种是 t-test，另外一种是 fisher 转化法。t 统计量，数学定义为

$$t = \frac{r\sqrt{n-q-2}}{\sqrt{1-r^2}} \qquad \text{（公式 11-4）}$$

式中，r 为偏相关系数，n 为样本数，q 为阶数。统计量服从 $n-q-2$ 个自由度的 t 分布。

二、SPSS 界面介绍

1. 主界面　偏相关分析，在 SPSS 中由“Partial”过程实现。在菜单上选择“Analyze==》Correlate==》Partial”，系统弹出对话框（图 11-6）：

“Variables”框：用于选入需要进行偏相关分析的变量，至少需要选入两个。

“Controlling for”框：用于选择需要在偏相关分析时进行控制的协变量，如果不选入，

则进行的就是普通的相关分析。

“Test of Significance”单选框组：意义同前，用于确定是进行相关系数的单侧（one-tailed）或双侧（two-tailed）检验，一般选双侧检验。

“Display actual significince level”复选框：用于确定是否在结果中给出确切的 *P* 值，一般选中。

2. “Options”界面（图 11-7）

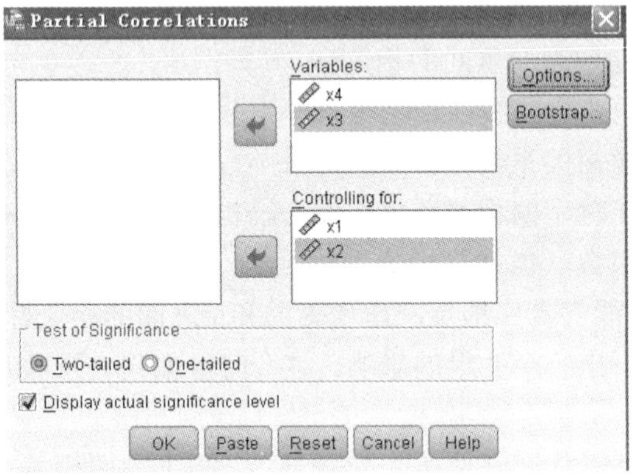

图 11-6　偏相关分析主对话框

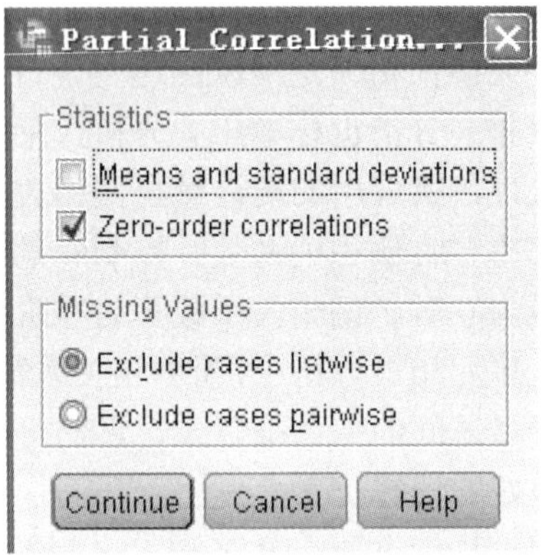

图 11-7　偏相关分析选项对话框

单击【Options】钮，弹出“Options”对话框，选择需要计算的描述统计量和统计分析。

“Statistics”复选框组，可选的描述统计量包括：“Means and standard deviations”每个变量的均数和标准差；“Zero-order correlations”给出包括协变量在内所有变量的相关方阵。

“Missing Values”单选框组：定义分析中对缺失值的处理方法，可以是具体分析用到的两个变量有缺失值才去除该记录（exclude cases pairwise），或只要该记录中进行相关分析的变量有缺失值（无论具体分析的两个变量是否缺失），则在所有分析中均将该记录去除（excludes cases listwise）。默认为前者，以充分利用数据。

主界面右侧【Bootstrap】是一种抽样填补缺失值的方法，在原始数据范围内做有放回的抽样，样本量为 *n*，原始数据中每个数据被抽到的概率相等，为 1/*n*。所得的样本为 Bootstrap 样本。抽样次数一般选择 1000。通常不用。

三、操作步骤

例 11-3　现有 20 个家庭调查资料的部分变量，见表 11-8，试对父母身高与儿子身高进行相关分析。

表 11-8　父母身高与儿子身高（cm）

编号	父亲身高	母亲身高	年锻炼次数	儿子身高
1	172	163	90	176
2	171	159	70	172
3	169	158	50	170
4	171	161	65	174
5	167	159	50	169

续表

编号	父亲身高	母亲身高	年锻炼次数	儿子身高
6	172	163	100	177
7	172	160	60	171
8	170	162	70	173
9	175	166	110	182
10	179	166	100	183
11	176	164	90	180
12	171	159	80	174
13	167	158	60	172
14	176	163	70	177
15	172	162	70	175
16	181	169	90	186
17	174	167	80	182
18	170	161	70	174
19	183	169	120	187
20	176	165	110	182

（一）建立数据库

根据统计分析的要求，用四个变量来表示上述信息，即“*X*1”表示父亲身高、“*X*2”表示母亲身高、“*X*3”表示年锻炼次数、“*X*4”表示儿子身高，格式同表 11-3。

（二）分析操作

1. 进入分析界面　“Analyze==> Correlate==》Partial”。

“Variables”框选入 *X*3、*X*4。“Controlling for”框选入 *X*1、*X*2。“Test of Significance”选双侧检验。“Display actual significince level”选中双侧。

2. “Options”界面设置　“Statistics”复选框组，选择“Zero-order correlations”；“Missing Values”单选框组，选择“Exclude cases pairwise”。

单击“Continue”；单击“OK”，输出结果（表 11-9）。

表 11-9　Correlations

Control Variables			x4	x3	x1	x2
-none-[a]	x4	Correlation	1.000	.863	.923	.963
		Significance （2-tailed）	.	.000	.000	.000
		df	0	18	18	18
	x3	Correlation	.863	1.000	.769	.798
		Significance （2-tailed）	.000	.	.000	.000
		df	18	0	18	18
	x1	Correlation	.923	.769	1.000	.896
		Significance （2-tailed）	.000	.000	.	.000
		df	18	18	0	18

续表

Control Variables			x4	x3	x1	x2
-none-[a]	x2	Correlation	.963	.798	.896	1.000
		Significance （2-tailed）	.000	.000	.000	.
		df	18	18	18	0
x1 & x2	x4	Correlation	1.000	.568		
		Significance （2-tailed）	.	.014		
		df	0	16		
	x3	Correlation	.568	1.000		
		Significance （2-tailed）	.014	.		
		df	16	0		

a. Cells contain zero-order （Pearson）correlations.

（三）结果解释

偏相关分析的结果和普通相关分析几乎完全相同，非常容易看懂。表 11-9 的上半部分为普通线性相关矩阵，下半部分为控制协变量后变量间的偏相关系数。如控制 $X1$（父亲身高）、$X2$（母亲身高）后，$X3$（年锻炼次数）和 $X4$（儿子身高）的偏相关系数为 0.568，且 $P<0.05$，表明控制父母亲身高后，儿子身高与年锻炼次数有关。

第 12 章　Logistic　回　归

医学上常遇到反应变量的结果为二分类情况，如生存与死亡、有效与无效、患病与非患病等，可以概括为阳性与阴性两种互斥的结果。Logistic 回归是用来分析阳性或阴性的发生与哪些因素有关的统计方法。

第一节　非条件 Logistic 回归

一、统计方法简介

（一）Logistic 回归模型

1. 基本概念　如果在线性回归分析中因变量为疾病概率，那么就可考虑用疾病概率 P 为因变量，以致病因素为自变量 X_i 建立回归方程。经数理研究证实，把因变量 P 转换为 ln（p/1−p）会使方程效果更好，因此，就有 Logistic 回归模型：

$$\log\left(\frac{P}{1-P}\right)=\operatorname{logit}(P)=\beta_0+\beta_1X_1+\beta_2X_2+\cdots+\beta_mX_m \qquad \text{（公式 12-1）}$$

式中 β_0 是常数项，β_1，β_2，…，β_m 称为 Logistic 回归模型的回归系数。因变量阳性概率与阴性概率之比 $P/(1-P)$（比数比）的自然对数，称 logit 变换。

X_1，X_2，⋯，X_m 为一组自变量，Y 为二分类因变量，其观察结果为阳性或阴性。当出现阳性结果时，$Y=1$；当出现阴性结果时，$Y=0$。用 P 表示出现阳性结果的概率，则 $1-P$ 表示出现阴性结果的概率。由公式 12-1 可知：

$$P=\frac{\exp(\beta_0+\beta_1X_1+\beta_2X_2+\cdots+\beta_mX_m)}{1+\exp(\beta_0+\beta_1X_1+\beta_2X_2+\cdots+\beta_mX_m)}=\frac{\exp(\beta_0+\sum\beta_iX_i)}{1+\exp(\beta_0+\sum\beta_iX_i)} \qquad \text{（公式 12-2）}$$

上式即为 Logistic 回归模型的基本公式，式中 P 表示发生某病的概率，自变量 X_1，X_2，⋯，X_m 表示 m 个危险因素，常数项 β_0 表示在无危险因素时的发病概率与不发病概率之比的自然对数；β_j 表示自变量 X_j 变化一个单位所引起 $\operatorname{logit}(P)$ 的改变量。

β_j 的流行病学意义是在其他自变量固定不变的情况下，自变量 X_j 的暴露水平每改变一个观测单位时所引起比数比的自然对数改变量，即所引起比数比的改变量为改变前的 e^{β_j} 倍（$OR_j=e^{\beta_j}$）。当变量 X_j 的回归系数 $\beta_j>0$ 时，X_j 增加 1 个单位后与增加前相比，$OR_j>1$，表明与 X_j 相应的因素为危险因素；$\beta_j<0$ 时，X_j 增加 1 个单位后与增加前相比，$OR_j<1$，表明与 X_j 相应的因素为保护因素。

2. 模型的建立　通常用最大似然法，根据一组实际观察资料估计 Logistic 回归模型的参数。其基本思想是先建立一个样本的似然函数 L，下面用最简单的四格表资料形式说明

似然函数 L 的建立（表 12-1，表 12-2）。

表 12-1 中，如以 P_1 表示暴露者的发病率，以 P_0 表示非暴露者的发病率，即可用下列形式来表达四格表资料：

表 12-1　四格表资料一般形式

	暴露 X=1	非暴露 X=0	合计
发病	a	b	
不发病	c	d	

表 12-2　四格表资料率的形式

	暴露 X=1	非暴露 X=0	合计
发病	P_1	P_0	
不发病	$1-P_1$	$1-P_0$	

由于四格表的四个实际数常用 a、b、c、d 表示，所以似然函数为

$$L = p_1^a (1-p_1)^c \, p_0^b (1-p_0)^d \qquad （公式 12-3）$$

由上式推而广之，对于多变量资料，则有下列似然函数：

$$L = \prod_{i=1}^{n} P_i^{y_i} \cdot (1-P_i)^{1-y_i} \qquad （公式 12-4）$$

P_i 表示第 i 例观察对象阳性结果发生的概率。实际出现阳性结果时，$y_i=1$，否则 $y_i=0$；设法求出使 L 值最大的参数取值，即为参数的最大似然估计值。为了简化计算，通常取似然函数的对数形式：

$$\ln L = \sum_{i=1}^{n} [y_i \ln P_i + (1-y_i)\ln(1-P_i)] \qquad （公式 12-5）$$

3. 假设检验　包括对回归模型的假设检验和各自变量的假设检验。计算过程复杂，只能依靠计算机完成。

4. 各自变量的贡献　同多元线性回归一样，在比较各暴露因素对因变量相对影响的大小时，由于各自变量的单位不同，不能用 Logistic 回归系数的大小直接作比较，需用标准化 Logistic 回归系数来作比较，以消除自变量量纲不同的影响。

（二）自变量的筛选

和多元线性回归分析一样，在 Logistic 回归分析中也需对自变量进行筛选，对自变量的筛选方法主要有：前进法、后退法和逐步法。筛选时对变量所作的检验不再是 F 检验，而是通过似然比检验（或计分检验、Wald 检验）将回归效果显著的自变量选入模型，只保留对回归方程有统计学意义的自变量，使回归方程保持“精练”。通常“最佳”模型不是一次计算就可以确定的，往往要对变量不断调整，才能最终确定。

二、SPSS 界面介绍

在菜单上选择“Analyze==>Regression==>Binary Logistic...”，系统弹出“Logistic”回归对话框如下（图 12-1）。

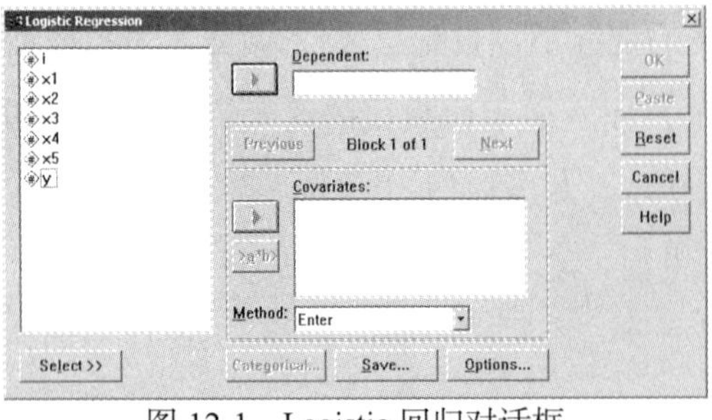

图 12-1　Logistic 回归对话框

1. 主界面　左侧是候选变量框，右上角是因变量框，选入二分类的因变量，下方的“Covariates”框是用于选入自变量的；两框中间的是“Block”系列按钮，中下部的“>a*b>”框是用于选入交互作用的，和其他的对话

框不太相同；下方的“Method”列表框用于选择变量进入方法，有进入法、前进法和后退法三大类，三类之下又有细分。如上按钮和前面讲的类似。

2．“Select>>”钮　用于限定一个筛选条件，只有满足该条件的记录才会被纳入分析，单击后对话框会展开可填入相应的条件。

3．“Categorical”钮　如果自变量是多分类的（如血型等），必须要用哑变量的方式分析，那么就要用该按钮将该变量指定为分类变量，如果有必要，可用里面的选择按钮进行详细的定义，如以哪个取值作为基础水平，各水平间比较的方法是什么等。当然，不改也可以，默认的是以最大取值为基础水平，用“Deviance”做比较（图 12-2）。

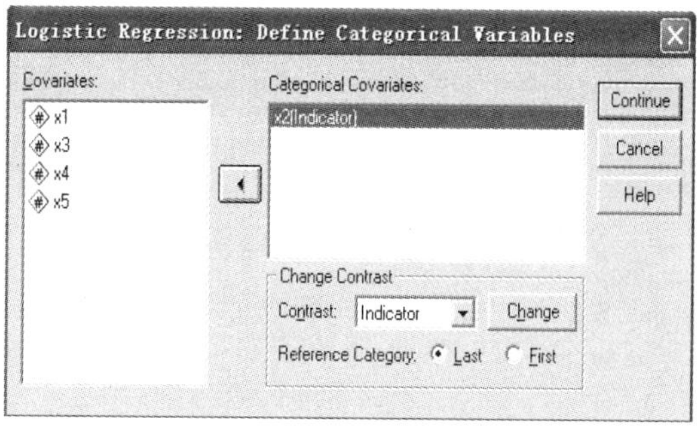

图 12-2　Logistic 回归“Categorical”钮对话框

4．“Save”钮　将中间结果存储起来供以后分析，共有预测值、影响强度因子和残差三大类。

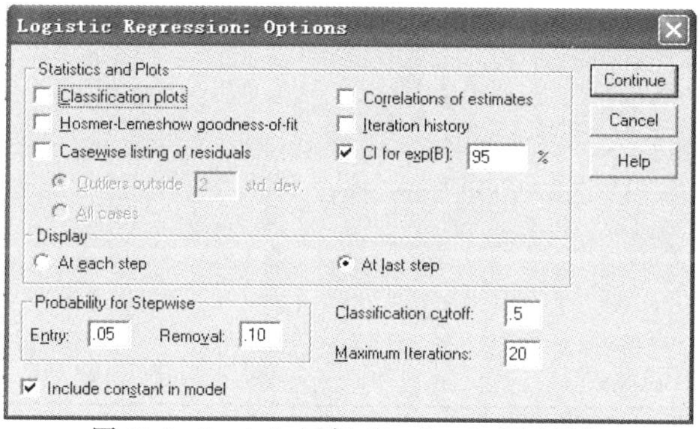

图 12-3　Logistic 回归“Options”钮对话框

5．“Options”钮　对模型作精确定义，还可以选择模型预测情况的描述方式，如“Statistics and Plots”中的“Classification plots”就是非常重要的模型预测工具，“Correlations of estimates”则是重要的模型诊断工具，“Iteration history”可以看到迭代的具体情况，从而得知模型是否在迭代时存在病态，下方则可以确定进入和排除的概率标准，这在逐步回归中是非常有用的（图 12-3）。

三、操 作 步 骤

例 12-1　某研究人员在探讨肾细胞癌转移的有关临床病理因素研究中，收集了一批行根治性肾切除术患者的肾癌标本资料，现从中抽取 26 例资料，表 12-3 作为示例进行 Logistic 回归分析。

i：标本序号；

*x*1：确诊时患者的年龄（岁）；

*x*2：肾细胞癌血管内皮生长因子（VEGF），其阳性表述由低到高共三个等级；

*x*3：肾细胞癌组织内微血管数（MVC）；

*x*4：肾癌细胞核组织学分级，由低到高共四级；

*x*5：肾细胞癌分期，由低到高共四期；

y：肾细胞癌转移情况（有转移 *y*=1；无转移 *y*=0）。

表 12-3　肾细胞癌转移与有关临床病理因素

i	*x*1	*x*2	*x*3	*x*4	*x*5	*y*
1	59	2	43.4	2	1	0
2	36	1	57.2	1	1	0
3	61	2	190	2	1	0
4	58	3	128	4	3	1
5	55	3	80	3	4	1
6	61	1	94.4	2	1	0
7	38	1	76	1	1	0
8	42	1	240	3	2	0
9	50	1	74	1	1	0
10	58	3	68.6	2	2	0
11	68	3	132.8	4	2	0
12	25	2	94.6	4	3	1
13	52	1	56	1	1	0
14	31	1	47.8	2	1	0
15	36	3	31.6	3	1	1
16	42	1	66.2	2	1	0
17	14	3	138.6	3	3	1
18	32	1	114	2	3	0
19	35	1	40.2	2	1	0
20	70	3	177.2	4	3	1
21	65	2	51.6	4	4	1
22	45	2	124	2	4	0
23	68	3	127.2	3	3	1
24	31	2	124.8	2	3	0
25	58	1	128	4	3	0
26	60	3	149.8	4	3	1

（一）建立数据库

格式类似表 12-3，分别以 *x*1～*x*5 为五个自变量，*y* 为因变量。

（二）进行单因素分析

理论上讲，应首先对资料作单因素分析，对有意义的因素再作多因素分析。本例由于样本较小，所以只作为实例说明其操作。

本资料中既有计量资料，又有计数资料，分别举一例：

（1）计数资料的分析：如对 *x*2 的分析，操作如下。

"Analyze==>Descriptive==>Crosstabs"，弹出列联表分析对话框。

"Rows"框：选入"y"，定义行变量。"Columns"框：选入"x2"，定义列变量。

单击"Statistics"钮，弹出"Statistics"对话框。"Chi-square"复选框：选中。单击"Continue"钮。

单击"Cells"钮，"Counts"复选框组下，"Observed、Expected"选中，单击"Continue"钮。

单击"Format"钮界面，选中行变量是升序排列。单击"Continue"钮，单击"OK"钮，输出如下结果（表 12-4，表 12-5）：

表 12-4 y * x2 Crosstabulation

			x2			Total
			1	2	3	
y	0	Count	11	4	2	17
		Expected Count	7.2	3.9	5.9	17.0
	1	Count	0	2	7	9
		Expected Count	3.8	2.1	3.1	9.0
Total		Count	11	6	9	26
		Expected Count	11.0	6.0	9.0	26.0

表 12-5 Chi-Square Tests

	Value	df	Asymp. Sig. （2-sided）
Pearson Chi-Square	13.236[a]	2	.001
Likelihood Ratio	16.369	2	.000
Linear-by-Linear Association	12.667	1	.000
N of Valid Cases	26		

a. 4 cells （66.7%）have expected count less than 5. The minimum expected count is 2.08.

如上两表同 χ^2 检验，不作解释。

（2）计量资料的分析：以对 *x*3 的分析为例，操作如下。

“Analyze==>Compare Means==>Independent-Samples T Test”，进入分析界面（见图 3-11）。

“Test Variable（s）”选入“x3”，定义检验的变量；“Grouping Variable”选入“y”，定义分组变量。

单击“Define Groups”，打开分组变量设置框：“Group 1”：键入“0”，分别定义分组变量的代码；“Group 2”：键入“1”，分别定义分组变量的代码。

单击“Continue”；单击“OK”结果输出如下（表 12-6，表 12-7）：

表 12-6 Group Statistics

	y	N	Mean	Std. Deviation	Std. Error Mean
x3	0	17	98.141	54.2349	13.1539
	1	9	108.733	47.7199	15.9066

表 12-7 Independent Samples Test

		Levene's Test for Equality of Variances		t-test for Equality of Means						
									95% Confidence Interval of the Difference	
		F	Sig.	t	df	Sig. （2-tailed）	Mean Difference	Std. Error Difference	Lower	Upper
x3	Equal variances assumed	.049	.827	-.493	24	.627	-10.5922	21.4994	-54.9647	33.7804
	Equal variances not assumed			-.513	18.384	.614	-10.5922	20.6409	-53.8922	32.7079

其结果解释见“两均数的 t 检验”。

（三）Logistic 回归分析

类似于逐步回归，只是在“Method” 框中有 7 种选择。现 y 为因变量，$x1$～$x5$ 为自变量，具体的分析操作如下：

（1）“Analyze==>Regression==>Binary Logistic...”系统弹出“Logistic”回归对话框（如图 10-6）。

（2）“Dependent”框：选入“y”。

（3）“Covariates”框：选入“x1～x5”。

（4）单击“OK”钮，输出结果（表 12-8～表 12-18）。

表 12-8 Case Processing Summary

Unweighted Cases[a]		N	Percent
Selected Cases	Included in Analysis	26	100.0
	Missing Cases	0	.0
	Total	26	100.0
Unselected Cases		0	.0
Total		26	100.0

a. If weight is in effect, see classification table for the total number of cases.

表 12-8 为记录处理情况汇总，即有多少例记录被纳入了下面的分析，可见此处因不存在缺失值，26 条记录均纳入了分析。

表 12-9 Dependent Variable Encoding

Original Value	Internal Value
0	0
1	1

表 12-9 为应变量分类情况列表。

表 12-10 Classification Table[a,b]

Observed			Predicted		
			y		Percentage Correct
			0	1	
Step 0	y	0	17	0	100.0
		1	9	0	.0
	Overall Percentage				65.4

a. Constant is included in the model. b. The cut value is .500

此处开始拟合，Block 0 拟合的是只有常数的无效模型，表 12-10 为分类预测表，可见在 17 例观察值为 0 的记录中，共有 17 例被预测为 0，9 例也都被预测为 0，总预测准确率为 65.4%，这是不纳入任何解释变量时的预测准确率，相当于比较基线。

表 12-11 Variables in the Equation

		B	S.E.	Wald	df	Sig.	Exp（B）
Step 0	Constant	-.636	.412	2.380	1	.123	.529

表 12-11 为 Block 0 时的变量系数，可见常数的系数值为–0.636。

表 12-12 Variables not in the Equation

			Score	df	Sig.
Step 0	Variables	x5	8.164	1	.004
		x3	.260	1	.610
		x4	12.092	1	.001
		x2	13.173	1	.000
		x1	.260	1	.610
	Overall Statistics		17.632	5	.003

表 12-12 为在 Block 0 处尚未纳入分析方程的候选变量，所作的检验表示如果分别将它们纳入方程，则方程的改变是否会有显著意义（根据所用统计量的不同，可能是拟合优度、Deviance 值等）。可见如果将 *x*2 系列的哑变量纳入方程，则方程的改变是有显著意义的，*x*4 和 *x*5 也是如此，由于 Stepwise 方法是一个一个地进入变量，下一步将会先纳入 *P* 值最小的变量 *x*2，然后再重新计算该表，再做选择。

表 12-13 Omnibus Tests of Model Coefficients

		Chi-square	df	Sig.
Step 1	Step	33.542	5	.000
	Block	33.542	5	.000
	Model	33.542	5	.000

此处开始了 Block 1 的拟合，根据设定，采用的方法为 Forward（只设定了一个 Block，所以后面不会再有 Block 2 了）。表 12-13 为全局检验，对每一步都作了 Step、Block 和 Model 的检验。

表 12-14 Model Summary

Step	-2 Log likelihood	Cox & Snell R Square	Nagelkerke R Square
1	18.004[a]	.450	.621
2	11.826[b]	.566	.781

a. Estimation terminated at iteration number 6 because parameter estimates changed by less than .001.

b. Estimation terminated at iteration number 7 because parameter estimates changed by less than .001.

表 12-14 为模型概况汇总，可见从 STEP1 到 STEP2，DEVINCE 从 18 降到 11，两种决定系数也都有上升。

表 12-15 Classification Table[a]

Observed			Predicted y 0	1	Percentage Correct
Step 1	y	0	15	2	88.2
		1	2	7	77.8
	Overall Percentage				84.6
Step 2	y	0	16	1	94.1
		1	0	9	100.0
	Overall Percentage				96.2

a. The cut value is .500.

此处为每一步的预测情况汇总（表 12-15），可见准确率由 Block 0 的 65%上升到了 84%，最后达到 96%，效果不错，最终只出现了一例错判。

表 12-16 Variables in the Equation

		B	S.E.	Wald	df	Sig.	Exp（B）
Step 1[a]	x2	2.563	.916	7.829	1	.005	12.978
	Constant	-6.256	2.289	7.468	1	.006	.002
Step 2[b]	x2	2.413	1.196	4.072	1	.044	11.172
	x4	2.096	1.088	3.713	1	.054	8.136
	Constant	-12.328	5.431	5.154	1	.023	.000

a. Variable（s）entered on step 1：x2.

b. Variable（s）entered on step 2：x4.

表 12-16 为方程中变量检验情况列表，分别给出了 Step 1 和 Step 2 的拟合情况。注意 *x*4 的 *P* 值略大于 0.05，但仍然是可以接受的，因为这里用到的是排除标准（默认为 0.1），该变量可以留在方程中。以 Step2 中的 *x*2 为例，可见其系数为 2.413，*OR* 值为 11。

表 12-17 Model if Term Removed[a]

Variable		Model Log Likelihood	Change in -2 Log Likelihood	df	Sig. of the Change
Step 1	x2	-17.739	17.475	1	.000
Step 2	x2	-10.802	9.778	1	.002
	x4	-10.213	8.601	1	.003

a. Based on conditional parameter estimates

表 12-17 为假设将这些变量单独移出方程，观察方程的改变有无统计学意义。由表中可见都是有统计学意义的，因此它们应当保留在方程中。

表 12-18 Variables not in the Equation

			Score	df	Sig.
Step 1	Variables	x1	.806	1	.369
		x4	6.199	1	.013
		x3	.117	1	.733
Step 1	Variables	x5	3.689	1	.055
	Overall Statistics		8.754	4	.068
Step 2	Variables	x1	1.398	1	.237
		x3	.495	1	.482
		x5	1.662	1	.197
	Overall Statistics		4.806	3	.187

表 12-18 说明的是在每一步中，尚未进入方程的变量如果再进入现有方程，方程的改变有无统计学意义。可见在 Step1 时，*x*4 还应该引入，而在 Step2 时，其他变量是否引入都无关了。

第二节 条件 Logistic 回归

一、统计方法简介

如上我们讨论的是群组 Logistic 回归模型，称为非条件 Logistic 回归模型，是针对群组资料应用的。在流行病学研究中，亦采用配对的方式来估计疾病与危险因素间的联系，如配比病例–对照研究。条件 Logistic 回归模型就是针对配比病例–对照研究设计资料进行多因素分析的一种回归模型。

1. 基本原理 现以最简单的 1∶1 配比病例–对照研究资料为例说明条件 Logistic 回归模型的基本原理。若用 D 和 $\bar{\mathrm{D}}$ 表示病例与非病例，用 E 和 $\bar{\mathrm{E}}$ 表示暴露与非暴露，则 1∶1 配比病例–对照研究资料如下（表 12-19）：

表 12-19 1∶1 配比研究资料格式

D	$\bar{\mathrm{D}}$	
	E	$\bar{\mathrm{E}}$
E	*a*	*b*
$\bar{\mathrm{E}}$	*c*	*d*

表中 *a*、*b*、*c*、*d* 分别代表四种情况对子数，如果 *a* 所在的格子里出现 1，则表示有一个对子中（甲，乙）两人同为暴露，而其中一个患病，另一个未患病，其条件概率是

$$\frac{\text{甲为D乙为}\bar{\mathrm{D}}\text{的概率}}{\text{甲为D乙为}\bar{\mathrm{D}}\text{的概}+\text{甲为}\bar{\mathrm{D}}\text{乙为D的概率}}=\frac{P_1(1-P_1)}{P_1(1-P_1)+P_1(1-P_1)} \quad \text{（公式 12-6）}$$

同理，考虑了表 12-4 中 *a*、*b*、*c*、*d* 的概率后，并将上式概率 *P* 代入前面公式 12-4，就可得到 1∶1 配比资料的似然函数：

$$L=\prod_{i=1}^{n}\left\{1/\left[1+\exp(\sum\beta_k d_{ik})\right]\right\} \quad \text{（公式 12-7）}$$

式中 β_0，β_1，$\beta_2,\ldots$，β_m 意义同前，d_{ik} 是病例与对照同一危险因素暴露水平之差，当 $d_{ik}=0$ 时，表示该因素对似然函数没有贡献。

2. 参数估计 用最大似然法，根据一组实际观察资料，求出上式中 β_k 的参数估计值。回归模型的假设检验及自变量的筛选同非条件 Logistic 回归模型。

二、SPSS 界面介绍

条件 Logistic 回归由 Cox 回归过程实现。

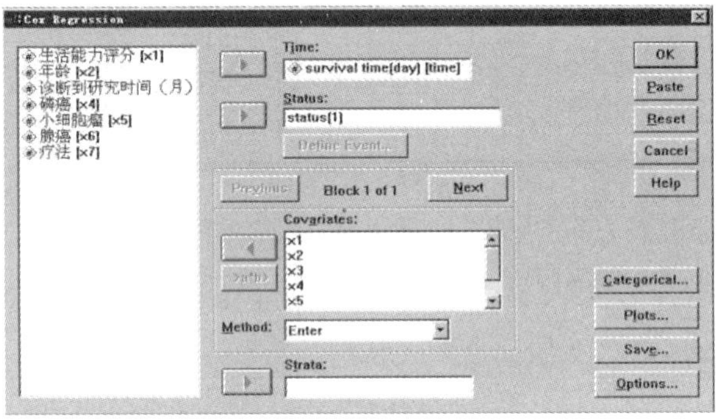

图 12-4 "Cox" 回归主对话框

1. 主界面（图 12-4）

（1）"Time" 框、"Status" 框前文已经介绍过了，其中 "Block 1 of 1" 右边的 "Next" 钮被激活。这个按钮用于确定不同自变量进入回归方程的方法，详见 "Method" 框的内容。用同一种方法进入回归方程的自变量在同一个 "Covariates" 框内。

（2）"Covariates" 框：选入自/协变量，即选入认为可能对生存时间有影响的变量。

（3）"Method" 框：选择自变量进入 "Cox" 回归方程的方法，SPSS 提供下面几种方法。

1）Enter："Covariates" 框内的全部变量均进入回归模型。

2）Forward：Conditional，基于条件参数估计的向前法。

3）Forward：LR，基于偏最大似然估计的向前法。

4）Forward：Wald，基于 Wald 统计量的向前法。

5）Backward：Conditional，基于条件参数估计的后退法。

6）Backward：LR，基于偏最大似然估计的后退法。

7）Backward：Wald，基于 Wald 统计量的后退法。

（4）"Strata" 框：定义分层因素，将生存时间按分层因素分别进行 Cox 回归。

2. "Categorical" 界面 "Covariates" 框内的变量中哪些是分类变量或字符型变量。系统默认字符型变量为分类变量，数字型变量为连续型变量。选入自变量后，"Categorical" 钮被激活。点击 "Categorical" 钮，进入确定分类变量的对话框。见图 12-5。

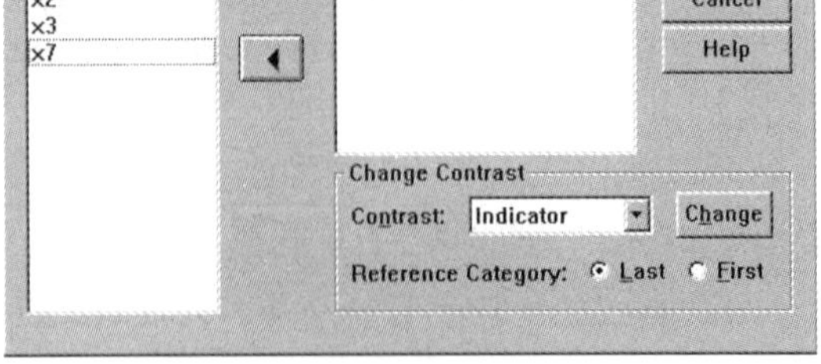

图 12-5 确定分类变量对话框

左边的 "Covariates" 框中列出了刚刚被选取的自变量，将分类变量选入 "Categorical Covariates" 框中。此时 "Change Contrast" 框被激活，可选择比较方法。SPSS 提供下面七种比较方法。

（1）Indicator：指示对比。用于指定某一分类变量的基线，即参照水平。这样计算出来的参数 OR/β_i 是以该变量的第一个或最后一个水平为基准水平（取决于下面的“Reference category”中选择的是“Last”还是“First”）。

（2）Simple：差别对比。可计算该分类变量的各水平与参照水平相比的 *OR* 值。参照水平自身不用对比。对于本例来说，“Simple”与“Indicator”选项是一样的，前提是下面的“Reference Category”中所选择的同是“Last”（或“First”）。

（3）Difference：差别对比。分类变量欲比较水平与其前面的各水平平均值进行比较，当然也不包括第一水平。与 Helmert 法相反，因此也叫反 Helmert 法。如第三水平与第一、第二水平的平均值相比，下同。

（4）Helmert：赫尔默特对比。分类变量欲比较水平与其后面各水平平均值进行比较，当然不包括最后一个水平。

（5）Repeated：重复对比。分类变量的各水平与其前面相邻的水平相比较（第一水平除外）。

（6）Polynomial：多项式对比。仅用于数字型的分类变量。无效假设是假设各水平是等距离的（可以是线性的关系，也可以是立方、四次方的关系）。例如年龄每增加 10 岁，死亡风险的增加值是一样的，但实际情况常常与此相反，如在 20 岁与 60 岁年龄段，年龄都增加 10 岁，所增加的死亡风险肯定是不一样的，具体情况需根据各人的研究课题、专业而定。

（7）Deviation：离差对比。除了所规定的参照水平外，其余每个水平均与总体水平相比。

Reference category：如果选择了“Deviation”“Simple”或“Indicator”三个选项，就必须选择“First”或“Last”作为参照水平。

完成上述选择后，单击“Change”钮，确认选择。若不需如上选项，可跳过去，直接用系统默认的选项。

3. “Plots”选项（图 12-6）

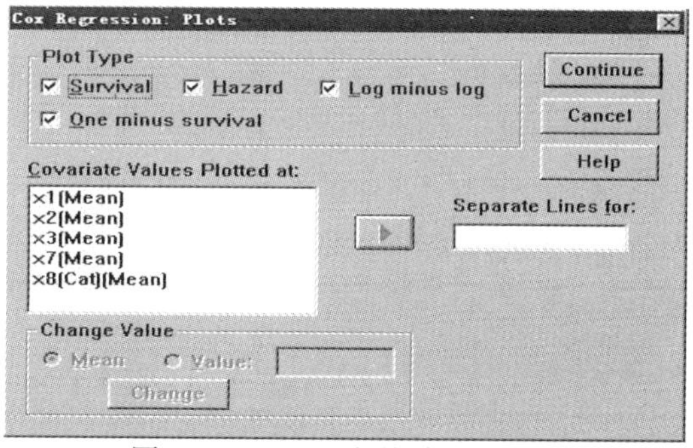

图 12-6　Cox 回归统计图对话框

“Survival”：累积生存函数曲线。

“Hazard”：累积风险函数曲线。

“Log minus log”：对数累积生存函数乘以−1 后再取对数。

“One minus survival”：生存函数被 1 减后的曲线。

“Change Value”：系统默认用各变量的均数进行作图，但对字符型变量，如癌症类型取均值则没有实际意义。若用分类变量的其他水平进行作图，则选定该变量，此时“Change Value”钮被激活，按“Value”钮，在其右边的框内输入所要用于作图的值。点击“Change”。

“Separate Line for”：输入分类变量的名称，此时可以用分类变量的不同水平进行作图。此分类变量必须包括在前面的自变量框中。

4. “Options”选项　点击“Options”按钮，弹出选项对话框（图 12-7）。

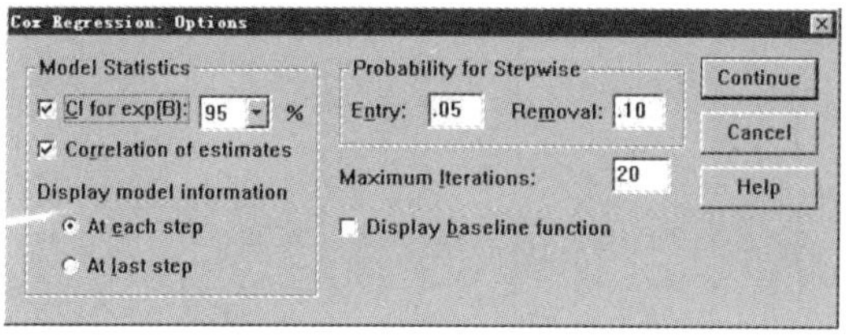

图 12-7　Cox 回归选项对话框

“Model Statistics”：模型统计量。

“CI for exp（β）95%”：相对危险度的可信区间，系统默认 95%可信区间。

“Correlation of estimates”：回归系数的相关阵。

“Display model”：输出模型方式。

“At each step”：输出每一步的模型。系统默认。

“At last step”：输出最后一步的模型。

“Probability for Stepwise”：模型保留变量的显著性水平。

“Entry”：系统默认选入变量为 $P \leqslant 0.05$。

“Removal”：系统默认剔除变量为 $P > 0.10$。

“Maximum Iterations”：最大迭代次数，系统默认 20 次。

“Display baseline function”：输出风险基准函数及基于各协变量均值的生存函数与风险函数。

三、操 作 步 骤

例 12-2 某北方城市研究喉癌发病的危险因素，用 1∶1 配对的病例–对照研究方法进行了调查。现选取了 6 个可能的危险因素节录 25 对数据，各因素的赋值说明见表 12-20，资料列于表 12-21，试做条件 Logistic 逐步回归分析（$\alpha_{入}=0.10$，$\alpha_{出}=0.15$）。

表 12-20 喉癌的危险因素与赋值说明

因素	变量名	赋值说明
咽炎	X_1	无=1，偶尔=2，经常=3
吸烟量（支/日）	X_2	0=1，1~=2，5~=3，10~=4，20~=5
声嘶史	X_3	无=1，偶尔=2，经常=3
摄食新鲜蔬菜	X_4	少=1，经常=2，每天=3
摄食水果	X_5	很少=1，少量=2，经常=3
癌症家族史	X_6	无=0，有=1
是否患喉癌	Y	对照=0，病例=1

表 12-21 喉癌 1∶1 配对病例–对照调查资料

配对组号 i	因变量 Y	危险因素						配对组号 i	因变量 Y	危险因素					
		X_1	X_2	X_3	X_4	X_5	X_6			X_1	X_2	X_3	X_4	X_5	X_6
1	1	3	5	1	1	1	0	4	1	1	4	1	3	1	1
	0	1	1	1	3	3	0		0	1	1	1	3	3	0
2	1	1	3	1	1	3	0	5	1	2	4	2	3	2	0
	0	1	1	1	3	2	0		0	1	2	1	3	3	0
3	1	1	4	1	3	2	0	6	1	1	3	1	3	2	1
	0	1	5	1	3	2	0		0	1	2	1	3	2	0

续表

配对组号 i	因变量 Y	危险因素 X_1	X_2	X_3	X_4	X_5	X_6
7	1	2	1	1	3	2	1
	0	1	1	1	3	3	0
8	1	1	2	3	3	2	0
	0	1	5	1	3	2	0
9	1	3	4	3	3	3	0
	0	1	1	1	3	2	0
10	1	1	4	1	3	3	1
	0	1	4	1	3	3	0
11	1	3	4	1	3	2	0
	0	3	4	1	3	1	0
12	1	1	4	3	3	3	0
	0	1	5	1	3	2	0
13	1	1	4	1	3	2	0
	0	1	1	1	3	1	0
14	1	1	3	1	3	2	1
	0	1	1	1	3	1	0
15	1	1	4	1	3	2	0
	0	1	5	1	3	3	0
16	1	1	4	2	3	1	0
	0	2	1	1	3	3	0
17	1	2	3	1	3	2	0
	0	1	1	2	3	2	0
18	1	1	4	1	3	2	0
	0	1	1	1	2	1	0
19	1	1	3	2	2	2	0
	0	1	1	1	2	1	0
20	1	1	4	2	3	2	0
	0	1	5	1	3	3	0
21	1	1	5	1	2	1	0
	0	1	4	1	3	2	0
22	1	1	2	2	3	1	0
	0	1	2	1	3	2	0
23	1	1	3	1	2	2	0
	0	1	1	1	3	1	0
24	1	1	2	2	3	2	0
	0	1	1	1	3	2	0
25	1	1	4	1	1	1	0
	0	1	1	1	3	2	0

1. 建立数据文件 需设置9个变量："no"表示配对组号，"Y"为因变量，"X_1，X_2，X_3，X_4，X_5，X_6"为6个自变量。另外需定义虚拟生存时间变量"t"，病例（喉癌）取值为"1"；对照（无喉癌）取值为"2"（只要对照的生存时间长于病例即可）；虚拟生存状态变量"d"，病例（喉癌）取值为"1"，为完全数据；对照（无喉癌）取值为"0"，为截尾数据。数据格式如图12-8所示。

no	y	x1	x2	x3	x4	x5	x6	t	d
1	1	3	5	1	1	1	0	1	1
1	0	1	1	1	3	3	0	2	0
2	1	1	3	1	1	3	0	1	1
2	0	1	1	1	3	2	0	2	0
3	1	1	4	1	3	2	0	1	1
3	0	1	5	1	3	2	0	2	0
4	1	1	4	1	3	1	1	1	1
4	0	1	1	1	3	3	0	2	0
5	1	2	4	2	3	2	0	1	1
5	0	1	2	1	3	3	0	2	0
6	1	1	3	1	3	2	1	1	1
6	0	1	2	1	3	2	0	2	0
7	1	2	1	1	3	2	1	1	1

图12-8 条件Logistic回归数据库形式

2. 进入分析过程 “Analyze==>Survival ==>Cox regression”，弹出“Cox 回归”对话框，如图 12-9。

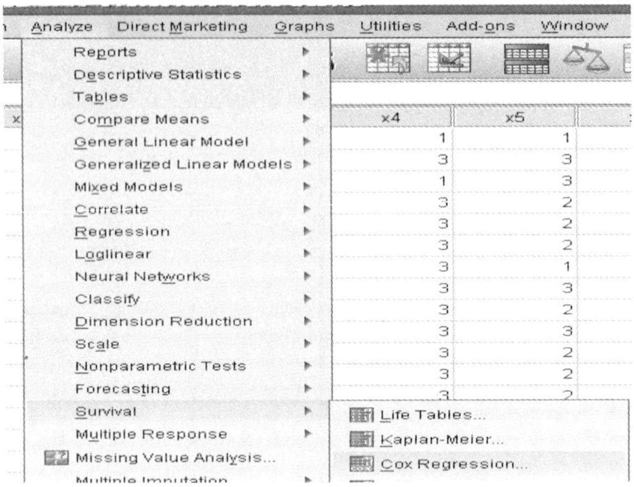

图 12-9 进入条件 Logistic 回归过程

3. 主界面设置（图 12-10）“Time”框：选入“t”。

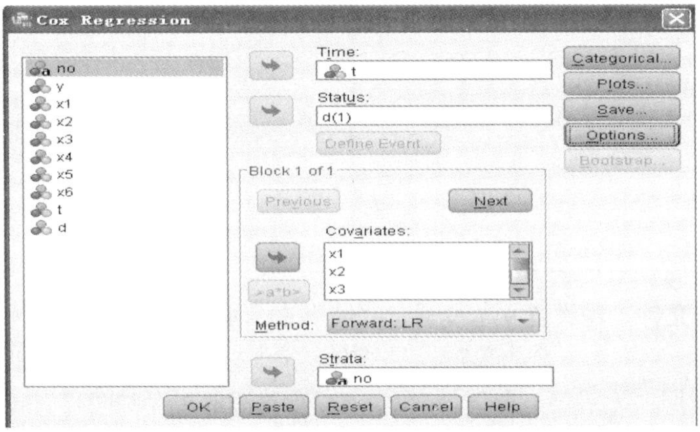

图 12-10 条件 Logistic 回归主界面

“Status”框：选入“d”；点击“Define events”钮，在“Single value”框右边的空格中输入“1”。

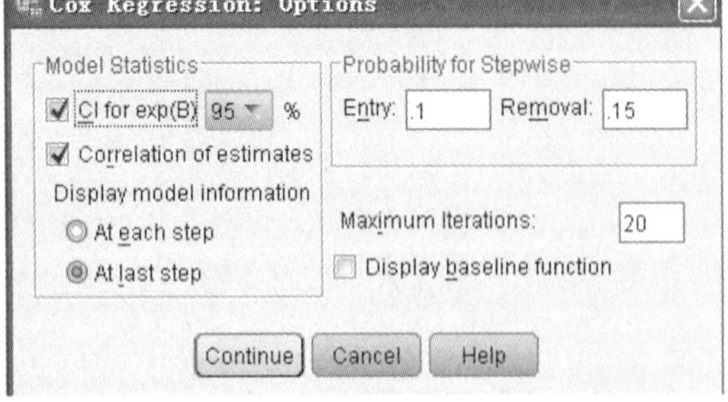

图 12-11 条件 Logistic 回归选项设置选项设置

“Covariate”框：选入分类变量“X_1，X_2，X_3，X_4，X_5，X_6”。

4. 方法设置 单击“Method”右边按钮，在下拉列表框中选择入选方程内变量的方法，本例选择：LR（向后）。将变量“no”送入“Strata”（层）栏，当作分层变量。

5. 选项设置 点击“Option”钮，弹出“Option”框（图 12-11）。

“Model Statistics”。选“CI for exp（β）”：输出回归系数 β 的 95%可信区间。选“Correlation of estimate”：输出自变量的相关矩阵。

“Probability for Stepwise”，进入，输入“0.10”；删除“0.15”。

“Display model”（输出模型方式）：选择“At last step”（输出最后一步的模型）。

最大迭代次数，本例选择系统默认 20 次。

单击“Continue”；单击“OK”结果输出如下（表 12-22～表 12-25）：

表 12-22 Case Processing Summary

		N	Percent
Cases available in analysis	Event[a]	25	50.0%
	Censored	25	50.0%
	Total	50	100.0%
Cases dropped	Cases with missing values	0	.0%
	Cases with negative time	0	.0%
	Censored cases before the earliest event in a stratum	0	.0%
	Total	0	.0%
Total		50	100.0%

a. Dependent Variable：t.

表 12-23 Omnibus Tests of Model Coefficients[a]

Step	-2 Log Likelihood	Overall （score）			Change From Previous Block		
		Chi-square	df	Sig.	Chi-square	df	Sig.
2	14.416	13.662	2	.001	20.241	2	.000

a. Beginning Block Number 1. Method = Forward Stepwise （Likelihood Ratio）.

表 12-24 Variables in the Equation

		B	SE	Wald	df	Sig.	Exp（B）	95.0% CI for Exp（B）	
								Lower	Upper
Step 2	x2	1.331	.626	4.522	1	.033	3.784	1.110	12.900
	x3	2.893	1.315	4.836	1	.028	18.041	1.369	237.676

表 12-25 Correlation Matrix of Regression Coefficients

	x2
x3	.649

6. 结果解释 表 12-22 为一般的资料描述，病例 25 例，对照 25 例，其下方为缺失例

数等；表 12-23 为对模型的检验，列有不同步骤（step）的 Chi-square 值；表 12-24 为最后一个步骤选入模型的变量及其有关指标：B 即方程式中的系数 *b*，SE 即 Sb，Wald 即卡方值，Sig.即 *P* 值，Exp（B）即估计的 *OR* 值，95.0%CI for Exp（B）为 *OR* 95%可信区间。本例进入方程的只有两个变量：*X*3 和 *X*3，回归系数均为正值，*OR* 均大于 1。表 12-25 为进入方程变量相关系数矩阵。

第 13 章　协方差分析

协方差分析（analysis of covariance）是将线性回归和方差分析结合应用的一种分析方法。当不同处理间的 Y 值还受自变量值 X 的影响时，先找出 X 和 Y 的直线关系，求出把 X 转化成相等 Y 的修正均数，然后进行比较，这样能排除 X 对 Y 的影响，恰当地评价各种处理因素的作用。常用来消除混杂因素对分析指标的影响，提高比较结果的精度。

第一节　完全随机设计资料协方差分析

一、统计方法简介

（一）基本思想

在作两组或多组均数 $\overline{Y}_1$，$\overline{Y}_2$，…，$\overline{Y}_k$ 的假设检验前，把混杂因素看作协变量 X，用直线回归方法找出 X 与各组 Y 之间的数量关系，求出在假定 X 相等时的修正均数 $\hat{Y}_1'$，$\hat{Y}_2'$，…，$\hat{Y}_k'$，然后用方差分析比较修正均数间有无差别。其实质是从 Y 的总离均差平方和中扣除协变量 X 对 Y 作用的回归平方和，对残差平方和分解后再作方差分析。简言之，协方差分析就是把与 Y 值呈直线相关的 X 值化成相等后再检验各 Y 的均数间是否存在显著差异。

下面以完全随机设计资料的协方差分析为例进一步说明协方差分析的基本思想。

例 13-1　某流行病学医师收集了 24 个国家和地区某年的肝硬化发病率（1/万）资料，并按一定标准，将其分为乙肝表面抗原（HBsAg）携带率（%）高低两水平组。因考虑到肝硬化与饮酒有关，又给出了这些国家或地区年人均酒精消耗量（升），如表 13-1，试分析 HBsAg 携带水平与肝硬化发生的关系。为保证组间的方差齐性，将原始数据作了 $\sin^{-1}\sqrt{P}$ 变换。

（1）本例旨在比较 HBsAg 携带率不同国家间的平均肝硬化率，以说明 HBsAg 感染水平是否对肝硬化率有影响，即两类地区 Y 的均值 2.5377 与 2.0545 之差是否有无统计学意义。

如按常规方法检验 H_0：$\mu_1=\mu_2$，H_1：$\mu_1\neq\mu_2$，$\alpha=0.05$。

$t=(\overline{Y}_1-\overline{Y}_2)\big/S_{\overline{Y}_1-\overline{Y}_2}=(2.5377-2.0545)/0.3122=1.547$，查 t 值表，自由度=22 时，$P>0.20$，在 α 水准上不拒绝 H_0，两组肝硬化率差异无统计学意义。

在这项研究工作中，我们应注意到两组的平均酒精消耗量不等，分别为 8.2469 L 和 10.3955 L，而一般认为饮酒多者肝硬化发生率较高。如果 $\overline{X}_1\neq\overline{X}_2$，直接比较 $\overline{Y}_1$ 和 $\overline{Y}_2$ 不合理，应考虑以酒精消耗量为协变量 X，将其化成相等后再进行方差分析，即协方差分析。

表 13-1　24 个国家和地区肝硬化率与人均酒精消耗量

1 组，HBsAg 携带率高地区			2 组，HBsAg 携带率低地区		
肝硬化率（1/万）P_1	Y_1	人均酒精耗量（L）X_1	肝硬化率（1/万）P_2	Y_2	人均酒精耗量（L）X_2
41.70	3.70	15.73			
16.83	2.35	11.70	11.29	1.93	11.55
16.98	2.36	7.83	15.67	2.27	9.25
11.00	1.90	2.78	12.05	1.99	8.21
25.46	2.89	12.78	40.61	3.65	25.76
10.60	1.87	4.04	34.57	3.37	14.62
44.15	3.81	19.10	4.72	1.24	6.13
17.93	2.43	6.48	5.99	1.40	7.81
15.60	2.26	2.42	8.09	1.63	9.78
15.01	2.22	6.92	5.45	1.34	4.73
31.42	3.21	6.35	18.68	2.48	9.62
6.18	1.42	0.73	5.11	1.30	6.89
20.09	2.57	10.35			

引自：倪宗瓒. 医学统计学. 人民卫生出版社.

（2）如果肝硬化率与酒精消耗量的线性关系在两组均成立且回归系数相等，即 $\beta \neq 0$，而且 $\beta_1 = \beta_2$，那么两条回归线 $\hat{Y}_1' = \overline{Y}_1 + b_1(X - \overline{X}_1)$ 和 $\hat{Y}_2' = \overline{Y}_2 + b_2(X - \overline{X}_2)$ 平行，就可估计两组肝硬化率的校正均值 $\hat{Y}_1'$ 和 $\hat{Y}_2'$。两条回归直线具有公共斜率 b_c。

$$b_c = \frac{(SS_{xy})_1 + (SS_{xy})_2}{(SS_{xx})_1 + (SS_{xx})_2} = 0.1174 \quad \text{（公式 13-1）}$$

这里 SS_{xy} 表示 X 和 Y 的离均差积和，SS_{xx} 表示 X 的离均差平方和。

（3）为扣除酒精消耗量对肝硬化率的影响，比较两组肝硬化率修正的平均值。由上述两公式相减得：

$$(\hat{Y}_1' - \hat{Y}_2') = (\overline{Y}_1 - \overline{Y}_2) - b_c(\overline{X}_1 - \overline{X}_2) \quad \text{（公式 13-2）}$$

$$= (\overline{Y}_1 - \overline{Y}_2) - 0.1174(\overline{X}_1 - \overline{X}_2)$$

将（公式 13-2）作简单移项，得到：

$$(\overline{Y}_1 - \overline{Y}_2) = (\hat{Y}_1' - \hat{Y}_2') + 0.1174(\overline{X}_1 - \overline{X}_2)$$

由该式可见，原两比较组均数之差 $(\overline{Y}_1 - \overline{Y}_2)$ 是由修正均数之差 $(\hat{Y}_1' - \hat{Y}_2')$ 与 $b_c(\overline{X}_1 - \overline{X}_2)$ 两部分组成的，如果 $\overline{X}_1$ 与 $\overline{X}_2$ 完全相等，或者 b_c=0，则修正均数间的比较就可简化为原均数之间的比较。结合本例，如果比较组间的人均酒精消耗量相等，或者人均酒精消耗量与肝硬化率的变化完全无关，那么比较肝硬化率的方法就可用一般的 t 检验或方差分析。实际工作中，由于抽样的缘故，比较组间的 $\overline{X}$ 总是不会完全相等。协方差分析的目的是从 $(\overline{Y}_1 - \overline{Y}_2)$ 中分离 $b_c(\overline{X}_1 - \overline{X}_2)$ 的影响，获得在假定 X 相等时的两组 Y 的平均差值。

（4）修正均数间的比较：修正均数间的差别同样也存在抽样误差，仍需要进行假设检验。可按方差分析方法（两个或多个修正均数间的比较）或者 t 检验方法（两个修正均数间比较）检验其差别的统计学意义。本例可按下式：

$$t = \frac{\hat{Y}_1' - \hat{Y}_2'}{S_{\hat{Y}_1' - \hat{Y}_2'}} \quad \text{（公式 13-3）}$$

如果用方差分析法检验两修正均数的差值，对完全随机设计资料，可将回归分析算

得的总残差平方和 $\sum(Y-\hat{Y})^2$ 分解为修正均数（组间）和误差（组内）两部分，其自由度也相应地分解为组间和组内两部分，然后按式（公式 13-4）检验修正均数间差别的统计学意义，

$$F=\frac{\text{修正均数(组间)均方}}{\text{组内(误差)均方}} \qquad \text{（公式 13-4）}$$

（二）应用条件

与前面所学过的方差分析一样，实验设计类型不同时，协方差分析的方法也有差别，如完全随机设计、配伍组（随机区组）设计、析因设计、拉丁方设计等不同设计下的协方差分析。如果分析中要考虑多个混杂因素或多个协变量，则应该用多元协方差分析。协方差分析的应用条件如下：

（1）协方差分析的本质是方差分析，所以，其应用条件首先同方差分析：各样本来自方差相同的正态总体。

（2）各样本回归显著，且坡度相同，即 $b_1=b_2$，各样本的 b 有显著统计学差异。

由于上述条件，进行协方差分析时，必须先对样本资料进行方差齐性检验和回归系数的假设检验，满足这两个条件，或经变量转换后满足这两个条件，才符合作协方差分析。

（三）应用注意

完全随机设计只涉及一个处理因素，当然有混杂因素，因此，资料形式上，有三个变量：分析变量、分组变量（处理因素）和协变量（混杂因素）。其有两组间的比较、多组间的比较，其方法、步骤相同。

二、SPSS 界面介绍

协方差分析，也由“Univariate”过程实现：“Analyze==>General Lineal model==> Univariate”，弹出“Univarate”对话框界面，该界面在有关章节已作详细介绍。需注意“Covariate”框，用于选入协方差分析时的协变量。

三、操 作 步 骤

用例 13-1 说明其操作过程。

（一）建立数据库

用三个变量来表述上述信息，即“酒精消耗量”表示协变量，“分组”表示 HBsAg 携带情况，以“1、2”分别代表二类地区，“肝硬化”为不同地区肝硬化率。资料格式如图 13-1 所示。

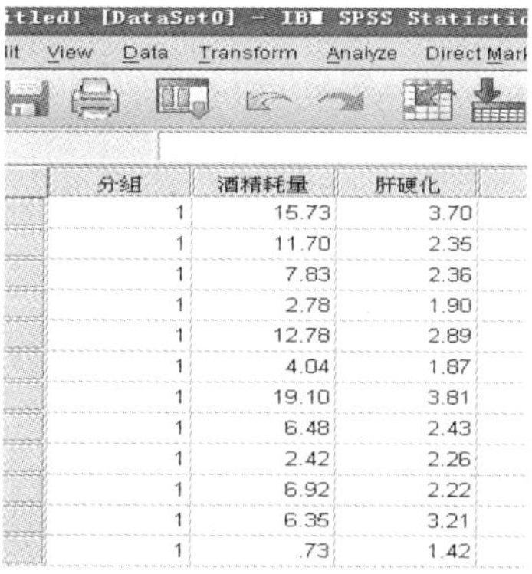

图 13-1　协方差分析资料 SPSS 格式

（二）预分析

首先应进行预分析，了解资料是否符合协方差分析的要求，最重要的就是看“协变量”的影响在两组中是否相同，可以用“协变量”与“分组”是否存在交互作用。如存在，则协方差分析的条件不满足，分析不能继续。对该问题，可以作分组散点图，也可以进行预分析，看交互作用有无统计学意义。

1. 分组散点图 步骤如下：

点击“Graphs==>scatter/dot”，系统首先弹出一个如下简单的导航对话框（图 13-2）：选择“Simple Scatter”，点击“Define”进入如下对话框（图 13-3）：

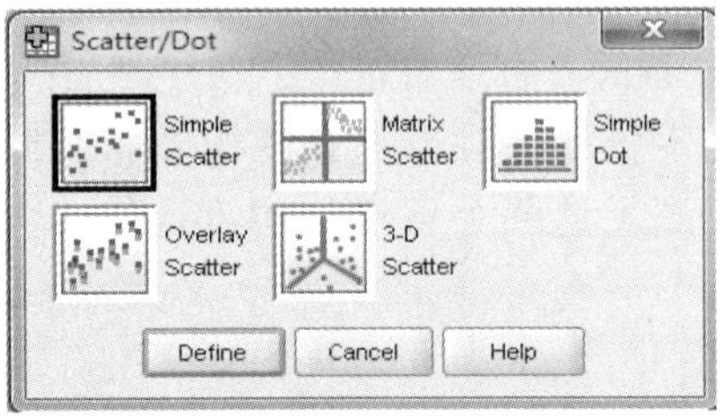

图 13-2 “Scatter /Dot”对话框的界面

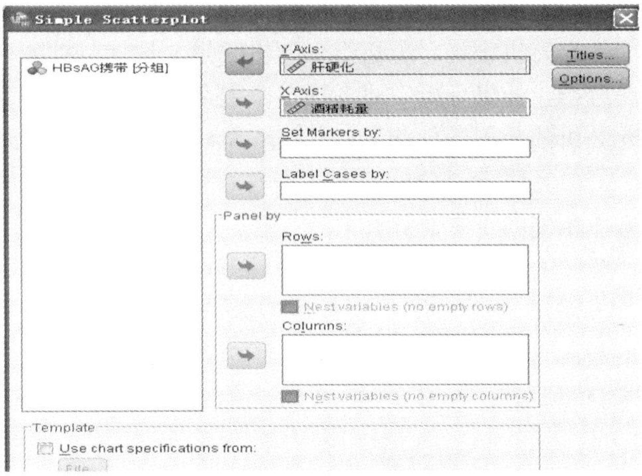

图 13-3 散点图定义对话框界面

选择酒精消耗量放入 X 轴，肝硬化放入 Y 轴，“分组”放入“Label Cases By”，点击“Title”，输入标题，点击“OK”，即绘出如下图形（图 13-4）：

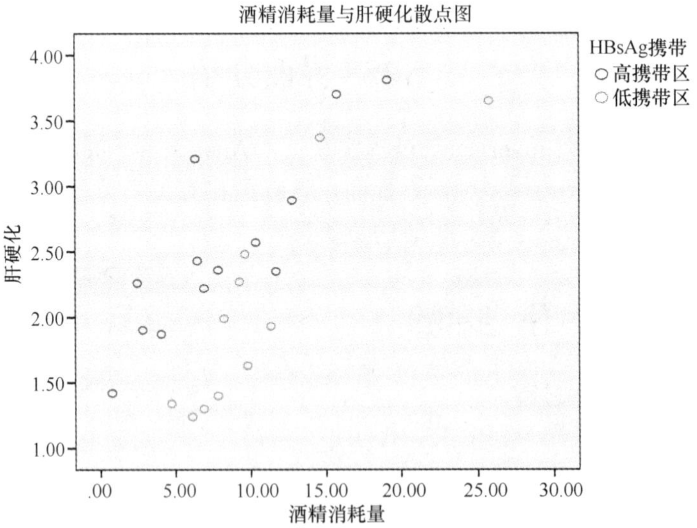

图 13-4 “scatter graphs”

由上图可见，两组 Y 与 X 之间都有明显的直线趋势；两组直线趋势的斜率相近；两组分布基本相同，因此，可以认为酒精消耗量是肝硬化的混杂因素（协变量）。

2. 各处理组总体回归比较 目的在于进一步分析是否符合协方差的应用条件。

（1）拆分文件：在菜单上“Data==>Split File”，系统弹出“Split File”（分割文件）对话框（图 13-5）。

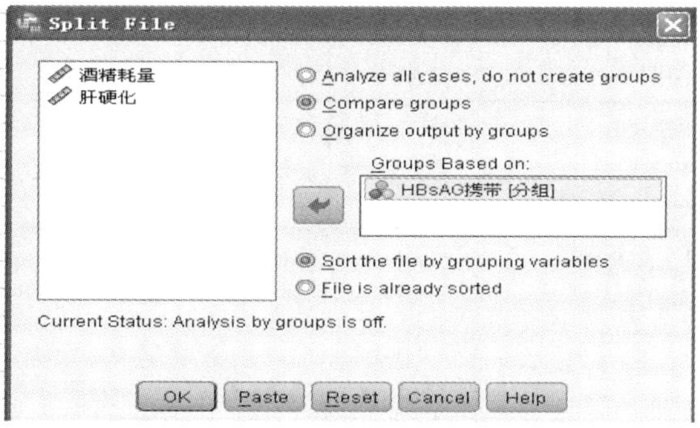

图 13-5　“Split File”对话框

选择“Compare groups”，将原变量“分组”拖入“Groups Based on”（分组方式）框；单击“OK”，返回主界面。

（2）回归分析：在菜单上选择“Analyze==>Regression==>Linear”，系统弹出回归对话框（图 13-6）。

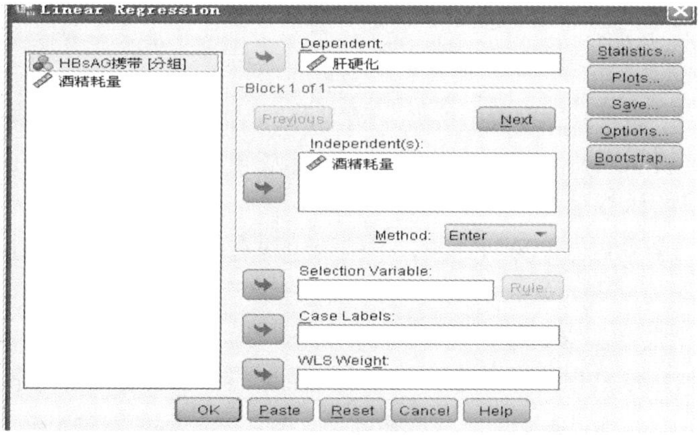

图 13-6　“Linear Regression”对话框

“Dependent”：选入“肝硬化”，作为因变量；“Independent”：选入“酒精耗量”，作为自变量。

单击“Statistics”钮，弹出“Statistics”对话框，其上选中“Estimates”。

单击“Continue”；单击“OK”，输出如下结果（表 13-2～表 13-4）：

表 13-2　Model Summary

HbsAG 携带	Model	R	R Square	Adjusted R Square	Std. Error of the Estimate
高携带区	1	.854[a]	.730	.705	.38075
低携带区	1	.873[a]	.762	.735	.42660

a. Predictors：（Constant），酒精耗量.

表 13-3 ANOVA[b]

HbsAG 携带	Model		Sum of Squares	df	Mean Square	F	Sig.
高携带区	1	Regression	4.310	1	4.310	29.733	
		Residual	1.595	11			.000[a]
		Total	5.905	12	.145		
低携带区	1	Regression	5.237	1	5.237	28.777	
		Residual	1.638	9			.000[a]
		Total	6.875	10	.182		

a. Predictors：（Constant），酒精耗量.

b. Dependent Variable：肝硬化.

表 13-4 Coefficients[a]

HbsAG 携带	Model		Unstandardized Coefficients		Standardized Coefficients	t	Sig.
			B	Std. Error	Beta		
高携带区	1	（Constant）	1.632	.197		8.292	.000
		酒精耗量	.110	.020	.854	5.453	.000
低携带区	1	（Constant）	.750	.275		2.724	.023
		酒精耗量	.126	.023	.873	5.364	.000

a. Dependent Variable：肝硬化.

（3）结果解释：表 13-2 为模型摘要，是对两类地区回归模型的效果评价，R^2 分别为 0.730 和 0.762，其表示回归方程中自变量对因变量影响比例。本例影响比例较高，可以认为自变量是因变量的协变量。

表 13-3 为对回归系数方差分析结果，本例两组均有显著差异，表示存在线性回归关系。

表 13-4 为两组的回归系数，本例两组均有显著差异，而且非常相近，可以认为 $b_1=b_2$。

3. 方差分析 主要步骤如下：

“Analyze ==>General Lineal model ==>Univariate”；“Dependent Variable”框、“Fixed Factors”框设置同上；“Model”钮：选中“Model”，选入“协变量”与“分组”及“interaction”；“Sum of squares”列表框：改为“Model Ⅰ”。

（三）正式分析

1. 进入分析界面 “Analyze==>General Lineal model==>Univariate”（图 13-7，图 13-8）。

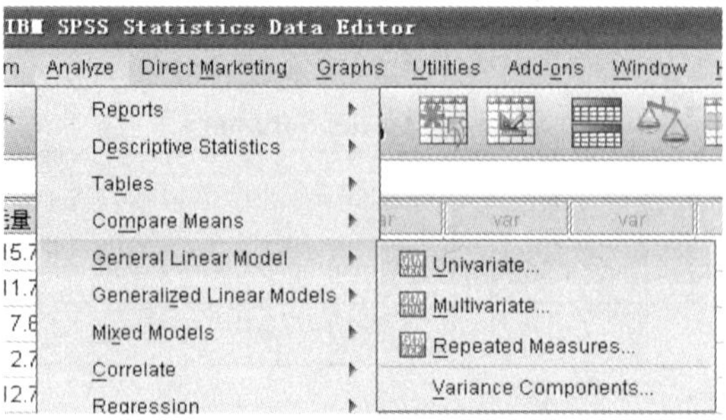

图 13-7 进入协方差分析过程

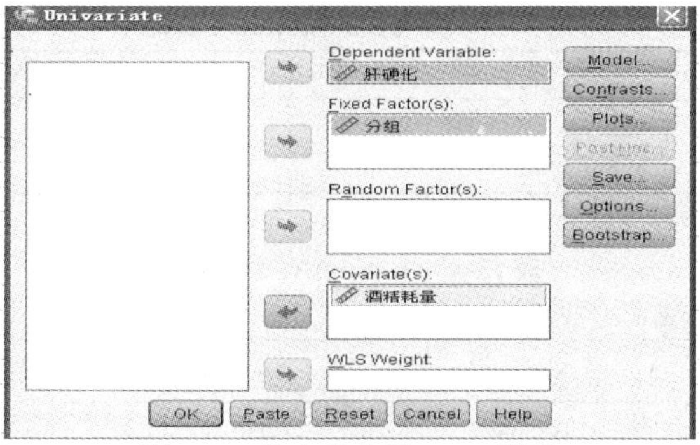

图 13-8　协方差分析 SPSS 界面

2. 选入分析变量　在"Univarate"主对话框界面上，"Dependent Variable"框选入"肝硬化"。"Fixed Factors"框：选入"分组"；"Covariate"框，选入"酒精消耗量"。

3. 设置分析模型　单击"Model"钮，进入设置分析模型对话框。

"Custom"单选钮：选中；"Model"框：选入"分组""酒精耗量"；"Sum of squares"列表框：改为"Model Ⅲ"；选"Compare mean effects"复选框：单击"Continue"，回到主界面（图 13-9）。

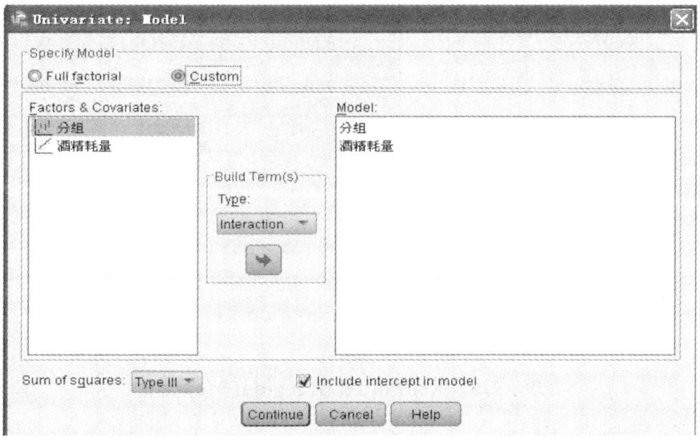

图 13-9　分析模型对话框

4. 设置输出　单击"Options"钮；"Displsy means for"框：选入"分组"；"Compare mean effects"复选框：选中[下面的区间调整方法就用 LSD（none）即可]。

单击"Continue"；单击"OK"，输出结果（图 13-10，表 13-5～表 13-9）。

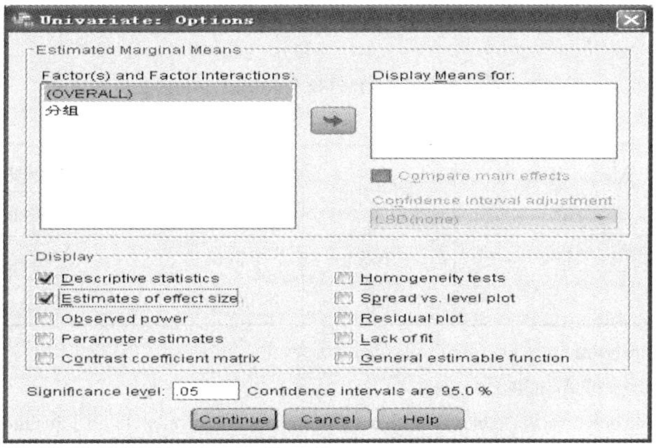

图 13-10　协方差分析"Options"界面

表 13-5 **Between-Subjects Factors**

		N
分组	1	13
	2	11

表 13-6 **Descriptive Statistics**

Dependent Variable：肝硬化

分组	Mean	Std. Deviation	N
1	2.5377	.70149	13
2	2.0545	.82916	11
Total	2.3163	.78494	24

表 13-7 **Tests of Between-Subjects Effects**

Dependent Variable：肝硬化

Source	Type Ⅲ Sum of Squares	df	Mean Square	F	Sig.	Partial Eta Squared
Corrected Model	10.895[a]	2	5.447	34.918	.000	.769
Intercept	8.607	1	8.607	55.168	.000	.724
分组	3.085	1	3.085	19.773	.000	.485
酒精耗量	9.504	1	9.504	60.921	.000	.744
Error	3.276	21	.156			
Total	142.931	24				
Corrected Total	14.171	23				

a. R Squared = .769 （Adjusted R Squared = .747）.

表 13-8 **Estimated Marginal Means**

Dependent Variable：肝硬化

分组	Mean	Std. Error	95% Confidence Interval	
			Lower Bound	Upper Bound
1	2.652[a]	.111	2.423	2.882
2	1.919[a]	.120	1.669	2.169

a. Covariates appearing in the model are evaluated at the following values：酒精耗量 = 9.2238.

表 13-9 **Pairwise Comparisons**

Dependent Variable：肝硬化

（I）分组	（J）分组	Mean Difference（I-J）	Std. Error	Sig.[a]	95% Confidence Interval for Difference[a]	
					Lower Bound	Upper Bound
1	2	.734*	.165	.000	.390	1.077
2	1	-.734*	.165	.000	-1.077	-.390

Based on estimated marginal means.

*. The mean difference is significant at the .05 level.

a. Adjustment for multiple comparisons：Least Significant Difference （equivalent to no adjustments）.

5. 结果解释　表 13-5、表 13-6 不必解释，表 13-7 为剔除"酒精消耗量"影响后，HBsAg 携带率高低两类地区肝硬化显著性检验结果。本例交互影响（intercept）F=55.168，P=0.000，说明剔除协变量影响后，HBsAg 携带率高低两类地区，肝硬化发生率有显著差异。其下方的数据显示：分组和酒精消耗量之间均有显著差异。

表 13-8 为将"酒精消耗量"调整为同一水平时（酒精消耗量=9.2238），两类地区肝硬化发生平均水平。表 13-9 类似于前面的两两比较。

第二节　随机区组设计资料协方差分析

一、统计方法简介

例 13-2　研究三种饲料对动物所增体重的影响，按随机区组设计将 24 只大白鼠配成 8 个配伍组（区组），再将每个配伍组的 3 只大白鼠随机分入三个饲料组。各组的进食量控制在相近条件。三组大白鼠进食量（X）与所增体重（Y）见表 13-10，试比较三组动物所增体重差别有无统计学意义。

表 13-10　三组大白鼠进食量（g）*X* 与所增体重（g）*Y*

配伍组	第一组		第二组		第三组		合计	
	X_1	Y_1	X_2	Y_2	X_3	Y_3	X	Y
1	306.9	45.0	302.4	50.3	310.3	61.2	919.6	156.5
2	256.9	27.3	260.3	33.4	250.5	43.8	767.7	104.5
3	204.5	25.4	214.8	26.7	210.4	39.0	629.7	101.1
4	272.4	48.0	278.9	51.5	275.3	51.5	826.6	151.0
5	340.2	56.7	340.9	58.2	335.1	66.4	1016.2	181.3
6	198.2	9.2	199.0	8.5	199.2	10.8	596.4	28.5
7	262.2	28.5	260.5	27.6	263.3	25.7	786.0	81.8
8	247.8	37.1	240.8	41.0	245.0	50.9	733.6	129.0

本例分析的主旨是比较三种饲料组大白鼠所增体重有无差别，即不同种类饲料对大白鼠所增体重有无影响，但考虑到大白鼠所增体重与进食量有关，因此本例进食量为协变量 X，大白鼠所增体重为分析变量 Y。

随机区组设计，可从总变异中分出配伍组、处理组和误差这三项差异，计算中扣除配伍组的变异，将"处理组+误差"当作总变异，"误差"当作组内变异，再按上节完全随机设计的计算方法分析。

二、SPSS 界面介绍

协方差分析，也由"Univariate"过程实现："Analyze==>General Lineal model==> Univariate"，弹出"Univarate"对话框界面，该界面在有关章已作详细简介。需注意"Covariate"框，用于选入协方差分析时的协变量。

三、操 作 步 骤

用例 13-2 说明其操作过程。

（一）建立数据库

用四个变量来表述上述信息：“进食量（*X*）”表示协变量，“分组”表示饲料组，以“1、2、3”分别代表三种饲料，“体重（*Y*）”为三组动物所增体重，“区组”表示 8 个配伍组，并以 1、2、3、区分之。资料格式如图 13-11。

129.00

区组	处理	进食量	体重增加
1	1	306.9	45.00
2	1	256.9	27.30
3	1	204.5	25.40
4	1	272.4	48.00
5	1	340.2	56.70
6	1	198.2	9.20
7	1	262.2	28.50
8	1	247.8	37.10
1	2	302.4	50.30

图 13-11　协方差分析资料 SPSS 格式

（二）预分析

方法同上一节，略。

（三）正式分析

1. 进入分析界面　“Analyze==>General Lineal model==>Univariate”（图 13-12，图 13-13）。

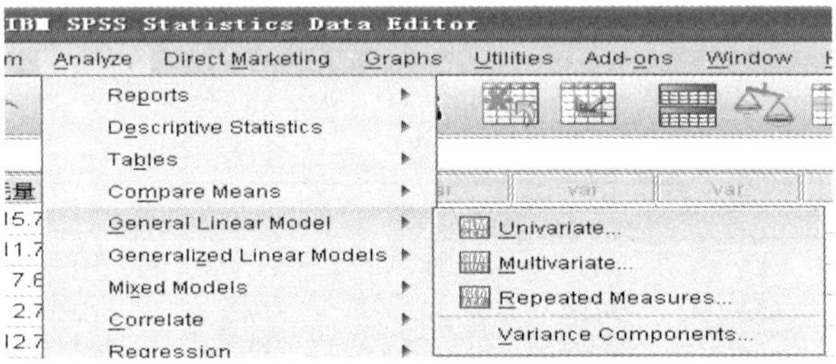

图 13-12　进入协方差分析过程

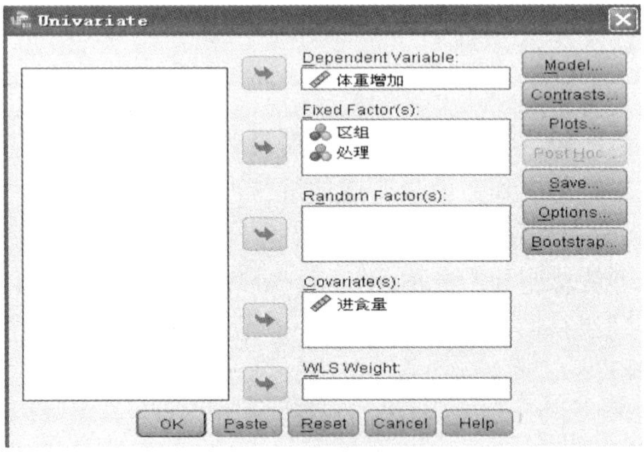

图 13-13　协方差分析 SPSS 界面

2. 选入分析变量　在“Univarate”主对话框界面上，“Dependent Variable”框：“体重增加”。

“Fixed Factors”框：选入“处理”和“区组”；“Covariate”框，选入“进食量”。

3. 设置分析模型　单击“Model”钮，进入设置分析模型对话框（图 13-14）。

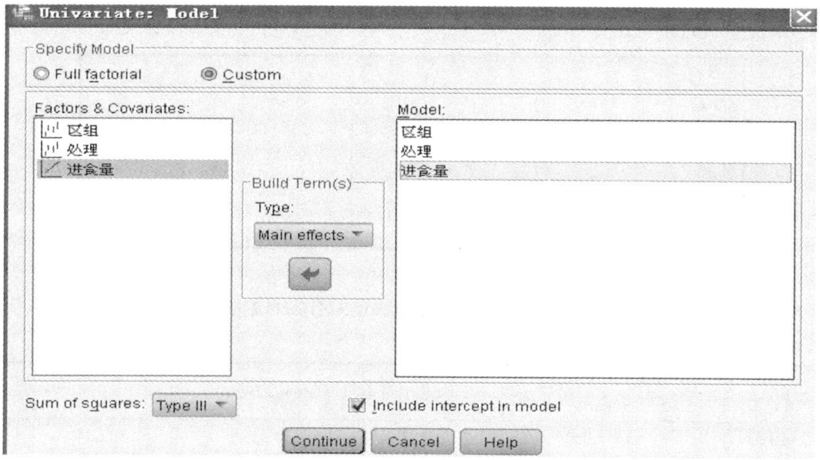

图 13-14　分析模型对话框

“Custom”单选钮：选中；“Model”框：选入“处理”“进食量”“区组”；“Sum of squares”列表框：改为“Model Ⅲ”。

选中“Compare mean effects”复选框：单击“Continue”，回到主界面。

4. 设置输出　单击“Options”钮（图 13-15）。

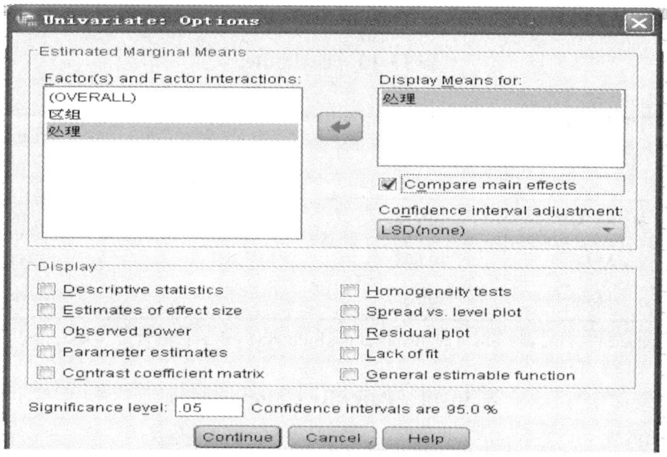

图 13-15　协方差分析 Options 界面

“Displsy means for”框：选入“处理”。

“Compare mean effects”复选框：选中[下面的区间调整方法就用 LSD（none）即可]。

单击“Continue”；单击“OK”，输出结果（表 13-11～表 13-15）。

表 13-11　Between-Subjects Factors

		N
区组	1	3
	2	3
	3	3
	4	3
	5	3
	6	3

续表

		N
区组	7	3
	8	3
处理	1	8
	2	8
	3	8

表 13-12 Tests of Between-Subjects Effects

Dependent Variable：体重增加

Source	Type III Sum of Squares	df	Mean Square	F	Sig.
Corrected Model	53081.961[a]	10	5308.196	40.844	.000
Intercept	885.967	1	885.967	6.817	.022
区组	3558.652	7	508.379	3.912	.016
处理	773.468	2	386.734	2.976	.086
进食量	3456.472	1	3456.472	26.596	.000
Error	1689.518	13	129.963		
Total	149486.450	24			
Corrected Total	54771.480	23			

a. R Squared = .969 （Adjusted R Squared = .945）.

表 13-13 Estimates

Dependent Variable：体重增加

处理	Mean	Std. Error	95% Confidence Interval	
			Lower Bound	Upper Bound
1	85.901[a]	10.724	62.733	109.070
2	88.065[a]	10.668	65.017	111.112
3	14.496[a]	20.221	-29.189	58.182

a. Covariates appearing in the model are evaluated at the following values：进食量 = 435.938.

表 13-14 Pairwise Comparisons

Dependent Variable：体重增加

（I）处理	（J）处理	Mean Difference（I-J）	Std. Error	Sig.[a]	95% Confidence Interval for Difference[a]	
					Lower Bound	Upper Bound
1	2	-2.163	5.700	.710	-14.478	10.151
	3	71.405*	30.295	.035	5.957	136.852
2	1	2.163	5.700	.710	-10.151	14.478
	3	73.568*	30.235	.030	8.249	138.888
3	1	-71.405*	30.295	.035	-136.852	-5.957
	2	-73.568*	30.235	.030	-138.888	-8.249

Based on estimated marginal means.

a. Adjustment for multiple comparisons：Least Significant Difference （equivalent to no adjustments）.

*. The mean difference is significant at the .05 level.

表 13-15　Univariate Tests

Dependent Variable：体重增加

	Sum of Squares	df	Mean Square	F	Sig.
Contrast	773.468	2	386.734	2.976	.086
Error	1689.518	13	129.963		

The F tests the effect of 处理. This test is based on the linearly independent pairwise comparisons among the estimated marginal means.

5. 结果解释　表 13-11 不必解释，第 13-12 表为剔除“进食量”影响后，三个处理组体重增加显著性检验结果。本例交互影响 F=6.8178，P=0.022，说明剔除协变量影响后，三个处理组体重增加有显著差异。其下方的数据显示：区组、处理和进食量之间的显著检验结果。

表 13-13 为将“协变量”调整为同一水平时，三个处理组体重增加情况；表 13-14 为三个处理组两两比较结果；表 13-15 为单变量检验结果。

第14章　生 存 分 析

对于急性病的疗效考核，一般可以用治愈率、病死率等指标来评价，但对于肿瘤、结核及其他慢性疾病，其预后不是短期内所能明确判断的，这时可以对患者进行长期随访，统计一定期限后的生存和死亡情况以判断疗效，这就是生存分析。

生存分析是用于以处理生存时间（survival time）为反应变量、含有删失数据一类资料的统计方法。所谓生存时间，狭义地讲，是从某个标准时点起至死亡止，即患者的存活时间。例如，患有某病的患者从发病到死亡或从确诊到死亡所经历的时间。广义地讲，“死亡”可定义为某研究目的“结果”的发生，如宫内节育器的失落、疾病的痊愈、女孩月经初潮的到来等（生存分析中往往统指各“死亡”为失效）。此类资料的生存时间变量多不服从正态分布，且常含有删失值，故不适用于传统的数据分析方法如 t 检验或线性回归进行分析。根据不同的研究目的和资料类型，可采用不同的分析方法，如寿命表、Kaplan-Meier法、Cox 回归模型等分析方法进行分析。

第一节　寿 命 表 法

一、统计方法简介

寿命表法（life table）适用于随访的病例数较多，将资料按生存期进行分组，在分组的基础上计算生存率，也能用于不分组的资料，此时计算结果与积限法相同。

实际工作中，许多随访时间是 1 次/年或 1 次/月，随访结果只有某年或某月的观察人数、发生死亡事件人数和截尾人数，而没有每个观察对象确切的生存时间（完全数据和截尾数据），即只能获得按随访时间分组的资料。另外，当样本含量较大（如 $n \geqslant 50$）时，采用乘积极限法估计其生存率及其标准误较为繁琐，也可先将原始资料按照生存时间分组后再进行分析。实际上，寿命表法的提出早于乘积极限法，可看作乘积极限法的一种近似，它也是一种非参数法，适用于分组生存资料。下面结合实例说明该方法的应用。

例 14-1　某医师对 110 例原发性肺癌患者确诊后进行随访，得资料见表 14-1 第 2 栏到第 4 栏，试估计各时点生存率及其标准误、各时点总体生存率的 95%可信区间、中位生存时间，并绘制生存曲线。

表 14-1　寿命表法估计生存率及其标准误

序号 k （1）	确诊后月数 t_k （2）	期内截尾人数 C_i （3）	期内死亡人数 D_i （4）	期初观察人数 L_i （5）	校正人数 N_i （6）	死亡概率 q_i （7）	生存概率 p_i （8）	生存率 $S(t_i)$ （9）	标准误 $SE[S(t_i)]$ （10）
1	0～	1	25	110	109.5	0.228 3	0.771 7	0.771 7	0.040 1
2	1～	2	21	84	83.0	0.253 0	0.747 0	0.576 5	0.047 5
3	2～	1	30	61	60.5	0.495 9	0.504 1	0.290 6	0.044 1

续表

序号	确诊后月数	期内截尾人数	期内死亡人数	期初观察人数	校正人数	死亡概率	生存概率	生存率	标准误
k	t_k	C_i	D_i	L_i	N_i	q_i	p_i	$S(t_i)$	$SE[S(t_i)]$
(1)	(2)	(3)	(4)	(5)	(6)	(7)	(8)	(9)	(10)
4	3～	2	18	30	29.0	0.620 7	0.379 3	0.110 2	0.031 1
5	4～	0	2	10	10.0	0.200 0	0.800 0	0.088 2	0.028 5
6	5～	1	1	8	7.5	0.133 3	0.866 7	0.076 4	0.027 0
7	6～	0	2	6	6.0	0.333 3	0.666 7	0.051 0	0.023 3
8	7～	2	0	4	3.0	0.000 0	1.000 0	0.051 0	0.023 3
9	8～	0	1	2	2.0	0.500 0	0.500 0	0.025 5	0.021 5
10	9～10	1	0	1	0.5	0.000 0	1.000 0	0.025 5	0.021 5

1. 计算生存率及其标准误　本例生存时间以月为单位，现对表 14-1 中各栏的含义解释如下：

第 1 栏为序号：本例 i=1，2，3，…，10。

第 2 栏为确诊后月数 t_i。“0～”表示从确诊日起存活不满 1 个月，“1～”表示确诊后存活满 1 个月但未满 2 个月，其他依此类推。

第 3 栏为期内截尾人数 C_i，表示确诊后满 t 个月但未满 t+1 个月期间截尾的人数。如 C_3=1，表示确诊后满 2 个月但未满 3 个月期间有 1 例截尾。

第 4 栏为期内死亡人数 D_i，表示确诊后满 t 个月但未满 t+1 个月期间发生死亡事件的人数。如 D_1=25，表示确诊后未满 1 个月有 25 例死于原发性肺癌；D_4=18 表示确诊后满 3 个月但未满 4 个月有 18 例死于原发性肺癌。

第 5 栏为期初观察人数 L_i，指 t 个月初尚存活的病例数。此栏目自上而下相减求得。

第 6 栏为校正人数 N_i，相当于实际观察人月数。凡在 t 个月内截尾的病例都被当作平均观察了半月时间，因此校正人数 N_i 等于月初观察人数减去当月截尾人数的一半。

第 7 栏为死亡概率 q_i，表示确诊后活满 t 个月的病人在今后 1 个月内死亡的概率。

第 8 栏为生存概率 p_i，表示确诊后活满 t 个月的病人在今后 1 个月内存活的概率。

第 9 栏为 i（t+1）个月的生存率，表示确诊后活满相应时点的概率，依据概率的乘法定律计算。

第 10 栏为生存率的标准误 $SE[S(t_i)]$。

2. Life Tables 过程　用于制作寿命表；绘制各种曲线如生存函数、风险函数曲线等；对某一研究因素不同水平的生存时间分布进行比较，控制另一因素后对研究因素不同水平的生存时间分布进行比较，包括从总体上比较和不同水平之间进行两两比较。

二、SPSS 界面介绍

1. 主界面　“Analyze==>Survival==>Life Tables”，弹出如下界面（图 14-1）。

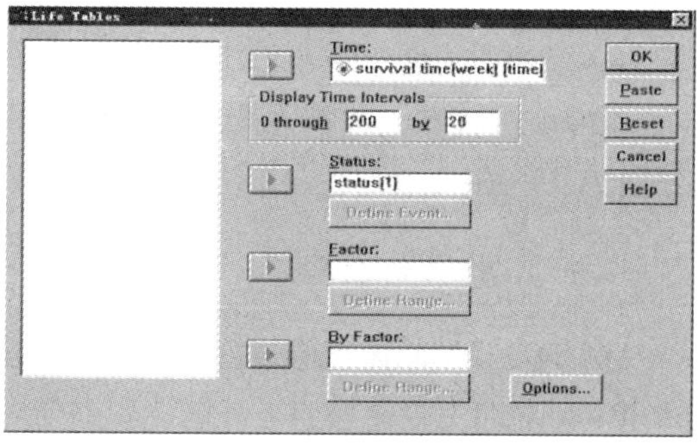

图 14-1　寿命表主对话框

“Time”框：选入生存时间变量。“Display Time Intervals”框：欲输出生存时间范围及组距。

在“By”前面的框内填入生存时间上限（此区间必须包括生存时间的最大值）；在“By”后面的框内填入生存时间的组距。

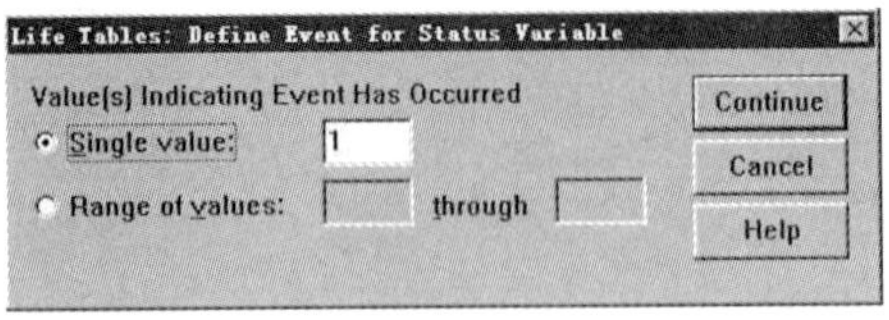

图 14-2　定义终结事件标记值的对话框

“Status”框：选入生存状态变量，并定义终结事件的标记值。

选入变量“Status”后，“Define Event”钮被激活变黑，点击该按钮，弹出定义终结事件标记值的对话框（图 14-2）。对二分类变量，一般以死亡、复发、恶化等表示终结事件。本例以死亡为终结事件，其标记值为 1，故在“Single value”框内填入 1。击“Continue”钮。若生存状态变量取值为一连续型变量，如反应变量为收缩压，则在下面的“Range of values”框中输入“140 through 400”，此处上限输入“400”是随意输入的上限，目的是为了定义高血压患者，保证包括所有的高血压病例，具体情况具体分析。

“Factor”框：定义第 1 层因素，即分组因素。

“By Factor”框：定义第 2 层因素，即分层因素。

2. 定义输出项(options)　单击“Options”按钮，弹出选项对话框（图 14-3）。

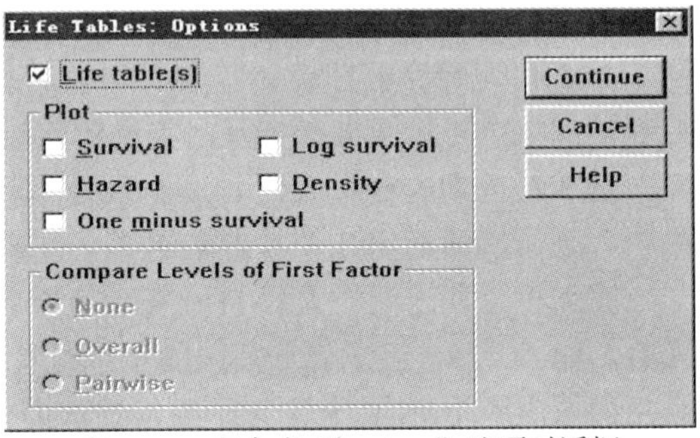

图 14-3　寿命表“Options”选项对话框

“Life Table（s）”复选框：输出寿命表，系统默认。

“Plot”复选框：统计图。包括：

（1）“Survival”：累积生存函数曲线。

（2）“Hazard”：累积风险函数散点图。

（3）“One minus survival”：生存函数被 1 减后的曲线。

（4）“Log survival”：对数累积生存函数曲线。

（5）“Density “：密度函数散点图。

“Compare Levels of First Factor”：对第 1 层因素不同水平的比较，即主对话框（见图 14-1）中的“Factor”框中所选入的因素。包括：

（1）“None”：不做比较。系统默认。

（2）“Overall”：整体比较。

（3）“Pairwise”：两两比较。

本例因没有分组因素，故“Compare Levels of First Factor”选项均不可选。

三、操 作 步 骤

SPSS 的应用，寿命表法有两种方式，一为直接用原始数据，二为应用频数表资料。分别予以介绍：

（一）用原始数据

例 14-2　某临床试验对 20 名第Ⅲ或第Ⅳ期黑色素瘤患者进行随访研究，截至研究期结束，记录的生存资料如下，试计算 100 周生存率。

12.8 15.6 24.0 + 26.4 29.2 30.8 + 39.2 42.0 58.4 + 72.0 + 77.2 82.4 87.2 + 94.4 + 97.2 +

106.0 + 114.8 + 117.2 + 140.0 + 168.0+（数据后跟符号“+”表示该数据为删失数据）。

1. 建立数据库 生存时间变量名为“时间”，生存状态为“状态”，其中 1=死亡，0=删失。

2. 打开主界面 “Analyze==>Survival==>Life Tables”。

3. 变量设置 “Time”框：选入“时间”。

“Display Time Intervals”框：在“by”前面的框内填入“200”（此区间必须包括生存时间的最大值）；在“by”后面的框内填入“20”，以保证结果列出“100-”的组段。

“Status”框：选入“状态”。

4. 单击“Define Event”钮 弹出定义终结事件标记值的对话框，在“Single value”框内填入“1”。单击“Continue”钮。

5. 单击“Options” 弹出选项对话框。

“Life Table（s）”：选中。

“Plot”（统计图）：选中“Survival”。

单击“Continue”钮回到主界面。

单击“OK”，输出结果。见表 14-2 和图 14-4。

表 14-2 寿命表 [a]

期初时间	期初记入数	期内退出数	历险数	期间终结数	终结比例	生存比例	期末的累积生存比例	期末的累积生存比例的标准误	概率密度	概率密度的标准误	风险率	风险率的标准误
0	20	0	20.000	2	.10	.90	.90	.07	.005	.003	.01	.00
20	18	2	17.000	3	.18	.82	.74	.10	.008	.004	.01	.01
40	13	1	12.500	1	.08	.92	.68	.11	.003	.003	.00	.00
60	11	1	10.500	1	.10	.90	.62	.12	.003	.003	.01	.00
80	9	3	7.500	1	.13	.87	.53	.13	.004	.004	.01	.01
100	5	3	3.500	0	.00	1.00	.53	.13	.000	.000	.00	.00
120	2	0	2.000	0	.00	1.00	.53	.13	.000	.000	.00	.00
140	2	1	1.500	0	.00	1.00	.53	.13	.000	.000	.00	.00
160	1	1	.500	0	.00	1.00	.53	.13	.000	.000	.00	.00

a. 中位数生存时间为 160.0000.

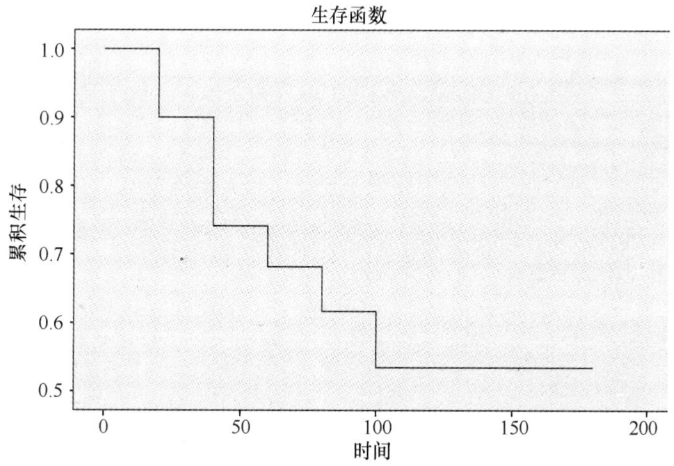

图 14-4 累积生存函数曲线

6. 结果解释 寿命表包含的项目见表中解释，累积生存函数曲线，见图 14-4。中位数生存时间（the median survival time for these data ）为 160.00，表示本例的中位生存时间为

“160.00”，从图 14-4 的累积生存函数曲线看，曲线与生存率等于 0.5 的横线不相交，故中位生存时间无法估计。本例的 100 周生存率为 53.47%。

本例对表中的内容作了汉语翻译，如输出结果为英文，英汉对照如下：

Intrvl Start Time：生存时间的组段下限。

Number Entrng this Intrvl：进入该组段的观察例数。

Number Wdrawn During Intrval：该组段的删失例数。

Number Exposed to Risk：暴露于危险因素的例数，即有效观察例数。

Number of Termnl Events：终结事件的例数，即死亡例数。

Propn Terminating：终结事件比例，即死亡比例。

Propn Surviving：生存比例。

Cumul Propn Surv at End：至本组段上限的累积生存率。

Probability Densty：概率密度。

Hazard Rate：风险率。

SE of Cumul Surviving：累积生存率的标准误。

SE of Probability Densty：概率密度的标准误。

SE of Hazard Rate：风险率的标准误。

	生存月	状态	频数
1	0	1	25.0
2	0	0	1.0
3	1	1	21.0
4	1	0	2.0
5	2	1	30.0
6	2	0	1.0
7	3	1	18.0
8	3	0	2.0
9	4	1	2.0
10	4	0	.0
11	5	1	1.0
12	5	0	1.0
13	6	1	2.0
14	6	0	.0
15	7	1	.0
16	7	0	2.0
17	8	1	1.0
18	8	0	.0
19	9	1	.0
20	9	0	1.0

图 14-5 Life Tables 资料数据库

（二）频数表资料

对例 14-1 进行 SPSS 分析。

1. 建立数据库 对于频数表资料，其基础资料是表 14-1 第 2 栏到第 4 栏（之后各列是计算所得），据此，建立数据库格式如图 14-5，“生存月”表示原表中确诊后月数，“状态”表示当前存活状态，1=死亡，0=删失，“频数”表示频数表中死亡或删失人数。

2. 将资料指定为频数表形式 在主界面上“Data==>Weight Cases”，将数据指定为频数格式（图 14-6）。

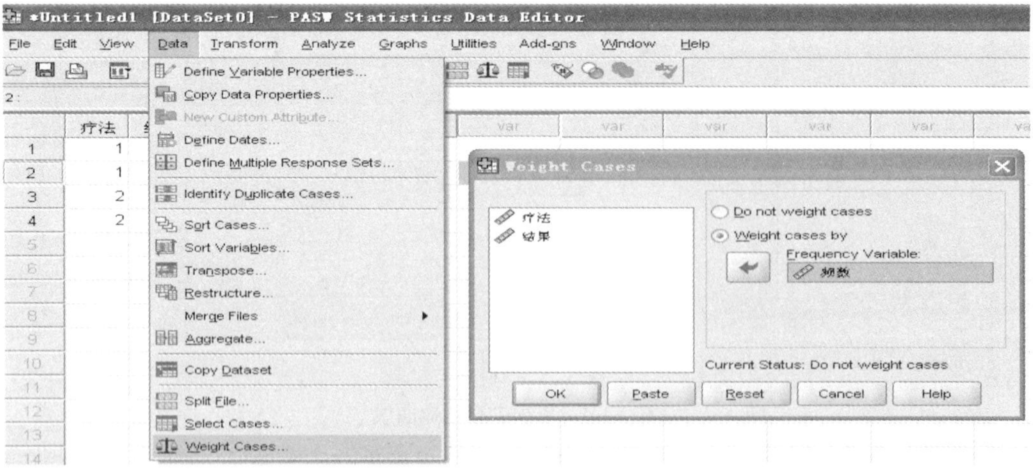

图 14-6 将资料指定为频数表形式

“Weight Cases by”单选框：选中；“Freqency Variable”：选入“频数”，定义频数变量；单击“OK”钮。

3. 打开主界面 “Analyze==>Survival==>Life Tables”。

“Time”框：选入生存时间变量。

“Display Time Intervals”框：在“by”前面的框内填入“10”（此区间必须包括生存时间的最大值）；在“by”后面的框内填入“1”。

“Status”框：选入“状态”。

4. 单击“Define Event”钮 弹出定义终结事件标记值的对话框，在“Single value”框内填入“1”。单击“Continue”钮。

5. 单击“Options” 弹出选项对话框。

“Life Table（s）”：选中。

“Plot”（统计图）：选中“Survival”。

单击“Continue”钮，回到主界面。单击“OK”，输出结果。见表 14-3 和图 14-7。

6. 结果解释 表 14-3 为寿命表，其包含的项目见表中解释，图 14-7 为累积生存函数曲线。详细解释同上。

表 14-3 110 例原发性肺癌患者确诊后随访资料寿命表

期初时间	期初记入数	期内退出数	历险数	期间终结数	终结比例	生存比例	期末的累积生存比例	期末的累积生存比例的标准误	概率密度
0	110	1	109.500	25	.23	.77	.77	.04	.228
1	84	2	83.000	21	.25	.75	.58	.05	.195
2	61	1	60.500	30	.50	.50	.29	.04	.286
3	30	2	29.000	18	.62	.38	.11	.03	.180
4	10	0	10.000	2	.20	.80	.09	.03	.022
5	8	1	7.500	1	.13	.87	.08	.03	.012
6	6	0	6.000	2	.33	.67	.05	.02	.025
7	4	2	3.000	0	.00	1.00	.05	.02	.000
8	2	0	2.000	1	.50	.50	.03	.02	.025
9	1	1	.500	0	.00	1.00	.03	.02	.000

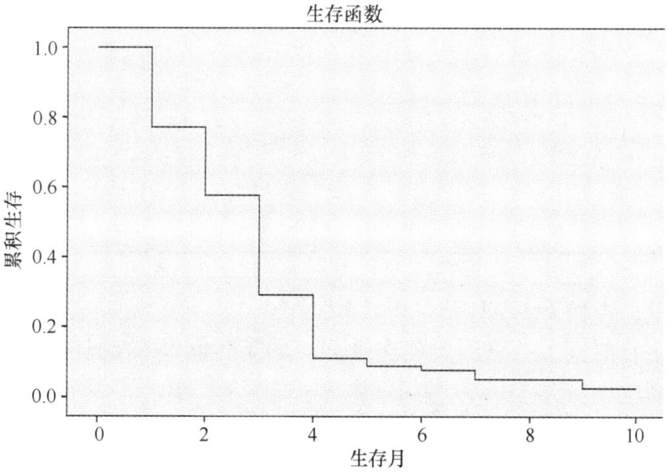

图 14-7 累积生存函数曲线

第二节 Kaplan-Meier 过程

一、统计方法简介

乘积极限法（product-limit）是一种非参数法，简称为积限法或 PL 法，它是由统计学家 Kaplan 和 Meier 于 1958 年首先提出，因此又称为 Kaplan-Meier 法（K-M 法），是利用条件概率及概率的乘法原理计算生存率及其标准误的。

（一）生存资料描述

例 14-3 某医师采用手术疗法治疗 12 例宫颈癌患者，随访时间（月）记录如下：

1，2，3，4，5，7，8^+，11^+，15，18，33^+，36，38^+。试作生存分析（估计各时点生存率及其标准误、各时点总体生存率的 95%可信区间、中位生存时间，并绘制生存曲线）（不带“+”号者表示已死亡，即完全数据，带“+”号者表示截尾数据）。

计算生存率及其标准误，需列表 14-4。本例生存时间以月为单位，并将 t 个月当作一个时点看待。现对其各栏的含义解释如下：

表 14-4 乘积极限法估计生存率及其标准误计算表

序号 k （1）	生存时间 t_k （2）	死亡数 d_k （3）	期初病例数 n_k （4）	死亡概率 q_k （5）	生存概率 p_k （6）	生存率 $S(t_k)$ （7）	标准误 $SE[S(t_k)]$ （8）
1	1	1	12	1/12	1−1/12	0.916 7	0.079 8
2	2	1	11	1/11	1−1/11	0.833 3	0.107 6
3	4	1	10	1/10	1−1/10	0.750 0	0.125 0
4	5	1	9	1/9	1−1/9	0.666 7	0.136 1
5	7	1	8	1/8	1−1/8	0.583 3	0.142 3
6	8^+	0	7	0/7	1−0/7	0.583 3	0.142 3
7	11	1	6	1/6	1−1/6	0.486 1	0.155 8
8	15	1	5	1/5	1−1/5	0.388 9	0.152 0
9	18	1	4	1/4	1−1/4	0.291 7	0.141 7
10	33^+	0	3	0/3	1−0/3	0.291 7	0.141 7
11	36	1	2	1/2	1−1/2	0.145 8	0.134 8
12	38^+	0	1	0/1	1−0/1	0.145 8	0.134 8

第 1 栏为序号：本例 i=1，2，3，…，12。

第 2 栏是将生存时间 t 由小到大顺次排列，如某时间既有完全数据又有截尾数据，将截尾数据排在后面。

第 3 栏为 t 个月的死亡人数 d_i，如生存时间 t 为 5 个月时有 1 例死亡，相应的 d_4=1。截尾患者即使已死亡，也非死于处理措施（手术疗法），所以相应的 d=0，如生存时间 t 为 8 个月时有 1 例截尾，相应的 d_6=0。

第 4 栏为期初病例数 n_i，即恰好在 t 时点以前尚存活的病例数，如 t 为 5 个月时对应的 n_4=9，表示恰好在 5 个月时点前有 9 人存活。

第 5 栏计算各时点死亡概率 q_k，即恰好在 t 时点以前尚存活的患者在 t 时点上（第 t 个月）死亡的概率，其计算公式为 $q_i=d_i/n_i$。如“q_4”表示恰好在 5 个月时点前尚存活的 9 例患者在 5 个月时点上（实指治疗后第 5 个月的第 1 天到第 30 天）的死亡概率为 q_4=1/9。

第 6 栏计算各时点生存概率 p_i，即恰好在 t 时点以前尚存活的患者在 t 时点上（第 t 个月）继续存活的概率，其计算公式为 $p_i=1-q_i=1-d_i/n_i$。如 t 为 5 个月时对应的 $p_4=1-q_4=1-d_4/n_4=1-1/9$。

第 7 栏计算各时点生存率 $S(t_k)$，即患者活过 t 时点的概率，依据概率的乘法定律计算。

（二）生存率的比较

可选用的检验方法有：Logrank 法、广义 Wilcoxon 法和 Cox-Mantel 法等。当拒绝 H_0 时，认为几个生存分布不相同。

Logrank 检验又称为对数秩检验（log rank test），其基本思想是：假定无效假设成立（两总体生存曲线无差别），则根据两种处理不同生存时间的初期观察人数和理论死亡概率计算出的理论死亡数，与实际死亡数应相差不大，否则无效假设不成立，认为两条生存曲线差异有统计学意义。对数秩检验可用于两个或多个样本生存曲线的比较，其检验统计量的计算用 χ^2。

当比较的几个样本生存分布，全部为完全数据时，本检验又称为 Savage 检验。

Kaplan-Meier 法用于：

（1）估计某研究因素不同水平的中位生存时间。

（2）比较该研究因素不同水平的生存时间有无差异。

（3）控制一分层因素后对研究因素不同水平的生存时间比较（此时将按分层因素的不同水平分析研究因素对生存时间的影响）。

二、SPSS 界面介绍

1. 主界面（图 14-8）

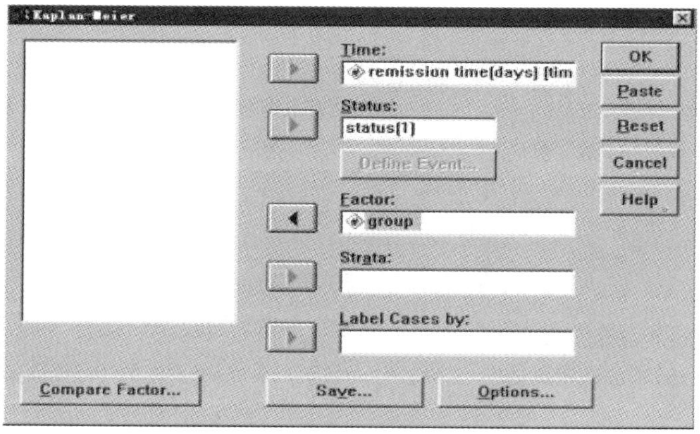

图 14-8 Kaplan-Meier 主对话框

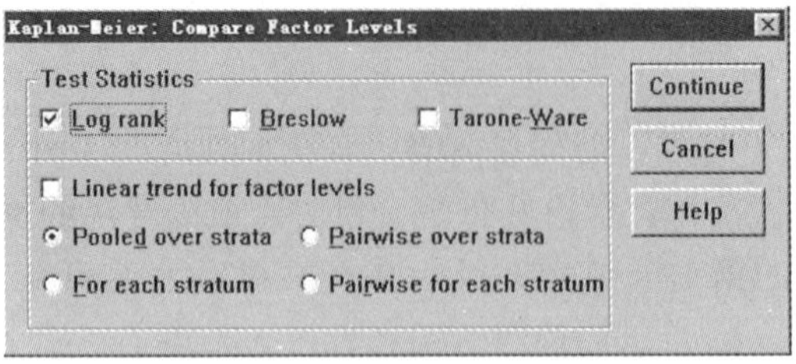

图 14-9　分组因素水平间比较对话框

"Time"框：选入生存时间变量。

"Status"框：选入生存状态变量。

"Factor"框：选入分组变量。

"Strata"框：选入分层变量。

"Lables Cases"框：给个体标记。

"Compare Factor"选项：单击"Compare Factor"按钮，弹出选项对话框（图 14-9）。

2. "Compare Factor"界面　"Test Statistics"复选框：检验统计量，包括如下选项。

"Log rank"：检验生存分布是否相同，各时间点权重一样。

"Breslow"：检验生存分布是否相同，以各时间点的观察例数为权重。

"Tarone-Ware"：检验生存分布是否相同，以各时间点的观察例数的平方根为权重。

"Linear trend for factor levels"：分组因素水平间的线性趋势检验。

"Pooled over strata"：水平间的整体比较。系统默认。

"For each stratum"：按分层变量，对每一层进行分组因素各水平间的整体比较。

"Pairwise over strata"：分组因素各水平间的两两比较。

"Pairwise for each stratum"：按分层变量，对每一层进行分组因素各水平间的两两比较。

3. "Save"选项　单击"Save"按钮，弹出"Save New Variables"（保存新变量）对话框（图 14-10）。

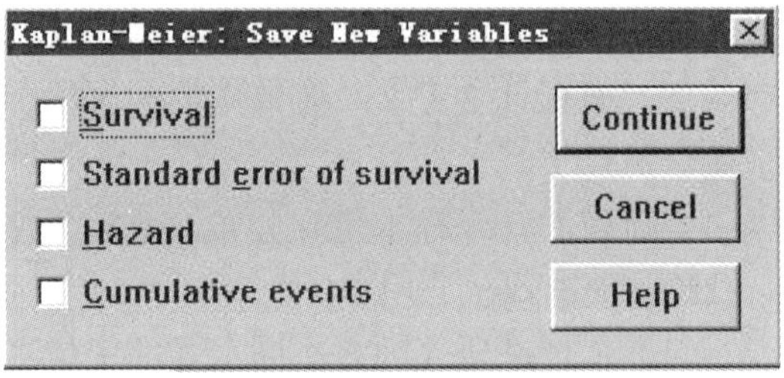

图 14-10　保存新变量对话框

Survival：累积生存率估计。

Standard error of survival：累积生存率估计的标准误。

Hazard：累积风险函数估计。

Cumulative events：终结事件的累积频数。在各水平内，按生存时间和生存状态排序。

4. "Options"选项　单击"Options"按钮，弹出选项对话框（图 14-11）。Statistics：要求计算的统计量，有如下选项。

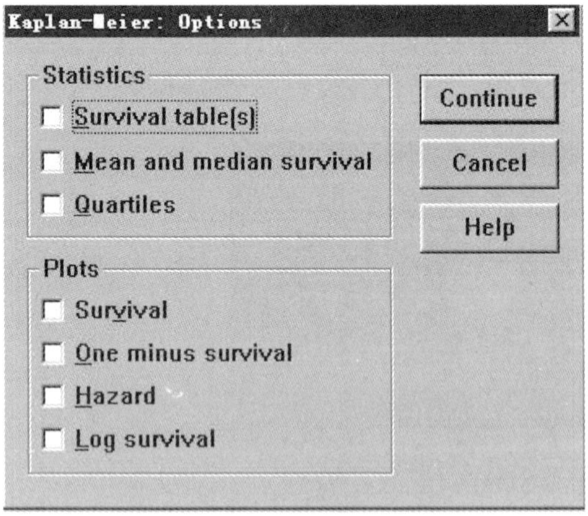

图 14-11　K-M 法选项对话框

（1）Survival table（s）：生存分析表。

（2）Mean and median survival：平均生存时间和中位生存时间及其标准误和可信区间。

（3）Quartiles：生存时间的第 25 百分位数、中位生存时间、第 75 百分位数。

Plot：统计图。包括如下选项：

（1）Survival：累积生存函数曲线。

（2）One minus survival：生存函数被 1 减后的曲线。

（3）Hazard：累积风险函数散点图。

（4）Log survival：对数累积生存函数曲线。

三、操 作 步 骤

例 14-4 欲比较单纯化疗与化疗加中药治疗白血病的疗效，选择26例白血病病例，其中10人单纯给予化疗（化疗组），16人在化疗基础上辅以中药治疗（化疗+中药组），规定死于白血病为失效事件，生存时间以月为单位，从治疗开始进行随访，然后作生存分析。

单纯化疗组：2+，13，7+，11+，6，1，11，3，17，7。

化疗+中药组：10，2+，12+，13，18，6+，19+，26，9+，8+，6+，43+，9，4，31，24。

该资料为含有截尾数据的小样本未分组资料，可采用Kaplan-Meier法（数据后跟符号"+"表示该数据为截尾数据）。

1. 建立数据库 需设置三个变量："time"表示"生存时间（月）"；"status"表示"当前存活状态"；1=死亡，0=删失；"group"表示"分组"；1=单纯化疗组，0=化疗+中药组。

2. 打开主界面 "Analyze==>Survival ==>Kaplan-Meier"。

"Time"框：选入"time"。

"Status"框：选入"status"；单击"Define events"钮，在"Single value"框右边的空格中输入"1"。

"Factor"框：选入"group"。

3. "Compare factors"列表框 "Test Statistics"：选择"Log rank"；"Linear trend for factor levels"：选"Pooled over strata"或"Pairwise over strata"。

4. "Option"列表框 "Statistics"：选入"Survival table（s）""Mean and median""Survival"；"Plots"：选"Survival"。单击"OK"钮。

5. 结果说明

（1）两种疗法的生存率及其标准误：见表14-5和表14-6。

表 14-5 单纯化疗组生存率及其标准误

生存时间（月）	变量状态	生存率	标准误
1	1	0.900 0	0.094 9
2	0	0.900 0	0.094 9
3	1	0.787 5	0.134 0
6	1	0.674 9	0.155 1
7	1	0.562 4	0.165 1
7	0	0.562 4	0.165 1
11	1	0.421 8	0.173 7
11	0	0.421 8	0.173 7
13	1	0.210 9	0.172 6
17	1	0.000 0	0.000 0

表 14-6 化疗+中药组生存率及其标准误

生存时间（月）	变量状态	生存率	标准误
2	0	1.000	0.000 0
4	1	0.933 3	0.064 4

续表

生存时间（月）	变量状态	生存率	标准误
6	0	0.933 3	0.064 4
6	0	0.933 3	0.064 4
8	0	0.933 3	0.064 4
9	1	0.848 5	0.099 9
9	0	0.848 5	0.099 9
10	1	0.754 2	0.125 6
12	0	0.754 2	0.125 6
13	1	0.646 5	0.146 8
18	1	0.538 7	0.157 0
19	0	0.538 7	0.157 0
24	1	0.404 0	0.165 7
26	1	0.269 4	0.155 9
31	1	0.134 7	0.123 1
43	0	0.134 7	0.123 1

（2）两种疗法的中位生存时间：见表 14-7，说明化疗+中药组的中位生存时间比单纯化疗组长。

表 14-7　两种疗法的中位生存时间

治疗方法	中位生存时间（月）	标准误	95%可信区间
单纯化疗	11.00	4.94	（1.32，20.68）
化疗+中药	24.00	7.52	（9.26，38.74）

（3）两种疗法生存曲线：见图 14-12，表示化疗+中药组的生存率在各时点均高于单纯化疗组。

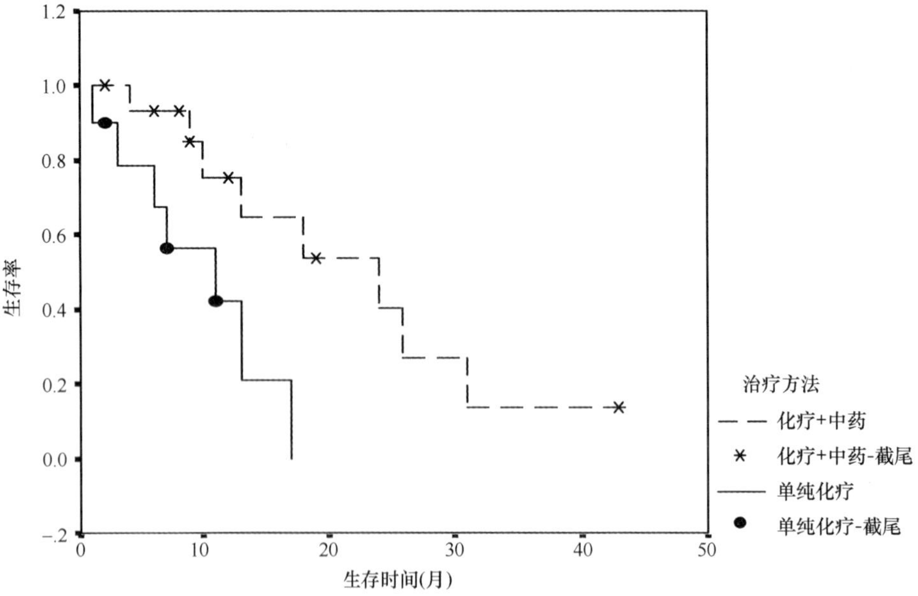

图 14-12　生存曲线

（4）两种疗法的生存率比较：见表 14-8。P=0.0103，可以认为两种疗法对白血病的治疗效果不同，化疗+中药效果较好。

表 14-8 时序检验结果

检验方法	统计量	自由度	P 值
log-rank	6.58	1	0.0103

第三节 Cox 回 归

一、统计方法简介

上面介绍生存分析方法，但它们只能研究一至两个因素对生存时间的影响，当对生存时间的影响因素有多个时，它们就无能为力了，Cox Regression 过程，是一种专门用于生存时间的多变量分析的统计方法。

Cox 回归是 20 世纪 60～70 年代发展起来的、应用于生存资料分析的比例风险模型（the proportional hazard model）。1972 年，英国统计学家 D.R.Cox 的研究工作使得比例风险模型的理论和实用性更大地推进了一步。因此许多统计学者把它称为 Cox 比例风险或 Cox 回归，是一种半参数模型，与参数模型相比，该模型不能给出各时点的风险率，但对生存时间分布无要求，可估计出各研究因素对风险率的影响，因而应用范围更广。

（一）Cox 回归分析基本原理

Cox 回归是生存分析中最重要的方法之一，其优点是适用范围很广，便于做多因素分析。用于研究各种因素（称为协变量，或伴随变量等）与生存期长短的关系，进行多因素分析。Cox 回归假定病人的风险函数如（公式 14-1）所示：

$$h_i(t) = h_0(t) \times \exp(\beta_1 x_{i1} + \beta_2 x_{i2} + \cdots + \beta_p x_{ip}) \qquad \text{（公式 14-1）}$$

式中 x_1，x_2，…，x_m 是协变量。

β_1，β_2，…，β_p 是回归系数，由样本估计而得。β_i>0 表示该协变量是危险因素，越大使生存时间越短；β_i<0 表示该协变量是保护因素，越大使生存时间越长。

h_0（t）为基础风险函数，它是全部协变量 x_1，x_2，…，x_m 都为 0 或标准状态下的风险函数，一般是未知的。

h_i（t）表示当各协变量值 x 固定时的风险函数，它和 h_0（t）成比例，所以该模型又称为比例风险模型（proportional hazard model）。

将 h_0（t）移到等式左边，并取自然对数，可得到：

$$\ln[h_i(t) / h_0(t)] = \beta_1 x_{i1} + \beta_2 x_{i2} + \cdots + \beta_p x_{ip} \qquad \text{（公式 14-2）}$$

从公式 13-2 可以看出，β_i 的流行病学意义是：预后因素 X_{ij} 每改变一个测量单位时所引起的相对风险度改变的自然对数，与 Logistic 回归模型中回归系数的意义相似。

同其他多元线性模型一样，Cox 回归最终是求出回归方程，即求出参数 β 的估计值 b，可采用极大似函数法，常用 Newton-Raphson 迭代法。至于参数估计值 b 有无统计学意义，还需要进行假设检验，常用方法有 Score 检验、Wild χ^2 检验等。

与其他多元线性模型不同之处是，生存分析资料有截尾值 t_i^+，其只知道病人在 t_i 时刻尚存活，不知其确切死亡时间，因此用指示变量来定义 t_i 是否为完全数据。其赋值规则为：当病人在 t_i 时间上为完全数据（死亡、复发等），赋值 1，为截尾值赋值 0。

（二）COX 回归的应用

和 Logistic 回归相似，COX 回归模型不用于估计生存率，主要用于因素分析。

1. 因素分析 分析哪些因素（协变量）对生存期的长短有显著作用；对各偏回归系数作显著性检验，如显著，则说明在排除其他因素的影响后，该因素与生存期的长短有显著关系。

2. 相对危险度估计 求各因素在排除其他因素的影响后，对于死亡的相对危险度（或比数比）。如某因素 X_i 的偏回归系数为 b_i，则该因素 X_i 对于死亡的比数比为 exp（b_i），当 X_i 为二值变量时，如转移（1=转移，0=不转移），exp（b_i）为转移相对于不转移对于死亡的相对危险度（或比数比）。

当 X_i 为等级变量时，如淋巴结转移，分 0、1、2、3、4 五个等级。exp（b_i）为每增加一个等级，死亡的相对危险度，如等级 3 相对于等级 0 其死亡的相对危险度为：exp（$3b_i$）。当 X_i 为连续变量时，如年龄（岁），exp（b_i）为每增加一岁时，死亡的相对危险度，如 60 岁相对于 35 岁其死亡的相对危险度为 exp（$25b_i$）

3. 比较各因素对于生存期长短的相对重要性 比较各标准化偏回归系数 b_i'绝对值的大小，绝对值大的对生存期长短的作用也大。

4. 考察因素之间的交互作用 如考察 *XL* 和 *XK* 之间的交互作用是否显著，再增加一个指标：*XLK*= *XL***XK*，如其偏回归系数 *bLK* 显著，则 *XL* 和 *XK* 之间的交互作用显著。

二、SPSS 界面介绍

1. 主界面（图 14-13） “Time” 框、“Status” 框前文已经介绍过了，其中 “Block 1 of 1” 右边的 “Next” 钮被激活。这个按钮用于确定不同自变量进入回归方程的方法，详见 “Method” 框的内容。用同一种方法进入回归方程的自变量在同一个 “Covariates” 框内。

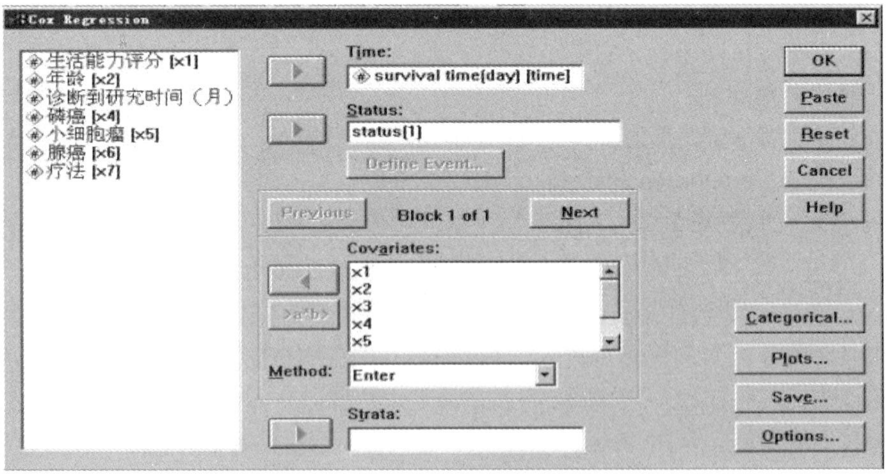

图 14-13 Cox 回归主对话框

“Covariates” 框：选入自/协变量，即选入认为可能对生存时间有影响的变量。

“Method” 框：选择自变量进入 Cox 回归方程的方法，SPSS 提供下面七种方法：

（1）Enter：“Covariates” 框内的全部变量均进入回归模型。

（2）Forward：Conditional，基于条件参数估计的向前法。

（3）Forward：LR，基于偏最大似然估计的向前法。

（4）Forward：Wald，基于 Wald 统计量的向前法。

（5）Backward：Conditional，基于条件参数估计的后退法。

（6）Backward：LR，基于偏最大似然估计的后退法。

（7）Backward：Wald，基于 Wald 统计量的后退法。

“Strata”框：定义分层因素，将生存时间按分层因素分别进行 Cox 回归。

2.“Categorical”界面 “Covariates”框内的变量中哪些是分类变量或字符型变量，系统默认字符型变量为分类变量，数字型变量为连续型变量。选入自变量后，“Categorical”钮被激活。点击“Categorical”钮，进入确定分类变量的对话框。见图 14-14。

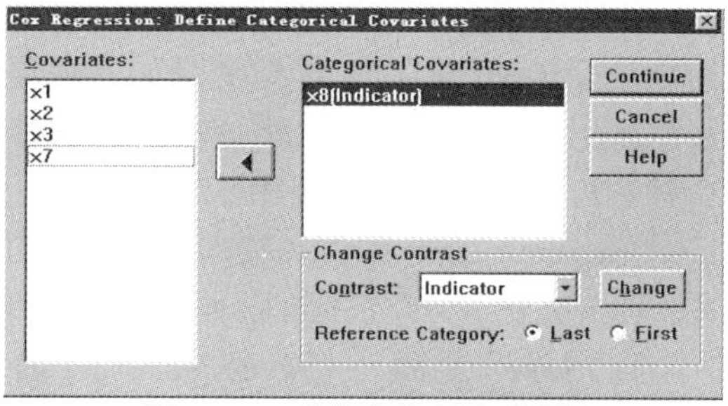

图 14-14 确定分类变量对话框

左边的“Covariates”框中列出了刚刚被选取的自变量，将分类变量选入“Categorical Covariates”框中。此时“Change Contrast”框被激活，可选择比较方法。SPSS 提供下面七种比较方法。

（1）Indicator：指示对比。用于指定某一分类变量的基线，即参照水平。这样计算出来的参数 OR/β_i 是以该变量的第一个或最后一个水平为基准水平（取决于下面的“Reference Category”中选择的是“Last”还是“First”）。

（2）Simple：差别对比。可计算该分类变量的各水平与参照水平相比的 *OR* 值。参照水平自身不用对比。对于本例来说，“Simple”与“Indicator”选项是一样的，前提是下面的“Reference Category”中所选择的同是“Last”（或“First”）。

（3）Difference：差别对比。分类变量欲比较水平与其前面的各水平平均值进行比较，当然也不包括第一水平。与 Helmert 法相反，因此也称反 Helmert 法。如第三水平与第一、第二水平的平均值相比，下同。

（4）Helmert：赫尔默特对比。分类变量欲比较水平与其后面各水平平均值进行比较，当然不包括最后一个水平。

（5）Repeated：重复对比。分类变量的各水平与其前面相邻的水平相比较（第一水平除外）。

（6）Polynomial：多项式对比。仅用于数字型的分类变量。无效假设是假设各水平是等距离的（可以是线性的关系，也可以是立方、四次方的关系）。例如年龄每增加 10 岁，死亡风险的增加值是一样的，但实际情况常常与此相反，如在 20 岁与 60 岁年龄段，年龄都增加 10 岁，所增加的死亡风险肯定是不一样的，具体情况需根据各人的研究课题、专业而定。

（7）Deviation：离差对比。除了所规定的参照水平外，其余每个水平均与总体水平相比。

Reference category：如果选择了“Deviation”“Simple”或“Indicator”三个选项，就必须选择“First”或“Last”作为参照水平。

完成上述选择后，单击“Change”钮，确认选择。若不需如上选项，可跳过去，直接用系统默认的选项。

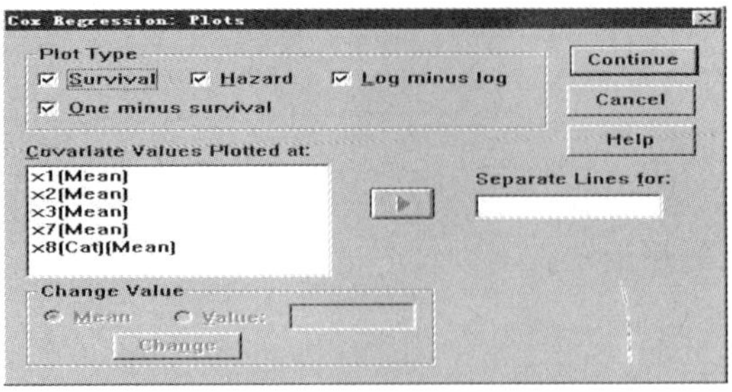

图 14-15　Cox 回归统计图对话框

3. "Plots"选项　定义图形类型(图 14-15)。

Survival：累积生存函数曲线。

Hazard：累积风险函数曲线。

Log minus log：对数累积生存函数乘以–1 后再取对数。

One minus survival：生存函数被 1 减后的曲线。

Change Value：系统默认用各变量的均数进行作图，但对字符型变量如癌症类型取均值则没有实际意义。若用分类变量的其他水平进行作图，则选定该变量，此时"Change Value"钮被激活，按"Value"钮，在其右边的框内输入所要用于作图的值。单击"Change"。

"Separate Line for"：输入分类变量的名称，此时可以用分类变量的不同水平进行作图。此分类变量必须包括在前面的自变量框中。

4. "Save"界面　"Save"界面用于要求存为的新变量（图 14-16）。

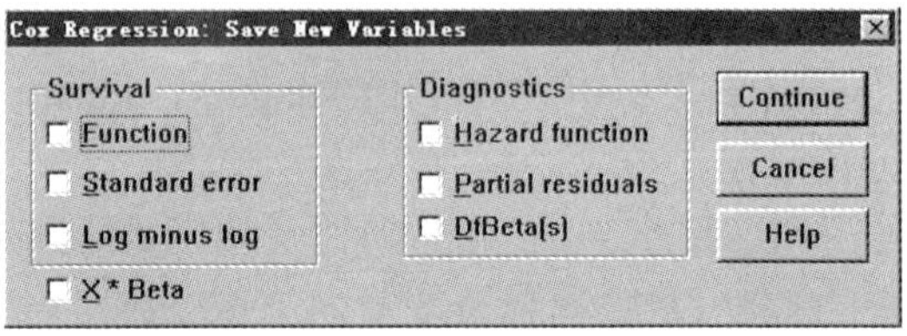

图 14-16　Cox 回归保存新变量对话框

Survival：生存函数。包括：

（1）Function：累积生存函数估计值。

（2）Standard error：累积生存函数估计值的标准误。

（3）Log minus log：对数累积生存函数乘以–1 后再取对数。

Diagnostics：回归诊断。包括：

（1）Hazard function Cox-Snell：残差。

（2）Partial residual：偏残差。

（3）Dfbeta（s）：剔除某一观察单位后的回归系数变化量。

X*Beta：线性预测得分。

5. "Options"选项　单击"Options"按钮，弹出选项对话框（图 14-17）。

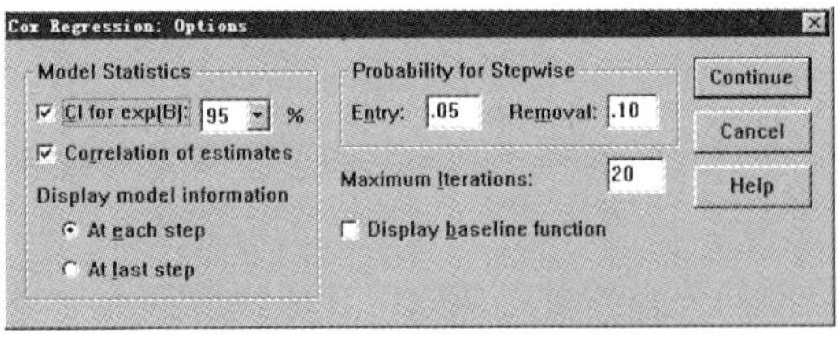

图 14-17　Cox 回归选项对话框

Model Statistics：模型统计量。包括：

（1）CI for exp（β）95%：相对危险度的可信区间。系统默认 95%可信区间。

（2）Correlation of estimates：回归系数的相关阵。

Display model：输出模型方式。包括：

（1）At each step：输出每一步的模型。系统默认。

（2）At last step：输出最后一步的模型。

Probability for Stepwise：模型保留变量的显著性水平。包括：

（1）Entry：系统默认选入变量为 $P \leqslant 0.05$。

（2）Removal：系统默认剔除变量为 $P > 0.10$。

Maximum Iterations：最大迭代次数，系统默认 20 次。

Display baseline function：输出风险基准函数以及基于各协变量均值的生存函数与风险函数。

三、操 作 步 骤

例 14-5 为了探讨乳腺癌术后的主要预后因素，某研究者随访观察了 39 例乳腺癌切除患者，随访内容包括患者的复发时间、结局及预后因素。原始资料见表 14-9。复发时间、结局及预后因素的定义及量化方法见表 14-10。试对该资料进行 Cox 回归分析。

表 14-9 39 例乳腺癌切除患者的复发时间资料

编号	X_1	X_2	X_3	X_4	t	d	编号	X_1	X_2	X_3	X_4	t
1	53	0	1	0	50	1	21	62	0	0	0	121
2	56	1	1	1	35	0	22	46	0	1	0	79
3	54	1	1	0	48	0	23	38	1	0	0	46
4	43	0	0	1	52	1	24	39	1	1	1	24
5	48	1	0	0	56	0	25	40	0	0	0	245
6	40	0	1	1	34	1	26	26	1	0	1	37
7	45	1	0	1	49	1	27	38	1	0	0	58
8	62	0	1	1	31	0	28	29	1	1	1	12
9	39	0	0	0	128	0	29	41	0	0	1	61
10	42	1	0	0	68	0	30	40	1	0	0	58
11	42	0	0	1	54	0	31	40	0	1	0	57
12	51	1	1	0	15	1	32	46	0	1	1	32
13	40	0	0	1	26	0	33	51	0	1	1	41
14	47	1	1	0	34	0	34	60	1	0	1	49
15	38	1	0	1	34	0	35	21	0	0	0	146
16	32	0	1	0	68	0	36	34	0	0	0	214
17	47	1	0	1	13	0	37	27	0	0	0	251
18	38	0	0	0	89	1	38	35	1	0	1	42
19	29	1	1	1	19	1	39	46	0	1	1	59
20	25	0	1	0	67	0						

表 14-10 患者复发时间、结局及预后因素的定义及量化方法

变量	含义	量化值	
X_1	年龄	实测值/岁	
X_2	组织学类型	低分化 1	高分化 0
X_3	淋巴结转移	有 1	无 0
X_4	浸润程度	突破浆膜层 1	未突破浆膜层 0
t	复发时间	实测值/月	
d	结局	复发 0	截尾 1

1. 建立数据库 格式如下（图 14-18）：

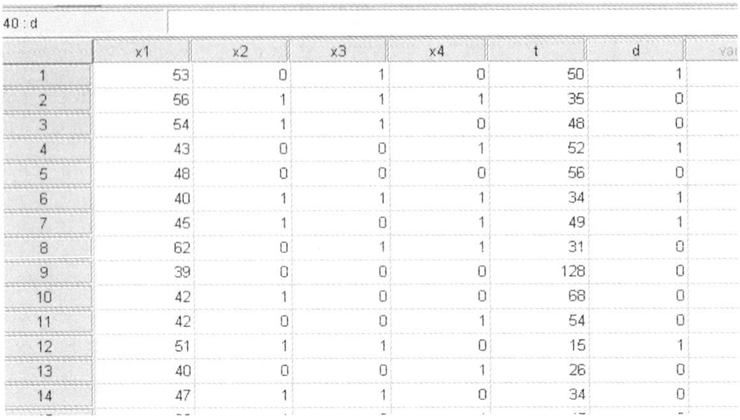
40 : d

	x1	x2	x3	x4	t	d
1	53	0	1	0	50	1
2	56	1	1	1	35	0
3	54	1	1	0	48	0
4	43	0	0	1	52	1
5	48	0	0	0	56	0
6	40	1	1	1	34	1
7	45	1	0	1	49	1
8	62	0	1	1	31	0
9	39	0	0	0	128	0
10	42	1	0	0	68	0
11	42	0	0	1	54	0
12	51	1	1	0	15	1
13	40	0	0	1	26	0
14	47	1	1	0	34	0

图 14-18 Cox 回归数据库形式

2. 进入分析过程 “Analyze==>Survival ==>Cox regression”。

3. 界面设置 “Time”框：选入“t”。

“Status”框：选入“d”，单击“define events”钮，在“single value”框右边的空格中输入“0”。

“Covariate”框：选入变量“x1，x2，x3，x4”。

点击“分类”按钮，进入其对话框，将分类变量选入右边框中。

点击“Plots”列表框，“Plot Type”：选“Survival”；“Separate Line for”：选入“x2”。

点击“Option”列表框。

Model Statistics：

（1）选 CI for exp（β）：输出回归系数 β 的 95%可信区间。

（2）选 Correlation of estimate：输出自变量的相关矩阵。

单击“OK”钮，输出如下结果（生存函数略）（表 14-11～表 14-13，图 14-19）。

表 14-11 Model if Term Removed

Term Removed		Loss Chi-square	Df	Sig.
Step 1	x2	10.524	1	.001
Step 2	x2	10.496	1	.001
	x4	10.175	1	.001
Step 3	x2	10.236	1	.001
	x3	5.676	1	.017
	x4	12.848	1	.000

表 14-12 Variables in the Equation

								95.0% CI for Exp（B）	
		B	SE	Wald	df	Sig.	Exp（B）	Lower	Upper
Step 3	x2	-1.606	.523	9.430	1	.002	.201	.072	.559
	x3	-1.078	.458	5.530	1	.019	.340	.139	.836
	x4	-1.911	.561	11.599	1	.001	.148	.049	.444

表 14-13　**Omnibus Tests of Model Coefficients**[a]

Step	-2 Log Likelihood	Overall （score）			Change From Previous Block		
		Chi-square	df	Sig.	Chi-square	df	Sig.
3	117.015	25.495	3	.000	26.240	3	.000

a. Beginning Block Number 1. Method = Forward Stepwise （Conditional LR）.

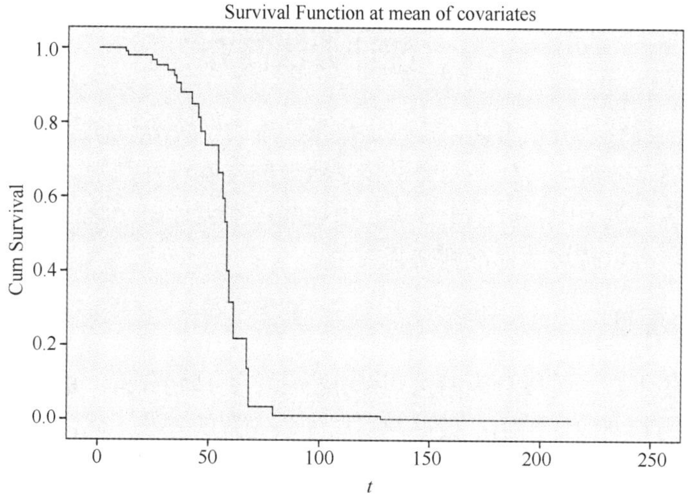

图 14-19　Cox 回归生存曲线

4. 结果解释

表 14-11 输出总例数、删失例数、失访例数（略）。

表 14-12 输出模型拟合迭代过程，可忽略。

表 14-13 输出对回归方程各参数 β 的估计值、标准误、Wald 卡方值、自由度、*OR* 值［Exp（B）］、*OR* 95%可信区间。

由表 14-13 可见，随访观察的四个因素中，除 *X*1 无统计学意义外，其他三个因素均有统计学意义。从各 b_j 值的符号来看，*X*2、*X*3 和 *X*4 均是延长复发时间的不利因素（危险因素）。

图 14-19 是对回归模型的检验。另可输出自变量的相关矩阵、自变量的均数及其在不同模式下的取值。

第15章　判 别 分 析

一、统计方法简介

判别分析是一种统计分组方法，就一定数量样本的一个分组变量和相应的其他多元变量的已知信息，确定分组与其他多元变量信息所属的样本进行判别分组。已知某种事物有几种类型，现从各种类型中各取一个样本，由这些样本设计出一套标准，使得从这种事物中任取一个样本，可以按这套标准判别其类型。

（一）基本思想

根据判别中的组数，可以分为两类判别分析和多类判别分析；根据判别函数的形式，可以分为线性判别和非线性判别；根据判别式处理变量的方法不同，可以分为逐步判别、序贯判别等；根据判别标准不同，可以分为距离判别、Fisher 判别、Bayes 判别法等。

判别分析通常都要设法建立一个判别函数，然后利用此函数来进行评判，判别函数主要有线性判别函数（linear discriminant function）。如果各组样品互相独立，且服从多元正态分布，就可建立线性判别函数。

建立判别函数有如下方法：

1. 最大似然法　用于自变量均为分类变量的情况，该方法建立在独立事件概率乘法定理的基础上，根据样品信息求得自变量各种组合情况下样品被归为任何一类的概率。当新样品进入，则计算它被分到每一类中的条件概率（似然值），概率最大的那一类就是最终评定的归类。

2. 距离判别　其基本思想是由训练样品得出每个分类的重心坐标，然后对新样品求出它们离各个类别重心的距离远近，从而归入离得最近的类。也就是根据个案离母体远近进行判别。最常用的距离是马氏距离，偶尔也采用欧式距离。距离判别的特点是直观、简单，适合于对自变量均为连续变量的情况进行分类，且它对变量的分布类型无严格要求，特别是并不严格要求总体协方差阵相等。

3. Fisher 判别　亦称典则判别，是根据线性 Fisher 函数值进行判别。此准则要求各组变量的均值有显著性差异。该方法的基本思想是投影，即将原来在 R 维空间的自变量组合投影到维度较低的 D 维空间去，然后在 D 维空间中再进行分类。投影的原则是使得每一类的差异尽可能小，而不同类间投影的离差尽可能大。Fisher 判别的优势在于对分布、方差等都没有任何限制，应用范围比较广。另外，用该判别方法建立的判别方差可以直接用手工计算的方法进行新样品的判别，这在许多时候是非常方便的。

4. Bayes 判别　许多时候，各类别的比例分布情况有一定的先验信息，也就是用样本所属分类的先验概率进行分析。Bayes 判别就是根据总体的先验概率，使误判的平均损失达到最小而进行的判别。其最大优势是可以用于多组判别问题。但是适用此方法必须满足三个假设条件，即各种变量必须服从多元正态分布、各组协方差矩阵必须相等、各组变量均值均有显著性差异。

（二）应用条件

（1）分组类型在两种以上，且组间样本在判别值上差别明显。

（2）组内样本数不得少于 2 个，并且样本数量比变量起码多 2 个。

（3）所确定的判别变量不能是其他判别变量的线性组合。

（4）各组样本的协方差矩阵相等。

（5）各判别变量之间具有多元正态分布。

（6）样品量在所使用的自变量个数的 10 倍以上时，建立的判别函数才比较稳定；而自变量个数在 8～10 时，函数的判别效果才能比较理想。

二、SPSS 界面介绍

1. 主界面 菜单中选择“Analyze==>Classify==>Discriminant”，弹出“判别分析”对话框。如图 15-1 所示，左侧是候选变量框，右侧有三个框：

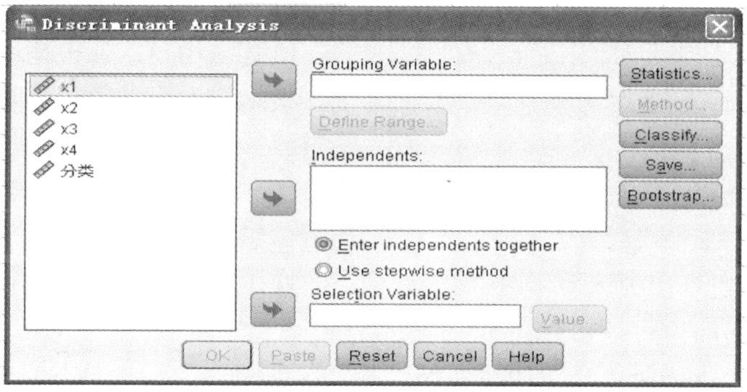

图 15-1 判别分析主界面

（1）分组变量框：用于选择已知的类别变量。进入变量后，激活“定义范围：”选项，具体确定变量的取值范围（图 15-2）。

（2）自变量框：用于选入建立判别函数所需的变量。可以是确定对结果判别有用的变量，也可以是可疑变量。后者可以逐步使用逐步法来筛选。

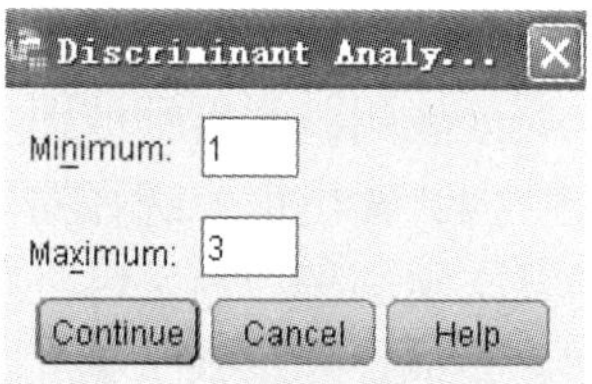

图 15-2 分组变量定义范围界面

一起输入自变量：所有自变量同时进入判别函数，系统默认值。

使用步进式方法：逐步判别法，按指定的进入/删除标准，依次引入和剔除变量，直到方程稳定为止。

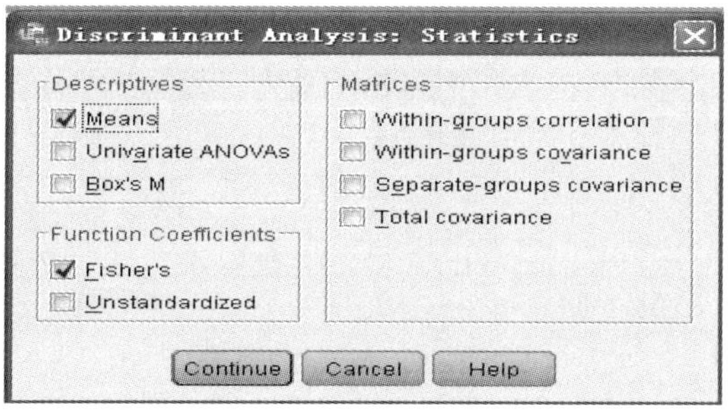

图 15-3 判别分析“Statistics”对话框

（3）选择变量框：默认隐藏，用于定义记录选择条件。选中一个变量引入框中，然后单击右侧的“值…”按钮弹出“判别分析：设置值”对话框中设定一个取值，这样全部记录中只有该变量取值等于该值的记录才纳入分析。

2. “Statistics”对话框 单击“Statistic（统计量）”按钮，弹出“判别分析：统计量”对话框如图 15-3 所示。

（1）描述统计量框：依次如下。

均值：给出各组（各分类）所有自变量的均数和标准差。

单变量 ANOVA：对所有自变量进行单因素分析，看它们在各组间有无差别。

Box′s M：进行组间协方差检验。

（2）函数系数框：判别函数系数，有两项。

Fisher′s：给出 Bayes 判别准则的判别函数。

未标准化：给出 Fisher 判别法建立的判别函数的未标化系数。

（3）矩阵框：自变量的系数矩阵。

组内相关：类内相关矩阵。

组内协方差：类内协方差矩阵。

分组协方差：对每类输出一个类间协方差矩阵。

总体协方差：总样本的协方差矩阵。

3. “Classify”对话框　单击“Classify”按钮，弹出“判别分析：分类”对话框，如图 15-4 所示。指定分类参数和判别结果。

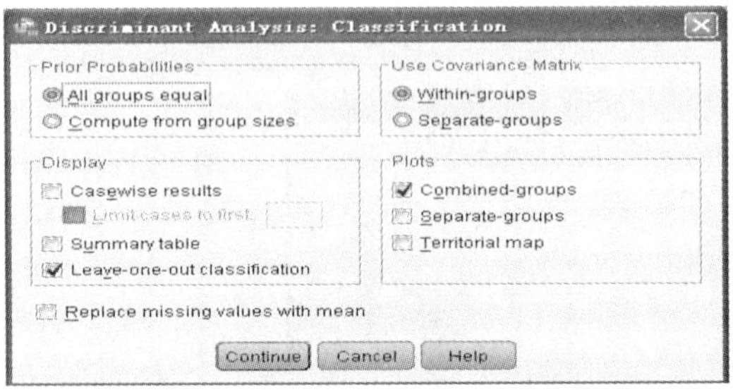

图 15-4　判别分析“Classify”对话框

（1）先验概率框：选择先验概率。

所有组相等：各类概率相等。

根据组大小计算：由各类的样本量计算决定。

（2）使用协方差矩阵：选择分类使用的协方差矩阵。

在组内：使用组内协方差矩阵。

分组：使用组间协方差矩阵。

（3）图形框：选择要求输出的统计图。

合并组：各类共同输出在一幅图中。

分组：每类单独输出一副散点图。

区域图：画出领域图（分类区域图）。

（4）输出框：选择需要输出的指标。

个案结果：输出每个观察单位判别后所属类别。将个案限制在前：按设定记录数输出前 *n* 条记录的判别结果。

摘要表：输出判别符合率结果表。

不考虑该个案时的分类：在建立判别函数时去掉该例，然后用函数进行判别，这样可以发现强影像点。这种方法也被称为交互验证（cross-validation）。

（5）使用均值替换缺失值：用该变量的均值代替缺失值。

4. “Save”对话框　单击“Save”按钮，弹出“判别分析：保存”对话框，如图 15-5 所示。指定生成并保存在数据文件中的新变量。

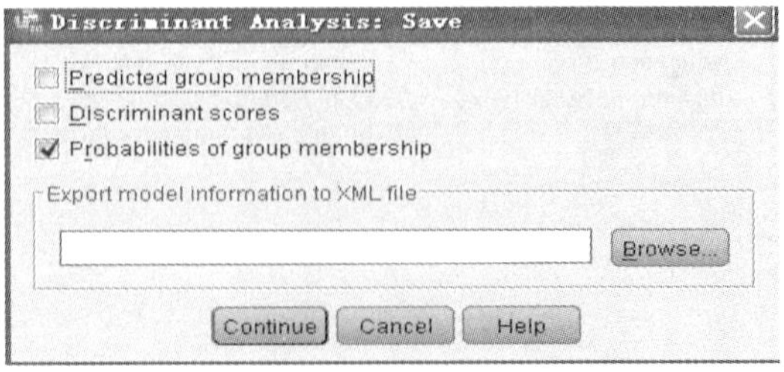

图 15-5　判别分析“Save”对话框

预测组成员：将预测观察单位所属类别保存为新变量。

判别得分：输出各记录的判别分数并保

存为新变量。

组成员概率：输出观察单位属于某一类的概率。

将模型信息输出到 XML 文件。

5. “Method”对话框　单击“Method”按钮，弹出“判别分析：步进法”对话框，如图 15-6 所示。用于选择进行逐步判别分析。

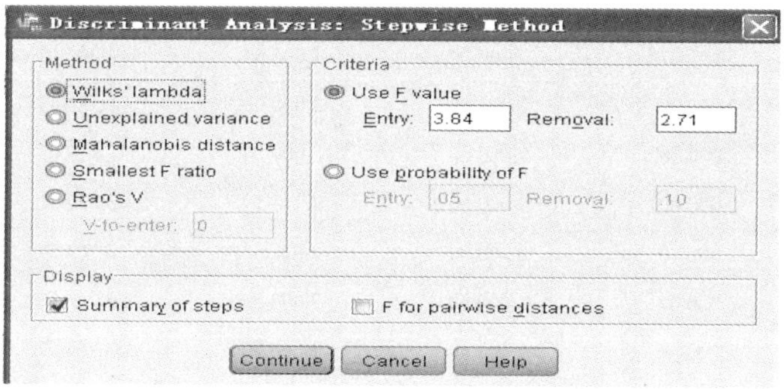

图 15-6　判别分析“Method”对话框

（1）方法框：选择逐步判别分析的方法。

Wilk′s lambda：使 Wilk 的统计量最小化法（系统默认）。

未解释方差：使各类不可解释的方差和最小化法。

Mahalanobis 距离：使最近两类间的 Mahalanobis 距离最大化法。

最小 *F* 值：使任何两类间的 *F* 值最大化法。

Rao′s V：使 Rao V 统计量最大化。可以对一个要加入到模型中的变量的 *V* 值指定一个最小增量。应该在该项下面的“V 至输入”后的矩形框中输入这个增量的指定值。

（2）标准框：选择逐步判别进入、删除变量的界值。

使用 *F* 值：使用 *F* 值（系统默认）。默认值：进入为 3.84，删除 2.71，即当被进入变量 *F* 值≥3.84 时才把该变量进入到模型中，否则变量不能进入模型；当要从模型中删除的变量 *F* 值≤2.71 时，该变量才删除模型，否则模型中的变量不会被删除。注意：进入值（进入变量的 *F* 值）＞删除值（删除变量的 *F* 值）。

使用 *F* 的概率：使用 *F* 值的概率。进入变量的 *F* 值概率的默认值是 0.05（5%）；删除变量的 *F* 值概率是 0.10（10%）。删除值（删除变量 *F* 值概率）>进入值（进入变量的 *F* 值概率）。

（3）输出框：选择输出内容。

步进摘要：仅要求显示进入或删除模型的变量统计值。即选择变量的小结。

两两组间距离的 *F* 值：要求显示两两类之间的两两 *F* 值矩阵。

主界面右侧“Bootstrap”是一种抽样填补缺失值的方法，在原始数据范围内做有放回的抽样，样本量为 *n*，原始数据中每个数据被抽到的概率均为 1/*n*。所得的样本为 Bootstrap 样本。抽样次数一般选择 1000。通常不用。

三、操 作 步 骤

例 15-1　欲用外周血单核细胞趋化因子的四个基因表态水平鉴定三类急性白血病，现收集 24 例患者完整、确认的资料见表 15-1，试做判别分析（引自：颜虹. 医学统计学. 人民卫生出版社）。

表 15-1 各指标的观测数据与判别结果

编号	*X*1	*X*2	*X*3	*X*4	原分类
1	2.298 85	2.313 87	2.000 00	4.162 51	1
2	2.198 66	2.000 00	2.000 00	3.685 74	1
3	2.117 27	2.000 00	2.000 00	4.204 12	1
4	2.000 00	2.000 00	2.000 00	3.594 83	1
5	2.000 00	2.000 00	2.000 00	3.919 03	1
6	2.000 00	2.000 00	2.773 79	3.832 51	1
7	2.000 00	2.000 00	2.017 03	3.753 51	1
8	2.000 00	2.000 00	2.000 00	4.204 12	1
9	2.000 00	2.401 40	2.000 00	3.108 57	2
10	2.000 00	2.000 00	2.000 00	2.788 88	2
11	2.000 00	2.285 56	2.000 00	3.617 84	2
12	2.000 00	2.704 15	2.000 00	4.114 11	2
13	2.000 00	2.053 08	2.000 00	2.960 00	2
14	2.000 00	2.000 00	2.000 00	2.702 43	2
15	2.000 00	2.392 70	2.000 00	3.336 66	2
16	2.000 00	2.000 00	2.000 00	3.027 35	2
17	2.000 00	2.361 73	2.000 00	2.000 00	3
18	2.515 87	2.262 45	2.000 00	2.000 00	3
19	2.000 00	2.544 07	2.000 00	2.898 18	3
20	2.000 00	2.000 00	2.334 45	2.763 43	3
21	2.000 00	2.553 88	3.109 58	3.339 05	3
22	2.000 00	2.748 96	2.315 97	2.913 28	3
23	2.000 00	2.719 33	2.000 00	2.645 42	3
24	2.510 55	2.222 72	2.000 00	2.000 00	3

（一）建立数据库

根据统计分析的要求，用五个变量来表述上述信息，即“X1、X2、X3、X4”表示 4 个自变量，“原分类”表示白血病原分类（见图 15-7 前 5 列）。

（二）分析操作

1. 进入分析界面 “Analyze==>Classify==>Discriminant”。

分组变量框：选入“原分类”。进入变量后，激活“定义范围：”选项，最小输入“1”，最大输入“3”。自变量框选入“X1、X2、X3、X4”。

2. 设置 Statistic 描述统计量框：选中“均值”；函数系数框下选“Fisher”。

3. 设置 Classify 先验概率框选择所有组相等。输出框选择不考虑该个案时的分类；

使用协方差矩阵下选择在组内。

4. 设置 Save 选择组成员概率。

单击“Continue”；单击“OK”，输出结果表 15-2～表 15-16。

表 15-2 Analysis Case Processing Summary

Unweighted Cases		N	Percent
Valid		24	7.4
Excluded	Missing or out-of-range group codes	0	.0
	At least one missing discriminating variable	0	.0
	Both missing or out-of-range group codes and at least one missing discriminating variable	300	92.6
	Total	300	92.6
Total		324	100.0

表 15-3 Group Statistics

原分类		Mean	Std. Deviation	Valid N （listwise）	
				Unweighted	Weighted
1	x1	2.0768475	.11667113	8	8.000
	x2	2.0392338	.11096980	8	8.000
	x3	2.0988525	.27278103	8	8.000
	x4	3.9195463	.24385166	8	8.000
2	x1	2.0000000	.00000000	8	8.000
	x2	2.2296113	.26015212	8	8.000
	x3	2.0000000	.00000000	8	8.000
	x4	3.2069800	.46916896	8	8.000
3	x1	2.1283025	.23757432	8	8.000
	x2	2.4266425	.26030591	8	8.000
	x3	2.2200000	.38834109	8	8.000
	x4	2.5699200	.51196881	8	8.000
Total	x1	2.0683833	.15563081	24	24.000
	x2	2.2318292	.26659441	24	24.000
	x3	2.1062842	.27747235	24	24.000
	x4	3.2321488	.69424442	24	24.000

表 15-4 Pooled Within-Groups Matrices

		x1	x2	x3	x4
Correlation	x1	1.000	-.167	-.326	-.385
	x2	-.167	1.000	.054	.638
	x3	-.326	.054	1.000	.391
	x4	-.385	.638	.391	1.000

表 15-5 Variables Entered/Removed[a, b, c, d]

Step	Entered	Wilks' Lambda							
						Exact F			
		Statistic	df1	df2	df3	Statistic	df1	df2	Sig.
1	x4	.342	1	2	21.000	20.197	2	21.000	.000
2	x2	.133	2	2	21.000	17.392	4	40.000	.000

At each step，the variable that minimizes the overall Wilks' Lambda is entered.

a. Maximum number of steps is 8.

b. Minimum partial F to enter is 3.84.

c. Maximum partial F to remove is 2.71.

d. F level，tolerance，or VIN insufficient for further computation.

表 15-6 Variables in the Analysis

Step		Tolerance	F to Remove	Wilks' Lambda
1	x4	1.000	20.197	
2	x4	.593	37.475	.633
	x2	.593	15.666	.342

表 15-7 Variables Not in the Analysis

Step		Tolerance	Min. Tolerance	F to Enter	Wilks' Lambda
0	x1	1.000	1.000	1.428	.880
	x2	1.000	1.000	6.095	.633
	x3	1.000	1.000	1.294	.890
	x4	1.000	1.000	20.197	.342
1	x1	.852	.852	2.018	.285
	x2	.593	.593	15.666	.133
	x3	.847	.847	3.186	.259
2	x1	.841	.513	1.924	.111
	x3	.783	.465	3.661	.096

表 15-8 Eigenvalues

Function	Eigenvalue	% of Variance	Cumulative %	Canonical Correlation
1	6.500[a]	100.0	100.0	.931
2	.001[a]	.0	100.0	.023

a. First 2 canonical discriminant functions were used in the analysis.

表 15-9 Wilks' Lambda

Test of Function（s）	Wilks' Lambda	Chi-square	df	Sig.
1 through 2	.133	41.315	4	.000
2	.999	.011	1	.918

表 15-10 Standardized Canonical Discriminant Function Coefficients

	Function	
	1	2
x2	-1.090	.707
x4	1.240	.388

表 15-11 Structure Matrix

	Function	
	1	2
x3[a]	.426*	.190
x1[a]	-.295*	-.268
x2	-.299	.954*
x4	.544	.839*

Pooled within-groups correlations between discriminating variables and standardized canonical discriminant functions

Variables ordered by absolute size of correlation within function.

a. This variable not used in the analysis.

*. Largest absolute correlation between each variable and any discriminant function.

表 15-12 Functions at Group Centroids

分类	Function	
	1	2
1	2.951	.015
2	-.063	-.030
3	-2.889	.016

Unstandardized canonical discriminant functions evaluated at group means.

表 15-13 Classification Processing Summary

Processed		324
Excluded	Missing or out-of-range group codes	0
	At least one missing discriminating variable	300
Used in Output		24

表 15-14 Prior Probabilities for Groups

分类	Prior	Cases Used in Analysis	
		Unweighted	Weighted
1	.333	8	8.000
2	.333	8	8.000
3	.333	8	8.000
Total	1.000	24	24.000

表 15-15 Classification Function Coefficients

	分类		
	1	2	3
x2	25.102	39.765	53.793
x4	13.339	4.505	-3.700
(Constant)	-52.835	-52.652	-61.613

Fisher's linear discriminant functions.

表 15-16 Classification Results[b, c]

		分类	Predicted Group Membership			Total
			1	2	3	
Original	Count	1	8	0	0	8
		2	0	8	0	8
		3	0	2	6	8
	%	1	100.0	.0	.0	100.0
		2	.0	100.0	.0	100.0
		3	.0	25.0	75.0	100.0
Cross-validated[a]	Count	1	8	0	0	8
		2	0	8	0	8
		3	0	2	6	8

续表

		分类	Predicted Group Membership 1	2	3	Total
Cross-validated[a]	%	1	100.0	.0	.0	100.0
		2	.0	100.0	.0	100.0
		3	.0	25.0	75.0	100.0

a. Cross validation is done only for those cases in the analysis. In cross validation, each case is classified by the functions derived from all cases other than that case.

b. 91.7% of original grouped cases correctly classified.

c. 91.7% of cross-validated grouped cases correctly classified.

（三）结果解释

表 15-2 为观察单位基本信息。说明未给予权重的有效观测单位数（unweighted cases）24 例，排除观测单位数 0 例。

表 15-3 给出了原分类各指标的均数和标准差及给予权重的情况。

表 15- 4 为按绝对值大小依次排列的各变量与主成分间的相关系数(pooled within-groups matrices）。

表 15-5 为应用步进统计(stepwise statistics)变量进入/删除情况(variables entered/removed)。

表 15-6 为进入方程的变量（variables in the analysis）情况。

表 15-7 为未进入方程的变量（variables not in the analysis）情况。

表 15-8 说明在分析中一共提取出两个维度的典型判别函数，其中第一个函数解释了所有变异（100%）。

表 15-9 用来说明建立的各个判别函数有无统计学意义，第一个判别函数的 Wilks'Lambda 值为 0.133，χ^2 值为 41.315，自由度为 4，P 值为 0.000，有统计学意义；第二个判别函数的 Wilks'Lambda 值为 0.999，χ^2 值为 0.011，自由度为 1，P 值为 0.918，无统计学意义。

表 15-10 为两个判别函数中各个变量的标准化系数，可用来判断两个函数分别主要受哪些变量的影响较大。同时，知道了该系数就可以写出标准化的判别函数式。

实际上两个函数式计算的是各观测在各个维度上的坐标值，这样我们就可以通过这两个函数式计算出各观测的具体空间位置。

表 15-11 为判别指标与主成分间的相关系数矩阵（structure matrix）。

表 15-12 为各类别重心在空间的坐标位置，此处为二维。如一类疾病重心为（2.951，–0.015）。这样，只要在前面计算出各观测具体坐标位置后，再计算出它们分别离散各重心的距离，就可以知道它们的分类了。

表 15-13 为缺失值的情况报告，结果为无缺失值。

表 15-14 为各分类的先验概率的情况，本例采用了等概率，均为 8/24。

表 15-15 给出了“Fisher”选项下的判别函数系数。据此可以写出三类疾病判别函数式如下：

一类急性白血病：$\hat{Y}_1 = -52.835 + 25.102X_2 + 13.339X_4$

二类急性白血病：$\hat{Y}_2 = -52.652 + 39.765X_2 + 4.505X_4$

三类急性白血病：$\hat{Y}_3=-61.613+53.793X_2-3.700X_4$

判别分析的目的就是根据判别函数对其他的观测对象进行判别。得到判别函数后，将需要判别分类的受试者代入每一个判别函数式，哪个函数分值大，其就属于那一类。

表 15-16 第一部分是使用普通方法对受试样本中每条记录的判别结果，等同于使用"个案结果"复选框的输出结果。可以看出该判别函数对三类疾病的正确判断率均为 100%。

第二部分为交互验证的结果，等同于使用"不考虑该个案时的分类"复选框的输出结果。该判别函数对三类疾病的正确判断率均为 100%。

表下的 b 表示：使用"个案结果"的方法得出判别函数的正确判断率为 91.7%。

表下的 c 表示：使用交互验证的方法得出判别函数的正确判断率为 91.7%。

图 15-7 左侧为原数据库，右侧显示使用"保存…"子对话框中选择"组成员概率"后，数据文件中添加了输出观测单位判别分析后属于某一类的概率，例如，第一观测单位属于一类疾病、二类疾病和三类疾病的概率分别是 0.93479、0.06521 和 0.0000，属于一类疾病概率最大。第一观测单位原分类为一类，判别分析的结果也为一类。

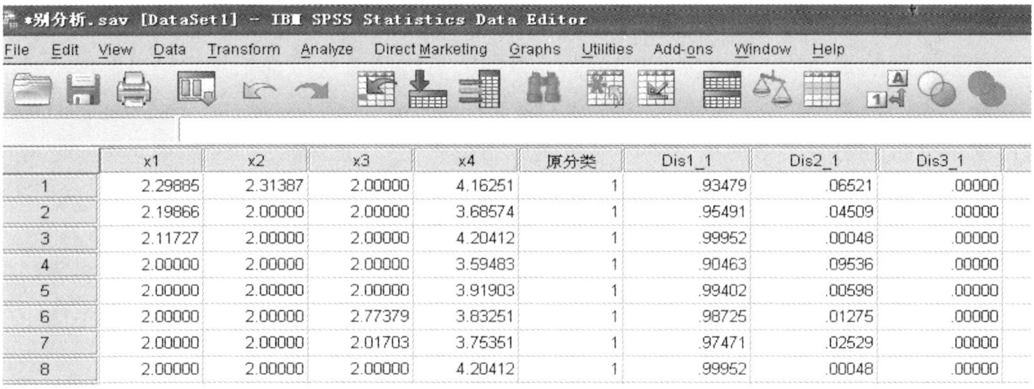

	x1	x2	x3	x4	原分类	Dis1_1	Dis2_1	Dis3_1
1	2.29885	2.31387	2.00000	4.16251	1	.93479	.06521	.00000
2	2.19866	2.00000	2.00000	3.68574	1	.95491	.04509	.00000
3	2.11727	2.00000	2.00000	4.20412	1	.99952	.00048	.00000
4	2.00000	2.00000	2.00000	3.59483	1	.90463	.09536	.00000
5	2.00000	2.00000	2.00000	3.91903	1	.99402	.00598	.00000
6	2.00000	2.00000	2.77379	3.83251	1	.98725	.01275	.00000
7	2.00000	2.00000	2.01703	3.75351	1	.97471	.02529	.00000
8	2.00000	2.00000	2.00000	4.20412	1	.99952	.00048	.00000

图 15-7　判别分析数据库及保存结果

第 16 章　聚类分析

第一节　系统聚类

一、统计方法简介

（一）基本思想

物以类聚。聚类分析是随机现象归类的一种多元统计分析方法。其在样品之间定义距离，在变量间定义相似系数，距离或相似系数代表样品或变量之间的相似程度。按相似程度的大小，将样品或指标逐一归类，关系密切的类聚到一个小的分类单位，然后逐步扩大，使得关系疏远的聚合为一个大的分类单位，直到所有样品或变量都聚集完毕，形成一个表示亲疏关系的谱系图。

聚类分析按照分类目的可分为样品聚类和指标聚类，指标聚类又称 R 型聚类，是将 M 个指标（变量）逐步归类的方法，其目的是减少指标数量，选择有代表性的指标。Q 型聚类又称样品聚类，是将 N 个样品逐步归类的方法，其目的是找出样品间的共性。

系统聚类，是实践中应用最广泛的一种聚类方法，其基本思想是：首先确定分类统计量和聚类方式，即规定样本之间的距离和类与类之间的距离。从计算得到的各个距离中找出距离最近的一对，把它们合并为一个新类；计算新类与其他类之间的距离，再将距离最近的两类合并，每进行一次则减少一类，直到把所有的样本都归为一类为止。根据样品之间和类与类之间距离的定义不同分为最长距离法和最短距离法。在最长距离法中定义两类之间的距离为两类中最远样品的距离，同理，最短距离法中的距离定义为两类中最近样品的距离。

系统聚类法进行聚类分析的步骤如下：

（1）确定待分类的样品或指标，将各样品独立视为一类，即 n 个样品一共有 n 类。

（2）计算各类之间的距离，得到一个距离对称矩阵，将距离最近的两个类并成一类。

并类后，如果类的个数大于 1，那么重新计算各类之间的距离，继续并类，直至所有样品归为一类为止。

（3）绘制系统聚类谱系图，按不同的分类标准或不同的分类原则，得出不同的分类结果。

（二）相似性系数

为了对样品或指标进行聚类，研究它们之间的关系，就要确立表达这种关系的聚类统计量，常用的统计量有相似性系数与距离两种。

1. R 型聚类的相似性系数　用相似系数大小来衡量变量之间的相似程度（或关联程度）。通常用简单相关系数 r 的绝对值定义相似性系数。当变量均为定性变量时，最好用

列联系数 C 定义相似性系数。

$$r = \frac{\sum(x-\bar{x})(y-\bar{y})}{\sqrt{\sum(x-\bar{x})^2 \sum(y-\bar{y})^2}} \qquad \text{（公式 16-1）}$$

$$c_{ij} = \sqrt{\frac{\chi^2}{\chi^2 + n}} \qquad \text{（公式 16-2）}$$

2. Q 型聚类的相似系数　将 n 个样品看成是 m 维空间的 n 个点，用两点间的距离定义相似系数，距离越小，表示样品间相似程度程高。

（1）欧氏距离

$$d_{ij} = \sqrt{\sum_{k=1}(X_{ik} - X_{jk})^2} \qquad \text{（公式 16-3）}$$

（2）绝对距离

$$d_{ij} = \sum_{k=1}\left|X_{ik} - X_{jk}\right| \qquad \text{（公式 16-4）}$$

二、SPSS 界面介绍

1. 主对话框　菜单中选择“Analyze==> Classify==>hierarchical cluster”，弹出“判别分析”对话框。如图 16-1 所示。

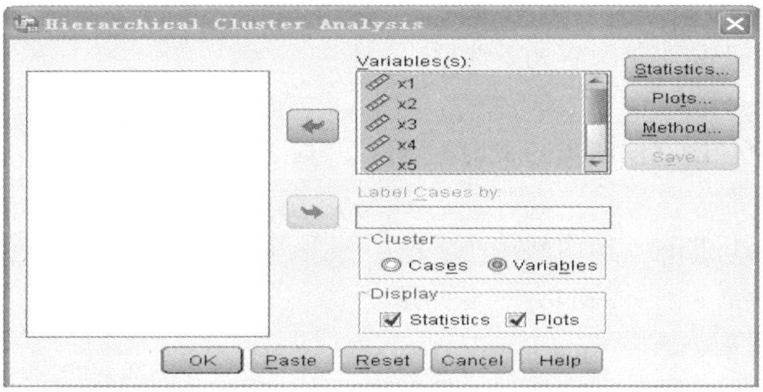

图 16-1　聚类分析数主界面

（1）变量框：用于选入进行聚类分析的变量。

（2）标签变量（标注个案）：如果是 Q 型聚类（样品聚类），可选择一个字符型标记变量移入框中。

（3）聚类框组：用于选择聚类类型。

案例（个案）：选择样品聚类。

变量：选择指标聚类。

（4）显示复选框组：用于选择输出的结果（图 16-2）。

统计量：输出统计量值。

图：输出图。

2. Statistics 子对话框

（1）凝聚顺序表（合并进程表）：输出聚类进度表，

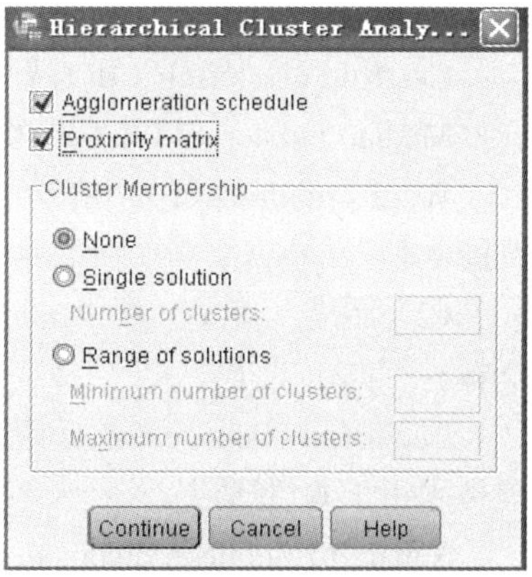

图 16-2　聚类分析统计量对话框

反映聚类过程中每一步的合并情况。

（2）相似性矩阵：显示各项目间的距离或相似性矩阵。

（3）聚类成员单选框：显示是否给出各个样品或变量的聚类结果列表。

无：不显示聚类成员，系统默认。

单一解答（单一聚类成员）：如选择此项，应设定“聚类数”，必须输入一个大于 1 的整数。

解答全距（某范围聚类成员）：如选择此项，应设定“最小聚类数”和“最大聚类数”。

3.“Plots”对话框（图 16-3）

（1）树状图：输出树状图，可直观的表示系统聚类分析过程中每一步结合的聚类和距离系数值。

（2）冰柱单选框组：有 3 项可供选择。

所有聚类的冰状图：显示全部聚类结果的冰状图。

聚类的指定全距：指定聚类范围，应设定开始聚类、停止聚类和步长。

无：不显示冰状图。

（3）方向单选框组：有 2 项可供选择。

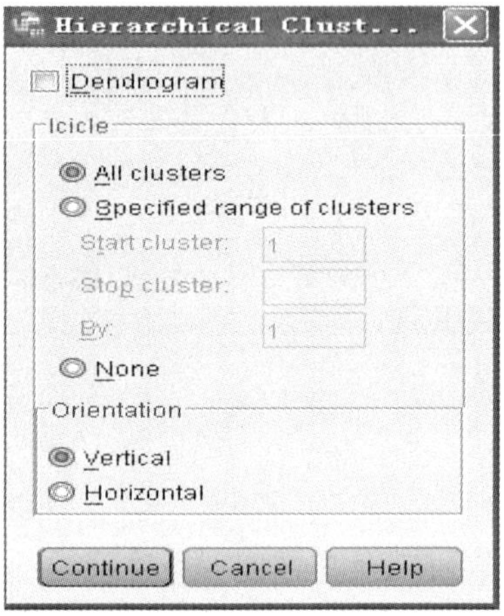

图 16-3　聚类分析“Plots”对话框

垂直：冰柱图纵向排列，系统默认。

水平：冰柱图横向排列。

4.“Method”子对话框（图 16-4）

（1）聚类方法下拉菜单：有如下选项。

Between-groups linkage（组间联接法）：合并两类的结果，使所有的两类的平均距离最小。

Within-groups linkage（组内联接法）：当两类合并为一类后，合并后的类中的所有项之间的平均距离最小。

Nearest neighbor（最近邻居法）：采用两类最近点间的距离代表两类间的距离。

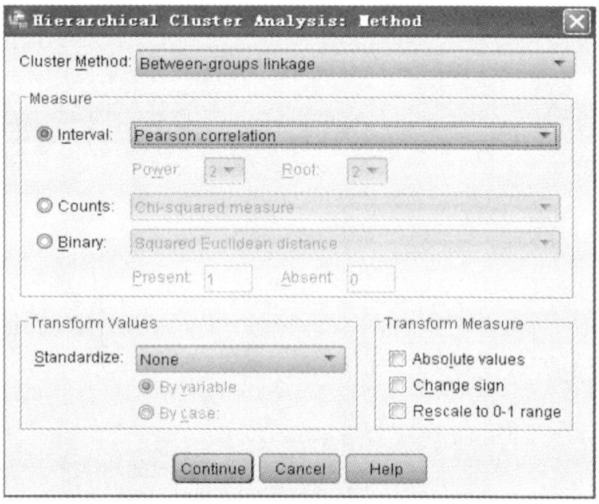

图 16-4　聚类分析方法对话框

Furthest neighbor（最远邻居法）：采用两类最远点间的距离代表两类间的距离。

Centroid clustering（质心聚类法）：两类间的距离为两类中各样品的重心之间的距离。

Median clustering（中位数聚类法）：两类间的距离为两类中各样品的中位数之间的距离。

Ward's method（最小偏差平方和法）：聚类中使类内各样品的方差最小，类间方差尽可能大。

（2）测度（度量）框：Intercal（区间）下拉菜单适用于等间隔测度的连续型变量定量资料。有如下选项：

Euclidean distance（欧氏距离）：即两观察单位间的距离为其值差的平方和的平方根，该技术用于 Q 型聚类。

Squared Euclidean distance（欧氏距离平方）：即两观察单位间的距离为其值差的平方和，该技术用于 Q 型聚类。

Cosine：变量矢量的余弦，这是模型相似性的度量。

Person correlation：相关系数距离，适用于 R 型聚类。

Chebyche：即两观察单位间的距离为其任意变量的最大绝对差值，该技术用于 R 型聚类。

Block：City-Block 或 Manhattan 距离，即两观察单位间的距离为其值差的绝对值的和，适用于 Q 型聚类。

Minkowski：距离是一个绝对幂的度量，即变量绝对值的第 p 次幂之和的平方根，p 由用户指定。

Customized（定制距离）：距离是一个绝对幂的度量，即变量绝对值的第 p 次幂之和的第 r 次根，p 与 r 由用户指定。

Count（计数）下拉菜单：适用于分类资料。

Chi-square measure（卡方统计量度量）选项：卡方测度。用卡方值测度不相似性。

Phi-square measure（Ψ 平方统计量度量）选项：两组频数之间的 Ψ^2 测度。该测度将 Ψ 平方除以联合频数的平方根，使不相似的卡方测度规范化。

（3）二分类变量下拉菜单：适用于二分类变量。有如下选项：

Euclidean distance（Euclidean 距离）选项：二值欧氏距离。

Squared Euclidean distance（平方 Euclidean 距离）选项：二值欧氏距离平方。

Size difference（尺度差分）选项：不对称指数，其值范围为 0～1。

Pattern difference（模式差分）选项：不相似性测度，范围为 0～1。

Variance（方差）选项：方差不相似性程度。

Dispersion（离散）选项：是一个相似性指数。其范围为–1～1。

Shape（形状）选项：距离测度。范围无上下限，它不利于匹配的不对称性。

Simple matching（简单匹配）选项：匹配数对值的总数的比值。它给匹配与不匹配以相同权重。

Phi-correlation（Ψ4 点相关性）选项：皮尔逊相关系数二值模拟。其值范围为–1～1。

Lambda 选项：数值是 Goodman and Kruskal 的 λ，是一种相似性测度。

Anderberg'D 选项：类似于 λ，该指数取决于用一项预测另一项（在两个方向上进行预测）的误差降低的实际数值。其值范围为 0～1。

Dice（骰子）选项：这是个指数，该指数中剔除了联合不发生，给匹配的双倍权重。

Haman 选项：相似性测度。该指数是匹配数减去不匹配数除以总项数。其值范围为–1～1。

Jaccard 选项：这也是一个不考虑联合缺席的指数。

Kulczynski 1 选项：这是联合出现与非匹配数的比。该指数有下界 0，无上界。

Kulczynski 2 选项：相似性测度，该指数根据某特性在一项中出现的条件概率给出在其他项中出现的概率。

Lance and Williams 选项：根据四格表计算（b+c）/（2a+b+c），范围为 0～1。

Ochiai 选项：该指数是余弦相似性测度的二元形式。范围为 0～1。

Rogers and Tanimoto 选项：是一个给不匹配双倍权重的指数。

Russel and Rao 选项：是内积（点积）的二元形式。对匹配与不匹配都给以相等权重，是二元相似数据的系统默认方法。

Sokal and Sneath 1 选项：是给匹配以双倍权重的一种指数。

Sokal and Sneath 2 选项：是给不匹配以双倍权重的一种指数，而且不考虑联合缺席的情况。

Sokal and Sneath 3 选项：是匹配与不匹配的比。该指数的低界为 0，无上界。无不匹配的情况是理论上没有定义的。

Sokal and Sneath 4 选项：同一匹配状态（某特性出现或不出现）在另一项出现或不出现的条件概率。计算该指数时，每一项作为其他项的预测值时，各项值取其平均数。该指数范围为 0～1。

Sokal and Sneath 5 选项：该指数是正负匹配的条件概率的几何平均数的平方。它独立于项编码。其值范围为 0～1。

Yule′s，Y 选项：该指数是 2*2 表交叉比的函数，且独立于边际总和。范围为–1～1。

Yule′s，Q 选项：该指数是 Goodman 和 Kruskal Y（gamma）的特殊事件，是交叉比的函数，且独立于边际总和。其值范围为–1～1。

（4）转换值框组：标准化下拉菜单数据标准化方法包括如下选项。

无（none）选项：不进行标准化。是系统默认值。

Z 得分（*Z* scores）选项：把数值标准化到 *Z* 分数。标准化后变量均值为 0，标准差为 1。系统将每一个值减去正被标准化的变量或观测量的均值，再除以其标准差。如果标准差为 0，则将所有值置为 0。

全距从–1～1（range –1 to 1）选项：把数值标准化到–1～1 范围内。选择该项，对每个值用正在被标准化的变量或观测量的值的范围去除。如果范围为 0，所有值不变。

全距从 0～1（range 0 to 1）选项：把数值标准化到 0～1 的范围内，对正在被标准化的变量或观测量的值减去正在被标准化的变量或观测量的最小值，然后除以范围。如果范围是 0，将所有变量或观测量值设置为 0.5。

最大幅度为 1（maximum magnitude of 1）选项：把数值标准化到最大值为 1。该方法把正在标准化的变量或观测量的值用最大值去除。如果最大值为 0，则用最小值的绝对值除再加 1。

均值为 1（mean of 1）选项：把数值标准化到一个均值的范围内，对正在被标准化的变量或观测量的值除以正在被标准化的变量或观测量的值的均值。如果均值是 0，对变量或测量值的所有值都加 1，使其均值为 1。

标准差为 1（standard deviation of 1）选项：把数值标准化到单位标准差。该方法对每个值除以正在被标准化的变量或测量值的标准差，如果标准差为 0，则这些值保持不变。

（5）转换测量框组

“Absolute Values”（绝对值）复选项：把距离值取绝对值。当数值符号表示相关方向，且只对负相关关系感兴趣时使用此方法进行变换。

“Change sign”（更改符号）复选框：把相似性值变为不相似性值或相反。用求反的方法使距离顺序颠倒。

“Rescale bo 0～1 range”（重新标度到 0～1 全距）复选框：通过首先减去最小值然后除以范围的方法使距离标准化。

5.“Save”子对话框　单击“Save”钮，弹出保存子对话框（图略）。

聚类成员框组：无（None）选项，不建立新变量。

单一解答“Single solution”选项：即单一结果。生成一个新变量，表明每个个体聚类最后所属的类。在该项后面的矩形框中指定类数。

解答全距“Range of solution”选项：即指定范围内的结果。生成若干个新变量，表明聚为若干个类时，每个个体聚类所属的类。在该项后面的矩形框中指定显示范围，即把最小聚类数和最大聚类数分别输入矩形框中。

三、操作步骤

（一）指标聚类

例 16-1 通过cDNA微阵列对白血病患者的外周血单个核细胞趋化因子基因表达水平的检测，研究白血病的分类和鉴定。选择按其临床表现和病理特征诊断为急性白血病的患者22例，其中B细胞急性淋巴细胞白血病（AML）8例，表16-1为白血病患者的9种基因表达的cDNA微阵列扫描数据（*X*1～*X*9）。现以*X*1～*X*9为变量，对这9个变量予以聚类（引自：颜虹. 医学统计学. 人民卫生出版社）。

表 16-1 白血病患者 cDNA 微阵列扫描结果

患者编号	*X*1	*X*2	*X*3	*X*4	*X*5	*X*6	*X*7	*X*8	*X*9
1	2.574 03	2.537 82	2.534 03	2.127 10	2.000 00	2.000 00	2.000 00	2.536 56	2.445 60
2	2.874 48	2.806 86	2.883 66	2.740 36	2.000 00	2.000 00	2.303 20	3.266 23	3.432 81
3	2.559 91	2.000 00	2.568 20	2.000 00	2.563 48	2.000 00	2.456 37	2.985 43	3.386 50
4	2.650 31	2.276 46	2.372 91	2.017 03	2.000 00	2.107 21	2.000 00	2.456 37	2.586 59
5	3.123 52	2.536 56	2.651 28	2.348 30	2.264 82	2.170 26	2.437 75	3.157 46	3.808 95
6	3.145 51	2.722 63	3.028 57	2.000 00	3.187 24	2.000 00	2.852 48	3.113 27	3.178 98
7	2.774 52	2.017 03	2.525 04	2.220 11	2.774 52	2.000 00	2.000 00	2.834 42	3.786 11
8	3.052 31	2.600 97	2.432 97	2.164 35	2.315 97	2.227 89	2.659 92	2.951 82	2.000 00
9	2.974 97	2.340 44	2.774 52	2.350 25	2.000 00	2.000 00	2.000 00	2.874 48	3.316 39
10	3.008 17	2.812 91	2.659 92	2.000 00	2.037 43	2.000 00	2.575 19	3.020 78	3.219 58
11	2.956 17	2.881 38	2.617 00	2.000 00	2.716 00	2.000 00	2.511 88	3.006 89	3.344 20
12	3.015 78	2.419 96	2.598 79	2.227 89	2.000 00	2.292 26	2.344 39	2.802 09	3.766 86
13	2.722 63	2.416 64	2.161 37	2.000 00	2.603 14	2.000 00	2.447 16	2.876 22	3.075 18
14	2.980 46	2.992 11	2.698 10	2.000 00	2.000 00	2.164 35	2.557 51	2.963 79	3.354 68
15	2.956 65	2.419 96	2.484 30	2.000 00	2.133 54	2.000 00	2.000 00	2.729 16	3.171 14
16	3.042 97	2.376 58	2.298 85	2.367 36	2.307 50	2.008 60	2.103 80	2.783 19	3.402 61
17	2.622 21	2.540 33	2.547 77	2.000 00	2.703 29	2.000 00	2.000 00	2.658 96	3.130 98
18	3.134 81	2.000 00	2.471 29	2.082 79	2.041 39	2.466 87	2.660 87	2.790 29	3.295 35
19	2.987 67	2.471 29	2.780 32	2.000 00	2.096 91	2.000 00	2.689 31	2.772 32	2.856 12
20	2.929 93	2.301 03	2.586 59	2.037 43	2.000 00	2.021 19	2.000 00	2.795 18	3.237 29
21	3.052 31	2.600 97	2.432 97	2.164 35	2.315 97	2.227 89	2.659 92	2.951 82	2.000 00
22	3.023 25	2.835 69	2.775 25	2.614 90	2.000 00	2.000 00	2.478 57	3.464 19	3.513 22

1. 建立数据库 根据统计分析的要求，用 9 个变量来表述上述信息，即“*X*1 至 *X*9”表示 9 个变量。

2. 分析操作

（1）进入分析界面：“Analyze==>Classify==>hierarchical cluster”。

（2）选项设置：将左侧源变量 *X*1 至 *X*9 调入右侧“Variable（变量）”下矩形框。

在“Cluster（聚类）”框中选中“Variable（变量）”。

点击“Statistic（统计量）钮”，设置“合并进程表”，并激活“相似性矩阵”；聚类成员“无”。

点击图，选树状图（选中），在冰柱框选所有聚类，方向上选“水平”。

点击方法，在聚类方法下拉菜单中选“组间连接”，度量下选中“Intercal（区间）”，其后下拉菜单中选“person...”；标准化选“无”。

单击“Continue”；单击“OK”，输出结果表 16-2～表 16-4；图 16-5，图 16-6。

表 16-2 Case Processing Summary[a]

Cases					
Valid		Missing		Total	
N	Percent	N	Percent	N	Percent
22	91.7%	2	8.3%	24	100.0%

a. Correlation between Vectors of Values used.

表 16-3 Proximity Matrix

Case	Matrix File Input								
	x1	x2	x3	x4	x5	x6	x7	x8	x9
x1	1.000	.308	.319	.222	-.100	.429	.545	.468	.124
x2	.308	1.000	.431	.177	-.051	-.193	.365	.496	-.105
x3	.319	.431	1.000	.277	.032	-.218	.290	.532	.308
x4	.222	.177	.277	1.000	-.312	-.035	-.124	.564	.284
x5	-.100	-.051	.032	-.312	1.000	-.277	.221	.108	.069
x6	.429	-.193	-.218	-.035	-.277	1.000	.366	-.085	-.139
x7	.545	.365	.290	-.124	.221	.366	1.000	.529	-.162
x8	.468	.496	.532	.564	.108	-.085	.529	1.000	.340
x9	.124	-.105	.308	.284	.069	-.139	-.162	.340	1.000

表 16-4 Agglomeration Schedule

Stage	Cluster Combined		Coefficients	Stage Cluster First Appears		Next Stage
	Cluster 1	Cluster 2		Cluster 1	Cluster 2	
1	4	8	.564	0	0	5
2	1	7	.545	0	0	4
3	2	3	.431	0	0	5
4	1	6	.397	2	0	7
5	2	4	.370	3	1	6

续表

Stage	Cluster Combined		Coefficients	Stage Cluster First Appears		Next Stage
	Cluster 1	Cluster 2		Cluster 1	Cluster 2	
6	2	9	.207	5	0	7
7	1	2	.111	4	6	8
8	1	5	-.039	7	0	0

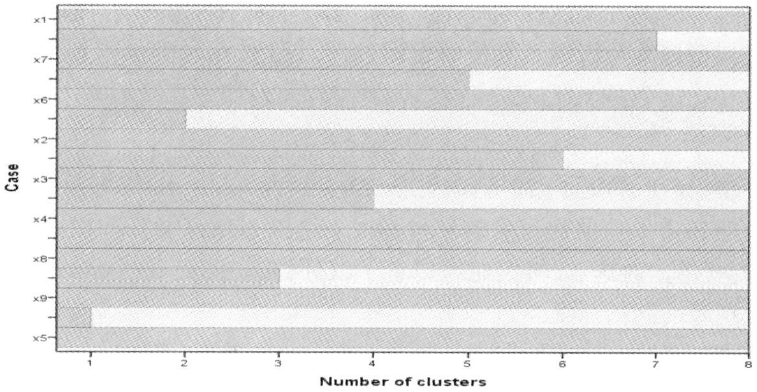

图 16-5 聚类结果图

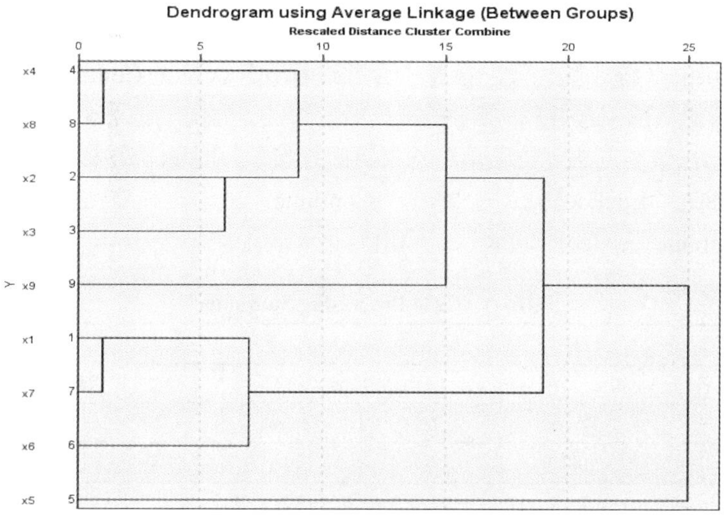

图 16-6 树型聚类分析图

3. 结果解释 表 16-2 是案例处理摘要。

表 16-3 聚类统计量偏相关系数矩阵。表的中间部分是 *X*1 至 *X*9 之间的偏相关系数。可见主对角线上值都是 1，因为指标自身的相关系数应该为 1。

表 16-4 是使用两组间的链接统计量进行聚类的凝集状态表：

第一步，变量 *X*4 与变量 *X*8 聚成一类，凝集系数为 0.564，与偏相关系数一致。

第二步，变量 *X*1 与变量 *X*7 聚成一类，凝集系数为 0.545。

第三步，变量 *X*2 与变量 *X*3 聚成一类。

第四步，变量 *X*1 与变量 *X*6 聚成一类，凝集系数为 0.397，即变量 *X*6 进入变量 *X*1 与

变量 *X*7 的类（第二步）。

第五步，变量 *X*3 与变量 *X*4 聚成一类，凝集系数为 0.207，即变量 *X*2 和 *X*4 分别进入变量 *X*2 与 *X*3 类（第三步）及变量 *X*4 与 *X*8 的类（第一步）；后面三步与前面意义相同。

图 16-5 是聚类结果图，即根据凝聚状态表画的一个水平聚类图，图的水平轴表示聚类数，纵轴是变量名，图的中间表示聚类的结果。

如聚为三类，从图的水平轴上聚类数 3 的位置直向上看，可见 *X*5 为一类，*X*9、*X*8、*X*4、*X*3、*X*2 为一类，*X*6、*X*7、*X*1 为一类。

如聚为四类，*X*5 为一类，*X*9 为一类，*X*8、*X*4、*X*3、*X*2 为一类，*X*6、*X*7、*X*1 为一类。

图 16-6 是树型聚类分析图，其反映聚类过程，和表 16-5 的说明是一致的。

（二）样品聚类

例 16-2 例 16-1 测定了 22 例急性白血病患者，其中 B 细胞急性淋巴细胞白血病（AML）8 例，表 16-1 为白血病患者的 9 种基因表达的 cDNA 微阵列扫描数据（*X*1～*X*9）。现以 *X*1～*X*9 为变量，对这 22 例白血病患者予以分类。

1. 建立数据库 同指标聚类。

2. 分析操作

（1）进入分析界面："Analyze==>Classify==>hierarchical cluster"。

（2）选项设置：将左侧源变量 *X*1 至 *X*9 调入右侧"Variable（变量）"下矩形框。

在"Cluster（聚类）"框中选中"Cases（个案）"。

点击"Statistic（统计量）"，设置"合并进程表"，单击 Continue。

点击图，选树状图（选中），在冰柱框选所有聚类，方向上选"水平"；单击 Continue。

点击方法，在聚类方法下拉菜单中选"组间连接"，度量下选中"Intercal（区间）"，其后下拉菜单中选"Euclidean…"；单击"Continue"。

单击"Continue"；单击"OK"，输出结果（表 16-5，表 16-6；图 16-7，图 16-8）。

表 16-5 Case Processing Summary[a, b]

Cases					
Valid		Missing		Total	
N	Percent	N	Percent	N	Percent
22	100.0	0	.0	22	100.0

a. Euclidean Distance used.

b. Average Linkage （Between Groups）.

表 16-6 Agglomeration Schedule

Stage	Cluster Combined		Coefficients	Stage Cluster First Appears		Next Stage
	Cluster 1	Cluster 2		Cluster 1	Cluster 2	
1	8	21	.000	0	0	19
2	15	20	.232	0	0	6
3	10	14	.291	0	0	10
4	2	22	.356	0	0	17
5	1	4	.387	0	0	19
6	9	15	.455	0	2	8
7	5	12	.514	0	0	13

续表

Stage	Cluster Combined		Coefficients	Stage Cluster First Appears		Next Stage
	Cluster 1	Cluster 2		Cluster 1	Cluster 2	
8	9	16	.569	6	0	13
9	13	17	.660	0	0	14
10	10	19	.685	3	0	15
11	3	7	.729	0	0	14
12	6	11	.779	0	0	20
13	5	9	.811	7	8	15
14	3	13	.866	11	9	18
15	5	10	.905	13	10	16
16	5	18	.941	15	0	17
17	2	5	1.031	4	16	18
18	2	3	1.102	17	14	20
19	1	8	1.147	5	1	21
20	2	6	1.209	18	12	21
21	1	2	1.439	19	20	0

3. 结果解释 表 16-5 是案例处理摘要。

表 16-6 是聚类表，显示聚类过程，即列出了样品合并的顺序。本例 22 个样品，经 22 次合并，聚成一类。

第一步，样品 8 与样品 21 聚成一类，欧氏距离 0。

第二步，样品 15 与样品 20 聚成一类，欧氏距离 0.231。

第三步，样品 10 与样品 14 聚成一类，欧氏距离 0.291。

第四步，样品 2 与样品 22 聚成一类，欧氏距离 0.356。

第五步，样品 1 与样品 4 聚成一类，欧氏距离 0.387。

后面各步略。

图 16-7 聚类结果图（群集数），显示不同分类数所对应的分类情况。

图 16-8 直观显示不同分类数所对应的分类情况，其结论与表 16-6 是一致的。

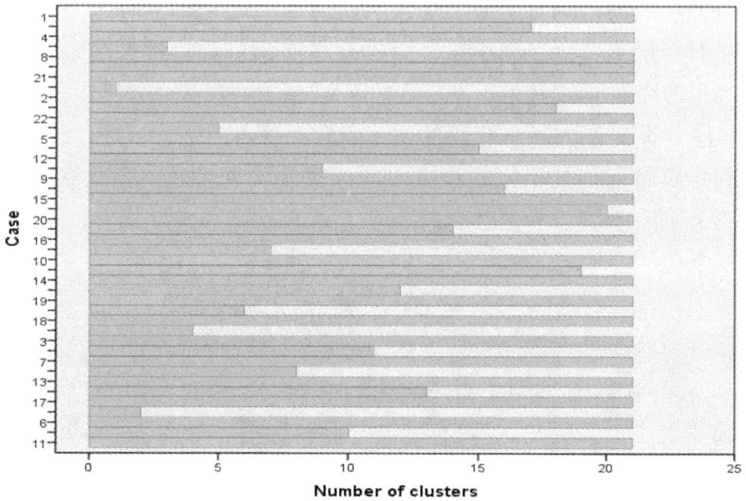

图 16-7 聚类结果图

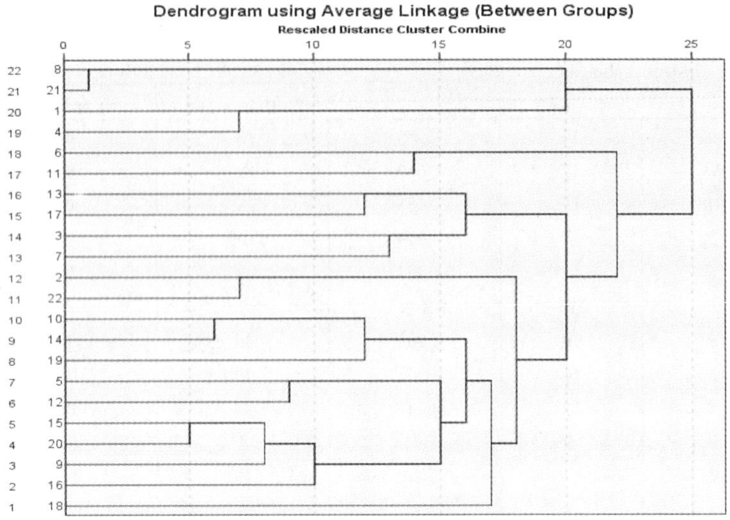

图 16-8 聚类过程图

第二节 K 类中心聚类（K-means 聚类）

一、统计方法简介

K-means 聚类是用户指定类别数的逐步聚类分析，又称快速聚类，是动态聚类分析方法中最常见的一种。K-means 聚类是一种样品聚类方法，对大样本的样品聚类非常有效。其方法是先指定拟分类数目 k，随机选择 k 个样品作为凝聚点各自成一类，各类的重心分别是 k 个样品观测值构成的向量，记作 $X1$，$X2$，…，Xk；然后顺序选择 n 个样品中的一个，用 Y 表示其观测向量，分别计算 Y 与 $X1$，$X2$，…，Xk 间的欧式距离，将该样品归类到距离最小的那一类，同时计算该类的重心即均值向量；重复此过程直至 n 个样品全部归类，k 类新的重心仍记作 $X1$，$X2$，…，Xk；重复此步骤，直至所有样品的归类与上一步相同为止。但是该方法应用范围有限：①要求分析者事先知道样品分为几类；②只能对样品进行聚类，不能对变量聚类；③要求所使用的变量必须都是连续性变量。另外，对变量的正态性、方差齐性等条件要求较高。

K-means 算法是很典型的基于距离的聚类算法，采用距离作为相似性的评价指标，即认为两个对象的距离越近，其相似度就越大。该算法认为簇是由距离靠近的对象组成的，因此把得到紧凑且独立的簇作为最终目标。

二、SPSS 界面介绍

1. 主界面 从菜单选择“Analyze==>Classify==>K-means cluster”（“分析”→“分类”→“K-均值聚类”），弹出 K-均值聚类分析对话框，如图 16-9 所示。

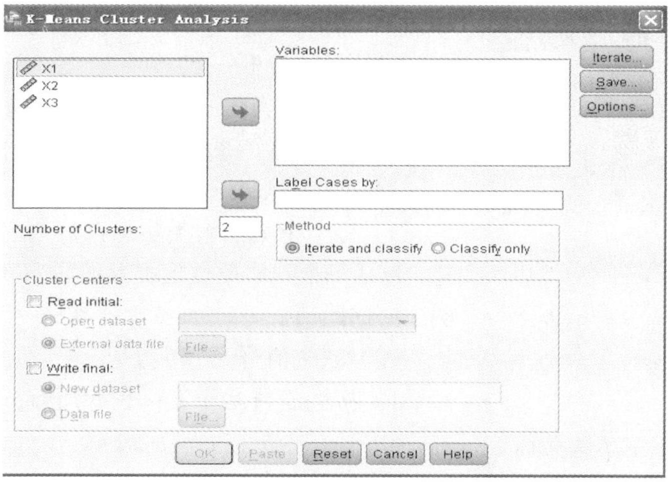

图 16-9　K-均值聚类分析对话框

（1）“Variables”框：用于聚类的变量选入右边的变量框中。

（2）“Label Cases by”框。

（3）“Number of Cluster”（聚类数）框：输入希望将样品聚的类别数 K，K 要求整数，不能小于 2，但不能大于观察单位的列数 n，系统默认为 2。

（4）Method（聚类方法）选框组：有两项选择。

1）迭代与分类：是在初始类中心的基础上，不断迭代更换类中心，把观察单位分配到与之最近的类别中去，为系统默认方法。

2）仅分类：只使用初始类中心对观察单位进行分类。

（5）“Cluster Centers”（聚类中心）框：选择类中心。有两项选择：读取初始值，写入最终值（这里不用）。

2. “Iterate…”子对话框　单击“Iterate…”按钮，弹出迭代对话框，如图 16-10 所示。

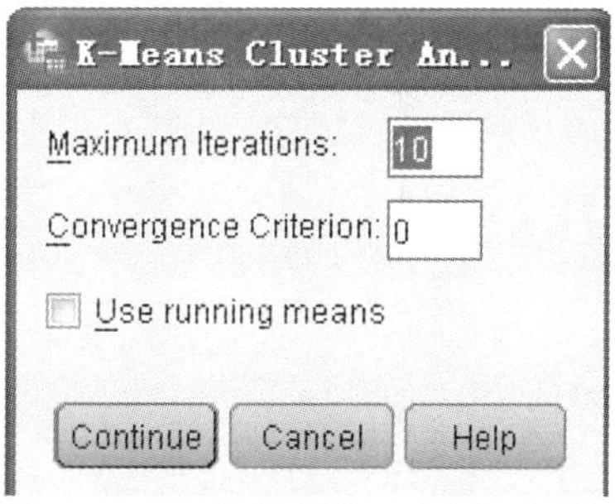

图 16-10　K 均值聚类“迭代”对话框

最大迭代次数框：设定最大迭代次数，默认值为 10。

收敛性标准框：设定收敛标准，此处显示为 0，实际上系统默认值为 0.02，当类中心距离变化的最大值小于最小初始类中心坐标值的 2%时，迭代即停止。

使用运行均值：若选中此项程序在前面的方格中打√号。系统会在每确定一个样本的分类后，立即计算新的类中心。若不选此项，则仅在所有样品都有了分类结果后才重新计算新的类中心。

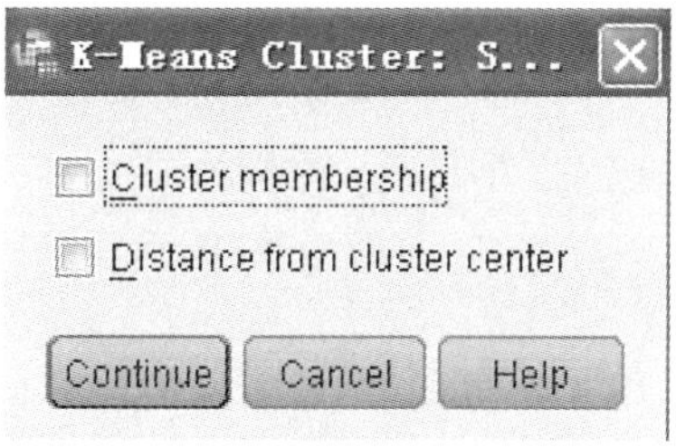

图 16-11　K 均值聚类“保存”对话框

3. “Save…”子对话框　单击“Save…”按钮，弹出“K-Means 保存…”对话框，如图 16-11 所示。

聚类成员：输出聚类后每一个观察单位所属的类别；与聚类中心的距离：每个观察单位与所在类的类中心的距离。

4. “Option…”子对话框　点击主对话框中的“Option…”按钮，弹出 K 均值聚类分析：选项对话框，

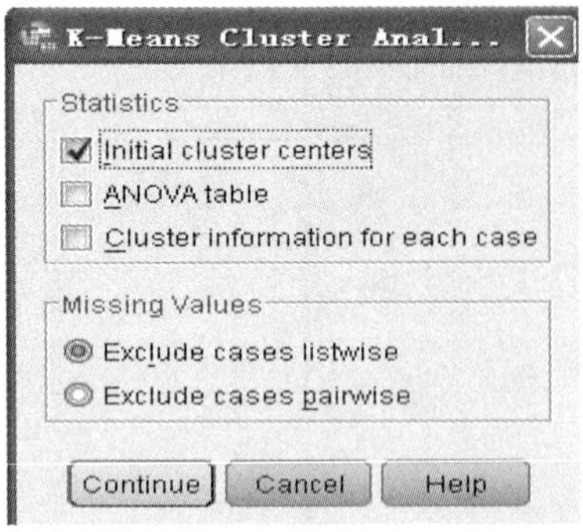

图 16-12 K 均值聚类“选项”对话框

如图 16-12 所示。

（1）统计量框

1）初始聚类重心：若选中此项会在结果中显示初始类中心的位置，系统默认。

2）ANOVA 表：方差分析表。

3）每个个案的聚类信息：每个观察单位的聚类信息，包括每个观察单位聚类后所属的类别和与所在类的类中心的距离。

（2）缺失值框

1）按列表排除个案：剔除所有分析变量中含缺失值的所有观察单位。系统默认。

2）按对排除个案：分别剔除单一分析变量中含缺失值的观察单位。

三、SPSS 操作步骤

例 16-3 对 29 家医院的床位使用率（%）、治愈率（%）及诊断指数作了调查，其数据如表 16-7 所示。

表 16-7 29 家医院三项质量指标调查表

医院编号	床位使用率（*x*1）	治愈率（*x*2）	诊断指数（*x*3）
1	98.42	85.49	93.18
2	72.48	78.12	72.38
3	85.37	79.10	99.65
4	89.64	80.64	96.94
5	72.48	84.87	84.09
6	73.08	86.82	98.70
7	90.56	82.07	87.15
8	78.73	80.44	97.61
9	73.73	66.63	63.98
10	93.44	80.40	93.75
11	72.79	87.59	87.15
12	91.99	80.77	93.93
13	74.27	63.91	65.54
14	87.50	82.50	84.10
15	93.62	85.89	89.80
16	81.82	88.45	97.90
17	78.69	77.01	76.79
18	73.13	92.94	92.12
19	86.19	83.55	93.90
20	80.83	80.69	85.05
21	72.21	80.95	85.40

续表

医院编号	床位使用率（x1）	治愈率（x2）	诊断指数（x3）
22	70.84	83.67	90.85
23	77.32	79.64	89.72
24	68.87	82.81	92.75
25	88.00	80.96	79.32
26	73.39	71.40	82.22
27	80.13	87.65	85.10
28	76.22	80.82	86.61
29	80.74	80.14	92.34

1. 建立数据文件 设置三个变量“X1，X2，X3”，得数据文件，共29行4列。

2. 进入分析界面 “Analyze==>Classify==>K—means cluster”（“分析”→“分类”→“K-均值聚类”）。

3. 选项设置 将左侧源变量X1至X3调入右侧“Variable（变量）”下矩形框。

在聚类数框中输入“3”；在方法框中选择“迭代与分类”（系统默认方法）。

4. 迭代设置 单击“迭代…”按钮，弹出K均值聚类分析迭代对话框。最大迭代次数框，收敛性标准框：系统默认值；点击“继续”，回到主对话框。

5. 保存设置 单击“保存…”按钮，弹出“K-Means群…”对话框。选择聚类成员。

6. 选项设置 系统默认。

单击“Continue”；单击“OK”，输出结果（表16-8～表16-14）。

表16-8 Initial Cluster Centers

	Cluster		
	1	2	3
X1	98.42	74.27	68.87
X2	85.49	63.91	82.81
X3	93.18	65.54	92.75

表16-9 Iteration History[a]

Iteration	Change in Cluster Centers		
	1	2	3
1	8.856	8.586	7.259
2	.000	2.525	1.018
3	.000	.000	.000

a. Convergence achieved due to no or small change in cluster centers. The maximum absolute coordinate change for any center is .000. The current iteration is 3. The minimum distance between initial centers is 29.674.

表16-10 Cluster Membership

Case Number	Cluster	Distance
1	1	8.856
2	2	7.010

续表

Case Number	Cluster	Distance
3	1	10.351
4	1	6.017
5	3	7.092
6	3	9.118
7	1	4.023
8	3	8.665
9	2	9.527
10	1	4.297
11	3	5.552
12	1	3.432
13	2	10.024
14	1	7.680
15	1	5.086
16	3	10.646
17	2	8.367
18	3	9.351
19	1	5.271
20	3	8.179
21	3	6.833
22	3	4.858
23	3	4.812
24	3	7.303
25	1	12.164
26	2	10.101
27	3	7.779
28	3	5.036
29	3	6.737

表 16-11 Final Cluster Centers

	Cluster		
	1	2	3
X1	90.47	74.51	75.66
X2	82.14	71.41	84.11
X3	91.17	72.18	90.39

表 16-12 Distances between Final Cluster Centers

Cluster	1	2	3
1		27.025	14.967
2	27.025		22.220
3	14.967	22.220	

表 16-13 **ANOVA**

	Cluster		Error		F	Sig.
	Mean Square	df	Mean Square	df		
X1	751.098	2	15.512	26	48.420	.000
X2	302.885	2	15.909	26	19.038	.000
X3	712.279	2	34.974	26	20.366	.000

The F tests should be used only for descriptive purposes because the clusters have been chosen to maximize the differences among cases in different clusters. The observed significance levels are not corrected for this and thus cannot be interpreted as tests of the hypothesis that the cluster means are equal.

表 16-14 **Number of Cases in each Cluster**

Cluster	1	10.000
	2	5.000
	3	14.000
Valid		29.000
Missing		.000

7. 结果解释

表 16-8 为“初始聚类中心”，显示最初始的 3 维空间的类中心值。

表 16-9 为“迭代历史记录”。本例第一次迭代后，类的中心点分别偏移 8.856、8.586、7.259。第二次迭代后，类的中心点分别偏移 0.000，2.525、1.018。第三次迭代后，偏移量等于设置中输入的“收敛性标准”中的“0”，故停止聚类分析。

表 16-10 为“聚类结果”，显示各样品进入的类别与各自类别中心的距离。

表 16-11 为“最终聚类中心”，显示聚类后各类的 $X1$、$X2$、$X3$ 均数，由其反映与“初始聚类中心”的差别。

表 16-12 为“最终聚类中心间的距离”，显示聚类后类与类间的距离。

表 16-13 为“聚类后方差分析结果”，显示聚类后组间变异与组内变异比值的大小。

表 16-14 为“聚类后成员数”，显示按三类聚类后每类的成员数，略。

第 17 章　主成分分析与因子分析

主成分分析法和因子分析法，这两种多因素分析方法的目的都是为了浓缩变量，以便于进一步对资料进行系统分析。

第一节　主成分分析

主成分分析（principal components），也称主分量分析，是从一组地位相同的众多变量中抽象出几个互不相关的主成分，每一主成分代表一个侧面，少数几个主成分就可包含原变量的大部分信息。如果用相关性较强的一组自变量与因变量进行多重线性回归，则得出的模型很不稳定，因而难以对结果做出令人满意的解释。但是，如果用少数几个主成分与因变量进行多重线性回归就可以避免上述情形，而且由于主成分间互不相关，所以得出的模型也易于解释。利用主成分还可以发现原始数据的极端值和检验原数据是否服从正态分布：如果某些个体的主成分值特别大或特别小，则该个体的数据中可能有极端值；如果主成分不服从正态分布，则可以认为原始变量也不服从正态分布。

一、统计方法简介

（一）基本概念

一组变量所包含的信息主要体现在各变量的变异和相互关系上，而这些变异和相互关系可以用方差、协方差或相关系数来描述。主成分分析就是要找到一些变量，通过某种方式把这些变量和原变量联系起来，使这些新变量的方差能够表达原变量所包含的信息。统计上如果加上某些限制，甚至可以使新变量的方差之和等于原始变量的方差之和。

1. 主成分的定义　假设原变量为 x_1，x_2，…，x_p，设法寻找一个新变量 C_1，使之表达成原变量的线性组合，即

$$C_1 = a_{11}x_1 + a_{12}x_2 + \cdots + a_{1p}x_p \quad \text{（公式 17-1）}$$

变换 a_{11}，a_{12}，…，a_{1p} 的值，使之满足：

（1）$S_{C_1}^2$ 达到最大。

（2）$a_{11}^2 + a_{12}^2 + \cdots + a_{1p}^2 = 1$。

同样，再寻找 C_2，它也是原变量的线性组合：

$$C_2 = a_{21}x_1 + a_{22}x_2 + \cdots + a_{2p}x_p \quad \text{（公式 17-2）}$$

变换 a_{21}，a_{22}，…，a_{2p} 的值，使之满足在与 C_1 不相关的前提下，$S_{C_2}^2$ 达到最大。

（3）$a_{21}^2 + a_{22}^2 + \cdots + a_{2p}^2 = 1$。

按此方法，可找到p组新变量C_1，C_2，…，C_p，满足以下条件：

1）$S_{C_1}^2 \geqslant S_{C_2}^2 \geqslant \cdots \geqslant S_{C_p}^2 \geqslant 0$。

2）C_1，C_2，…，C_p之间互不相关。

3）$a_{i1}^2 + a_{i2}^2 + \cdots + a_{ip}^2 = 1$，$i = 1, 2, \cdots, p$。

满足上述条件的p个新变量C_1，C_2，…，C_p，称为主成分。由于新变量与原变量之间存在线性关系，因此这些新变量（主成分）的方差之和等于原变量的方差之和。通常将主成分的方差称为特征值或特征根。

2. 主成分与原变量的关系　第i个主成分与第j个原变量的相关系数为：

$$r_{ij} = \frac{a_{ij} S_{C_i}}{S_{x_j}} \qquad \text{（公式 17-3）}$$

通过比较相关系数的大小可以判断原变量对主成分的贡献。

3. 原变量标准化后的主成分分析　将原变量标准化后再作主成分分析有以下两点方便之处：

（1）所有变量的总方差等于变量的个数，这有利于计算主成分占总方差的百分比。

（2）通过比较各标准化变量的系数可比较各变量对主成分的贡献。需要注意的是：标准化后所得到的主成分和标准化前所得到的主成分，其方差值是不同的，所以与标准化后的主成分有关的解释必须针对标准化变量。

（二）主成分的求法

1. 主成分的数学模型　设有m个指标X_1，X_2，…，X_m，欲寻找可以概括这m个指标主要信息的综合指标C_1，C_2，…，C_m。从数学上讲，就是寻找一组常数a_{i1}，a_{i2}，…，a_{im}（i=1，2，…，m），使这m个指标的线性组合能够概括m个原指标X_1，X_2，…，X_m的主要信息。

根据数学原理，综合指标C_1，C_2，…，C_m与常数a_{i1}，a_{i2}，…，a_{im}，原始指标X可有如下方程组：

$$\begin{cases} C_1 = a_{11}X_1 + a_{12}X_2 + \cdots + a_{1m}X_m \\ C_2 = a_{21}X_1 + a_{22}X_2 + \cdots + a_{2m}X_m \\ \cdots\cdots \\ C_m = a_{m1}X_1 + a_{m2}X_2 + \cdots + a_{mm}X_m \end{cases} \qquad \text{（公式 17-4）}$$

求解上列方程组中常数a_{i1}，a_{i2}，…，a_{im}（i=1，2，…，m）过程，即主成分的求法。由于计算十分复杂，只能借助统计软件来完成。

2. 主成分的贡献率　由于主成分的方差之和等于原变量的方差之和，而主成分的方差是由大到小依次排列的，因此前几个主成分的方差之和会在总方差中占较大的比例，包含了原变量的绝大部分信息。主成分的方差占总方差的百分比称为贡献率。

3. 主成分的个数选取　通常不需要全部主成分，因为主成分分析之目的就是为了浓缩变量，但究竟保留几个主成分取决于研究者对主成分所解释信息的满意程度。选取主成分的依据是累积贡献率和特征值的大小。一般来讲，经过变量标准化后，通常保留其特征值大于1的主成分。

二、SPSS 界面介绍

1. 主界面 菜单中选择“Analyze==>Dimension Reduction==>Factor”，弹出“主成分（因子）分析”对话框。如图 17-1 所示。

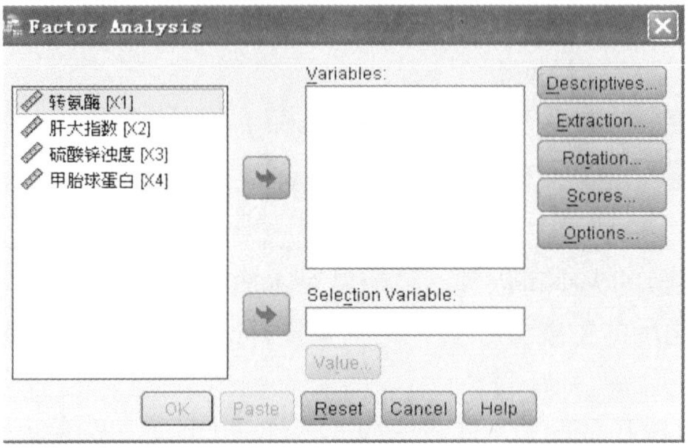

图 17-1 主成分（因子）分析”对话框

左侧是候选变量框，右侧有两个框：

（1）变量框：用于选入需要分析的量。

（2）选择变量框：用于选择筛选变量。

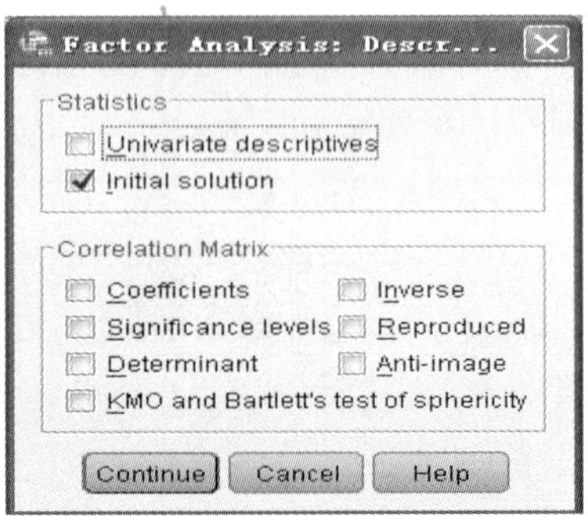

图 17-2 描述对话框

2. “Descriptives…（描述）”对话框 单击“Descriptives…（描述）”钮，弹出对话框如图 17-2。

（1）“Statistics（统计量）”框

1）Univariate descriptives 为通用的统计描述。

2）Initial solution 是原始分析性结果。

（2）“Correlation Matrix（相关系数矩阵）”框

1）系数：列出所有变量的相关系数矩阵。

2）显著性水平：列出所有变量的相关系数检验 *P* 值。

3）行列式：列出相关系数矩阵的行列式。

4）KMO and Bartlett 的球形度检验：KMO 测度和巴特利特球体检验。

5）逆：相关系数矩阵的逆矩阵。

6）再生：再生相关矩阵。

7）反应象：反应象相关矩阵。

3. Extraction（提取）对话框（图 17-3）

（1）方法下拉列表：用于选择公因子的提取方法，有 6 种。

1）主成分：主成分分析法，系统默认。

2）未加权的最小平方法：最小二乘法。

3）极大似然估计法。

4）主轴因子分析：主轴因子法。

5）α 因子分析：α 因子法。

6）映像因子分析：映像分析法。

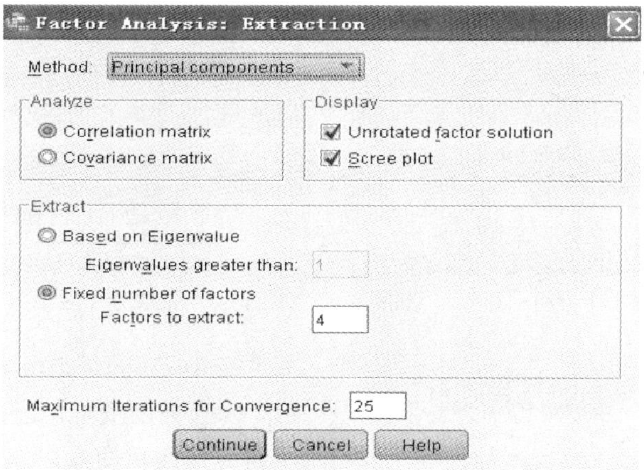

图 17-3　主成分（因子）分析“抽取”对话框

（2）分析单选框组：选择进行变量间分析的矩阵。

1）相关性矩阵：系统默认。

2）协方差矩阵。

（3）显示复选框组

1）未旋转因子解：输出未经旋转变量的提取结果，系统默认。

2）碎石图：输出碎石图，它将因子按照特征值大小依次排列，直观了解哪些是主要因子。

（4）抽取单选框组：设定公因子的提取标准。

1）特征值大于：以特征值大于某数值为提取标准，系统默认为 1。

2）因子数：用于指定因子数量。

（5）最大收敛性迭代次数：最大迭代次数，系统默认为 25 次。

4. Rotation（旋转）**对话框**（图 17-4）

（1）方法单选框组

1）无：不进行旋转，系统默认。

2）最大方差法：方差最大正交旋转，此法最常用。

3）直接 Oblimin 法：斜交旋转。

4）最大四次方值法：四次方最大正交旋转。

5）最大平衡值法：全体旋转，对变量和因子均作旋转。

6）斜交旋转：比直接 Oblimin 方法计算速度快。

（2）显示复选框组：输出与因子有关的两个结果。

1）旋转解：要求给出主成分转换矩阵。

2）载荷图：给出因子载荷散点图。

（3）最大收敛性迭代次数：最大迭代次数，系统默认的 25 次。

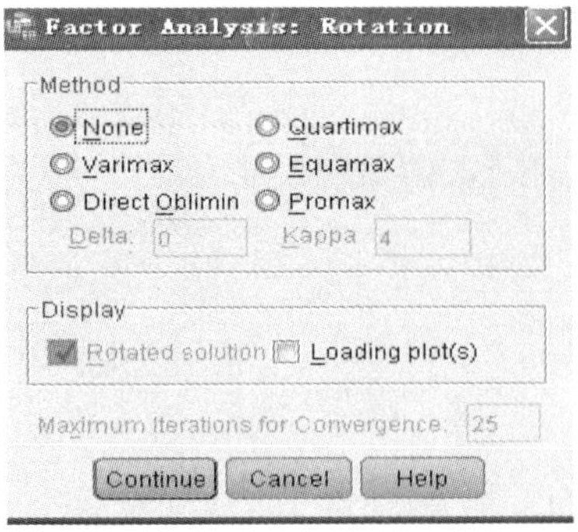

图 17-4　主成分（因子）分析“旋转”对话框

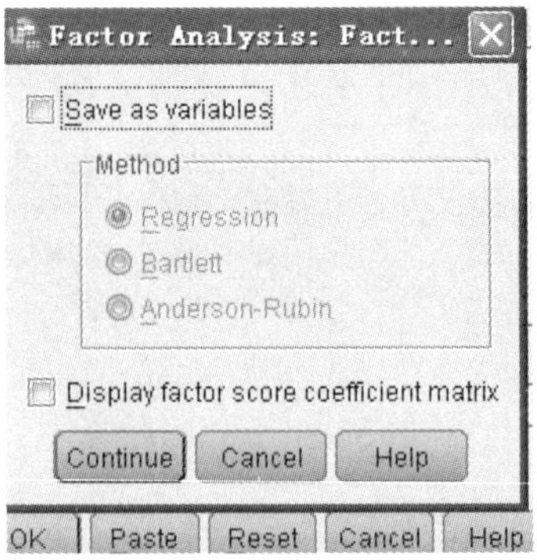

图 17-5　主成分（因子）分析“得分”对话框

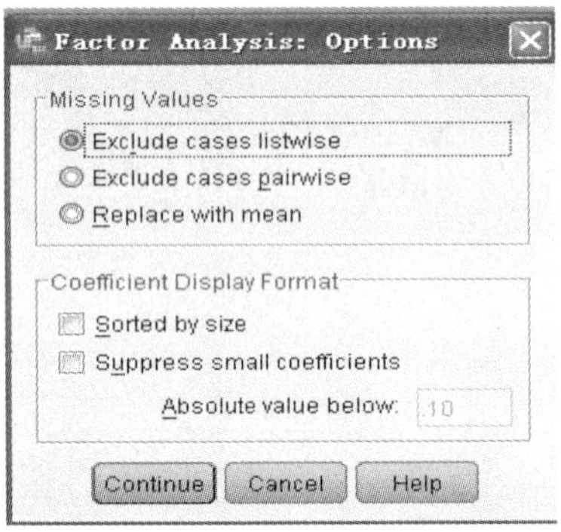

图 17-6　主成分（因子）分析“选项”对话框

5.“Fact…（因子得分）”对话框（图 17-5）

（1）保存为新变量：选择此项可以将计算出的因子得分作为新变量，加入数据库文件。

（2）方法单选框组　用于选择计算因子得分的方法。

1）回归：产生的因子得分的均值等于 0。

2）Bartlett：产生的因子得分的均值等于 0。

3）Anderson-Rubin：产生的因子得分的均值等于 0，方差等于 1。

（3）显示因子得分系数矩阵：输出因子得分系数矩阵。

6.“Option（选项）”对话框（图 17-6）

（1）缺失值单选框组：选择对缺失值处理方式。

（2）系数显示格式复选框组：选择系数的输出方式。

三、操 作 步 骤

例 17-1　某医院测得 20 例肝病患者四项肝功能指标，具体指标与测定结果见表 17-1，试作主成分分析，以寻求表达这四项指标的几个综合指标。

表 17-1　某医院测得的肝病患者肝功能指标

病例号	转氨酶（U/L）（$X1$）	肝大指数（$X2$）	硫酸锌浊度（U）（$X3$）	甲胎球蛋白（ng/ml）（$X4$）
1	40	2.5	5	20
2	10	1.5	5	30
3	120	3.0	13	50
4	250	4.5	18	0
5	120	3.5	9	50
6	10	1.5	12	50
7	40	1.0	19	40

续表

病例号	转氨酶（U/L）（*X*1）	肝大指数（*X*2）	硫酸锌浊度（U）（*X*3）	甲胎球蛋白（ng/ml）（*X*4）
8	270	4.0	13	60
9	280	3.5	11	60
10	170	3.0	9	60
11	180	3.5	14	40
12	130	2.0	30	50
13	220	1.5	17	20
14	160	1.5	35	60
15	220	2.5	14	30
16	140	2.0	20	20
17	220	2.0	14	10
18	40	1.0	10	0
19	20	1.0	12	60
20	120	2.0	20	0

（一）建立数据库

根据统计分析的要求，用“X1、X2、X3、X4”表示 4 个变量。

（二）分析操作

1. 进入分析界面　“Analyze==> Dimension　Reduction==>Factor”。变量框：调入“*X*1、*X*2、*X*3、*X*4”。

2. 设置“Descriptives…（描述）”　选中“单变量描述性（Univariate descriptives）”和“原始分析性结果（Initial solution）”；“Correlation Matrix（相关系数矩阵）”框下选中“系数”和“逆模型”。

3. 设置“Extraction（抽取）”　方法框下选择“主成分”。

4. 设置“Rotation（旋转）”**对话框**　方法框下选择“最大方差”，输出框选择“旋转解”。

5. 设置“Fact…（得分）”**对话框**　系统默认。

6. 设置“Option（选项）”**对话框**　选择“显示因子得分系数矩阵”。

单击“Continue”；单击“OK”，输出结果（表 17-2～表 17-6，图 17-7）。

表 17-2　Descriptive Statistics

	Mean	Std. Deviation	Analysis N
转氨酶	138.000	88.8879	20
肝大指数	2.350	1.0526	20
硫酸锌浊度	15.000	7.4197	20
甲胎球蛋白	35.500	21.8789	20

表 17-3 Correlation Matrix

		转氨酶	肝大指数	硫酸锌浊度	甲胎球蛋白
Correlation	转氨酶	1.000	.669	.219	.025
	肝大指数	.669	1.000	-.182	.118
	硫酸锌浊度	.219	-.182	1.000	.071
	甲胎球蛋白	.025	.118	.071	1.000

表 17-4 Communalities

	Initial	Extraction
转氨酶	1.000	1.000
肝大指数	1.000	1.000
硫酸锌浊度	1.000	1.000
甲胎球蛋白	1.000	1.000

Extraction Method：Principal Component Analysis.

表 17-5 Total Variance Explained

Component	Initial Eigenvalues			Extraction Sums of Squared Loadings		
	Total	% of Variance	Cumulative %	Total	% of Variance	Cumulative %
1	1.686	42.143	42.143	1.686	42.143	42.143
2	1.116	27.891	70.034	1.116	27.891	70.034
3	.981	24.531	94.565	.981	24.531	94.565
4	.217	5.435	100.000	.217	5.435	100.000

Extraction Method：Principal Component Analysis.

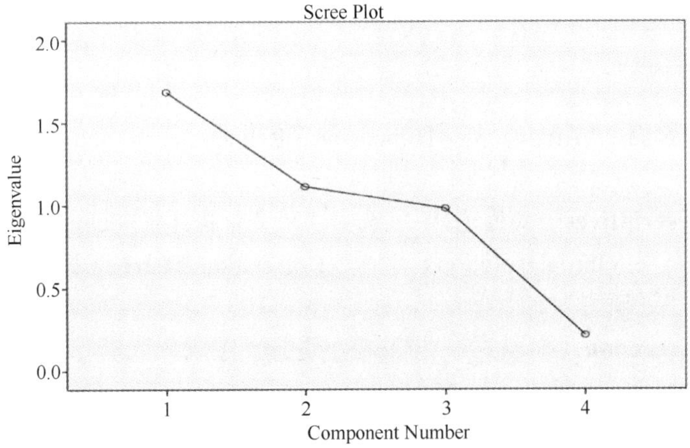

图 17-7 碎石图

表 17-6 Component Matrix[a]

	Component			
	1	2	3	4
转氨酶	.910	.152	-.234	-.307
肝大指数	.902	-.298	.055	.307
硫酸锌浊度	.072	.951	-.254	.162
甲胎球蛋白	.195	.316	.927	-.051

Extraction Method：Principal Component Analysis.

a. 4 components extracted.

（三）结果解释

表 17-2 是资料基本描述。

表 17-3 是变量间的相关系数矩阵。

表 17-4 是公因子方差。显示按特征值提取公因子后，公因子对变量 X 的总方差贡献率。

表 17-5 是可说明的总方差表，显示特征值由大到小的排列、各主成分的贡献率和累积贡献率。可见第一、二主成分的累积贡献率为 42.143%、70.034%。

表 17-6 为成分矩阵，显示因子载荷矩阵。可见第一主成分主要反映的是转氨酶、肝大指数，第二主成分主要反映的是硫酸锌浊度、甲胎球蛋白。

$Z_1 = 0.910X_1 + 0.902X_2 + 0.072X_3 + 0.195X_4$

$Z_2 = 0.152X_1 - 0.298X_2 + 0.951X_3 + 0.316X_4$

图 17-7 为碎石图，横轴是成分数，纵轴是特征值。可见特征值大于 1 的有两个。

第二节　因 子 分 析

一、统计方法简介

（一）基本思想

因子分析是在主成分分析的基础上，找出能够代表众多变量的公共因子（common factor），将原变量反过来用公共因子来表达，以此来分析原变量之间的区别和联系。通过因子分析方法可以对初始主成分进行适当的处理，使各个因子的意义更加明确。以每个个体的因子得分作为新变量，结合其他统计方法，可对资料作进一步分析。

（二）数学模型

假设有 m 个观测变量 X_1，X_2，…，Xm_s，将 m 个变量标准化：

$$x_i = \frac{x_i - \overline{x}}{S_{x_i}} \qquad i = 0, 1, 2, \cdots,\ X \qquad \text{（公式 17-5）}$$

对标准化后的 X 个变量进行主成分分析，可得到 X 个主成分 C_1，C_2，…，C_S，这 X 个主成分都可用 X 个变量 x_i 的线性组合来表达，见公式 17-1、公式 17-2。如果将上述方程中的 C_i 当成已知量，x_i 当成未知量，则可用 C_i 的线性组合来表达 x_i，即

$$\begin{aligned} x_1 &= a_{11}C_1 + a_{12}C_2 + \cdots + a_{1S}C_S \\ x_2 &= a_{21}C_1 + a_{22}C_2 + \cdots + a_{2S}C_S \\ &\vdots \\ x_S &= a_{S1}C_1 + a_{S2}C_2 + \cdots + a_{SS}C_{S1} \end{aligned} \qquad \text{（公式 17-6）}$$

令 $F_i = \dfrac{c_i}{S_{c_i}}$，$l_{ij} = a_{ij}S_{ci}$。如果在主成分分析中保留 m 个意义较为明确的主成分，则可称 m 为共性因子数，公式 17-6 中第 m 项后面的和记为 e_i，得到如下新的表达式：

$$x_1=l_{11}F_1+l_{12}F_2+\cdots+l_{1m}F_m+e_1$$
$$x_2=l_{21}F_1+l_{22}F_2+\cdots+l_{2m}F_m+e_2 \quad \text{（公式 17-7）}$$
$$\vdots$$
$$X_i=l_{i1}F_1+l_{i2}F_2+\cdots+l_{im}F_m+e_i$$

式中，F_j 称为第 j 个主因子，l_{ij} 称为第 i 个标准化变量在第 j 个主因子上的负荷，即第 i 个标准化变量与第 j 个主因子的相关系数。

第 i 个式子等号右端的前 m 项之和称为 x_i 的共性部分，其方差称为共性方差，表示公共因子所能解释的信息，记为 u_i^2；e_i 称为 x_i 的个性部分，其方差称为个性方差，表示公共因子所不能解释的部分，记为 h_i^2。与主成分分析一样，根据每一个体的观测值可以得到该个体的各主成分因子的值，称为主因子得分。

有时主因子的意义不甚明确，需要作因子旋转。常用的因子旋转方法有两种：一种是变异最大旋转（varimax rotation），另一种是斜交旋转（oblique rotation）。变异最大的旋转是指各变量在各主因子上的负荷最大程度地分散，各负荷通过除以所对变量的共性方差来进行校正，此种方法仍可保持各主因子间互不相关的特性。斜交旋转放弃了主因子间相关性的限制，使各因子尽量通过各簇变量的中心，因而可使各主因子的意义更易于解释。

二、SPSS 界面介绍

同第一节。

三、操 作 步 骤

例 17-2 对例 17-1 表 17-1 资料作因子分析。

（一）建立数据库

根据统计分析的要求，用“X1、X2、X3、X4”表示 4 个变量。

（二）分析操作

1. 进入分析界面 “Analyze==> Dimension Reduction==>Factor”。

变量框：调入“X1、X2、X3、X4”。

2. 设置“Descriptive s…（描述）” 选中“单变量描述性（Univariate descriptives）”和“原始分析性结果（Initial solution）”；

“Correlation Matrix（相关系数矩阵）”框下选中“系数”“显著性水平”和“KMO and Bartlett 的球形度检验”。

3. 设置“Extraction（抽取）” 方法框下选择“主成分”；分析框选“相关性矩阵”；显示框下选“未旋转的因子解”“碎石图”；抽取框选“因子数”，并指定为 2。

4. 设置“Rotation（旋转）”对话框 方法框下选择“最大方差”，输出框选择“旋转解”。

最大收敛性迭代次数框：系统默认（25 次）。

5. 设置"Fact···（得分）"对话框 保存为变量：选中；"显示因子得分系数矩阵"：选中。

6. 设置"Option（选项）"对话框 系统默认；单击"Continue"；单击："OK"，输出结果（表 17-7～表 17-16；图 17-8，图 17-9）。

表 17-7 Descriptive Statistics

	Mean	Std. Deviation	Analysis N
转氨酶	138.000	88.8879	20
肝大指数	2.350	1.0526	20
硫酸锌浊度	15.000	7.4197	20
甲胎球蛋白	35.500	21.8789	20

表 17-8 Correlation Matrix

		转氨酶	肝大指数	硫酸锌浊度	甲胎球蛋白
Correlation	转氨酶	1.000	.669	.219	.025
	肝大指数	.669	1.000	-.182	.118
	硫酸锌浊度	.219	-.182	1.000	.071
	甲胎球蛋白	.025	.118	.071	1.000
Sig.（1-tailed）	转氨酶		.001	.176	.459
	肝大指数	.001		.221	.311
	硫酸锌浊度	.176	.221		.383
	甲胎球蛋白	.459	.311	.383	

表 17-9 KMO and Bartlett's Test

Kaiser-Meyer-Olkin Measure of Sampling Adequacy.		.338
Bartlett's Test of Sphericity	Approx. Chi-Square	15.374
	Df	6
	Sig.	.018

表 17-10 Communalities

	Initial	Extraction
转氨酶	1.000	.851
肝大指数	1.000	.902
硫酸锌浊度	1.000	.909
甲胎球蛋白	1.000	.138

Extraction Method：Principal Component Analysis.

表 17-11 Total Variance Explained

Component	Initial Eigenvalues			Extraction Sums of Squared Loadings			Rotation Sums of Squared Loadings		
	Total	% of Variance	Cumulative %	Total	% of Variance	Cumulative %	Total	% of Variance	Cumulative %
1	1.686	42.143	42.143	1.686	42.143	42.143	1.664	41.600	41.600
2	1.116	27.891	70.034	1.116	27.891	70.034	1.137	28.434	70.034

续表

Component	Initial Eigenvalues			Extraction Sums of Squared Loadings			Rotation Sums of Squared Loadings		
	Total	% of Variance	Cumulative %	Total	% of Variance	Cumulative %	Total	% of Variance	Cumulative %
3	.981	24.531	94.565						
4	.217	5.435	100.000						

Extraction Method：Principal Component Analysis.

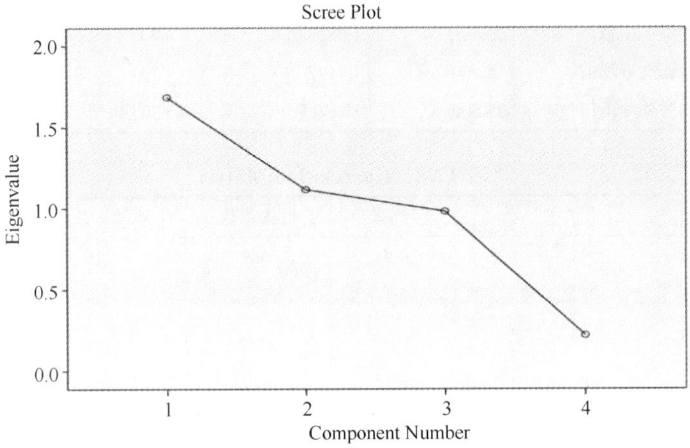

图 17-8 碎石图

表 17-12 Component Matrix[a]

	Component	
	1	2
转氨酶	.910	.152
肝大指数	.902	-.298
硫酸锌浊度	.072	.951
甲胎球蛋白	.195	.316

Extraction Method：Principal Component Analysis.

a. 2 components extracted.

表 17-13 Rotated Component Matrix[a]

	Component	
	1	2
转氨酶	.863	.326
肝大指数	.943	-.116
硫酸锌浊度	-.115	.947
甲胎球蛋白	.130	.348

Extraction Method：Principal Component Analysis.

Rotation Method：Varimax with Kaiser Normalization.

a. Rotation converged in 3 iterations.

表 17-14　**Component Transformation Matrix**

Component	1	2
1	.981	.195
2	-.195	.981

Extraction Method：Principal Component Analysis.

Rotation Method：Varimax with Kaiser Normalization.

表 17-15　**Component Score Coefficient Matrix**

	Component	
	1	2
转氨酶	.503	.239
肝大指数	.577	-.157
硫酸锌浊度	-.124	.844
甲胎球蛋白	.058	.301

Extraction Method：Principal Component Analysis.

Rotation Method：Varimax with Kaiser Normalization.

Component Scores.

表 17-16　**Component Score Covariance Matrix**

Component	1	2
1	1.000	.000
2	.000	1.000

Extraction Method：Principal Component Analysis.

Rotation Method：Varimax with Kaiser Normalization.

Component Scores.

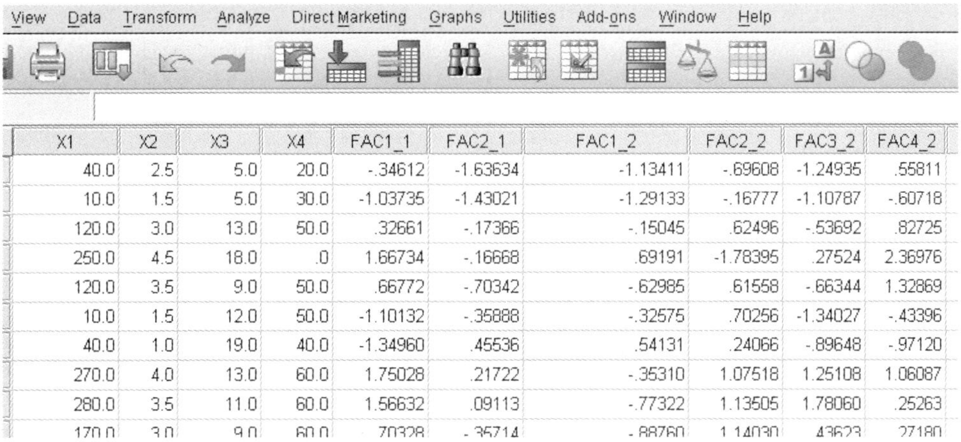

图 17-9　“Fact…（得分）”保存为变量：“显示因子得分系数矩阵”

（三）结果解释

表 17-7 为资料基本描述。

表 17-8 为变量间的相关系数矩阵。

表 17-9 为 KMO and Bartlett 的球形度检验结果。

表 17-10 为公因子方差。显示按特征值提取公因子后，公因子对变量 X 的总方差贡献率。

表 17-11，同表 17-5，是可说明的总方差表，显示特征值由大到小的排列、各主成分的贡献率和累积贡献率。可见第一、二主成分的累积贡献率分别为 42.143%、70.034%。

表 17-12 为成分矩阵，显示旋转前的因子载荷矩阵。可见第一主成分主要反映的是转氨酶、肝大指数，第二主成分主要反映的是硫酸锌浊度、甲胎球蛋白。

表 17-13 为旋转成分矩阵，显示旋转后的因子载荷矩阵，可见旋转后因子载荷的变化。经过旋转后，因子载荷有所改变，指标在主成分（主因子）中的作用大小发生改变。第一主成分（主因子）反映的主要是转氨酶、肝大指数信息，第二主成分（主因子）反映的主要是硫酸锌浊度、甲胎球蛋白信息。

表 17-14 为成分转换矩阵，显示旋转前后主成分（主因子）间的系数对应关系，据此可以对主成分（主因子）进行相互转换。

表 17-15 成分得分系数矩阵，显示的是各公因子的得分系数，据此可以写出各公因子的表达式为

$$F_1 = 0.503X_1 + 0.577X_2 - 0.124X_3 + 0.058X_4$$

$$F_2 = 0.239X_1 - 0.157X_2 + 0.844X_3 + 0.301X_4$$

表 17-16 为成分得分协方差矩阵，显示提取的两个公因子间不相关。

图 17-8 为碎石图，同图 17-7。

图 17-9 为设置“Fact…（得分）”保存为变量：选择“显示因子得分系数矩阵”后在原数据库增加的变量。

第 18 章　圆分布资料分析

圆形分布适用于角度、昼夜时间等资料的分析。医学中常见的用角度来表示的资料有：空间心电向量图的电轴，脑血流图的主峰角、上升角等。近年来，圆形分布法也用于确定疾病发生（或死亡）的高峰时间、妊娠妇女的分娩高峰时间、女性月经初潮的高峰时间等。这类资料具有“周期性”，往往形成圆形分布。圆形分布资料的特点是：①角度、钟点等周而复始，没有真正的零点。例如，360°与 0°是重合的；24 时与 0 时也是重合的。②这类数据不能比较大小。例如，两个胎儿娩出时间为 24 时和 1 时，用通常方法求平均数，其平均分娩时间为（24＋1）/2=12.5 时，这显然是不合理的，因为两个午夜出生的胎儿，平均时间却在中午，此时算术均数已失去代表性意义。正确的作法是用圆形分布法求得两个胎儿娩出的平均值是 0 时 30 分（也在午夜附近）。

圆形分布的应用条件如下：

（1）资料本身呈单峰分布。

（2）角度数据要准确到度；季节要准确到月、日；昼夜时间要准确到几点几分。后两者虽未直接记为角度，但可以换算成角度。昼夜时间与角度的换算，1 小时相当于 15°，1 分钟相当于 0.25°；1 天则相当于 1°（为方便计算，1 年按 360 天计）。

第一节　角的均数与标准差

一、统计内容简介

（一）角的均数

一组圆形分布资料，如果有集中于某个时间内发生的倾向，这一倾向性可用角的均数表示。角的均数亦称为平均角，它是总体角均数 μ_α 的估计值。

为了求得 N 个角 a_1，a_2，…，a_n 的平均角 α，可按下列步骤进行：

（1）首先进行三角函数变换，见表 15-2。

（2）把表中的合计分别代入公式 15-1、公式 15-2，求出 X、Y。

$$X = \frac{\sum \cos\alpha}{n} \qquad \text{（公式 18-1）}$$

$$Y = \frac{\sum \sin\alpha}{n} \qquad \text{（公式 18-2）}$$

再把 X、Y 代入公式 18-3，即可求得角均数 $\overline{\alpha}$。

$$\bar{\alpha}=\begin{cases} arctg\left(\dfrac{Y}{X}\right) & 当X>0 \\ 180^\circ+arctg\left(\dfrac{Y}{X}\right) & 当X<0 \\ 90^\circ & 当X=0，且Y>0 \\ 270^\circ & 当X=0，且Y<0 \\ 不定 & 当X=0，且Y=0 \end{cases} \qquad （公式 18-3）$$

（二）角的标准差

在计算平均角的基础上，用下式计算样本平均向量长度 r(注意：这里的 r 值不是相关系数)。r 表示角的离散程度，没有单位，取值范围在 0～1。

$$r=\sqrt{X^2+Y^2} \qquad （公式 18-4）$$

将 r 值代入公式 18-5 或公式 18-6 即可求出角的标准差，用符号表示 s。s 表示离差的测度。公式 18-5、公式 18-6 反映 r 与 s 有相对应的关系。

$$s=\frac{180}{\pi}\sqrt{-2\ln r}\ 度 \quad 或 \quad s=57.29578\sqrt{-2\ln r}\ 度 \qquad （公式 18-5）$$

$$s=\frac{180}{\pi}\sqrt{-4.60517\lg r}\ 度 \quad 或 \quad s=122.9548\sqrt{-\lg r}\ 度 \qquad （公式 18-6）$$

二、SPSS 界面介绍

角的均数与标准差，首先解决的是资料的转换，由“Compute Variable”对话框实现。选择菜单“Transform==>Compute”，弹出“Compute Variable”对话框如下（图 18-1）：

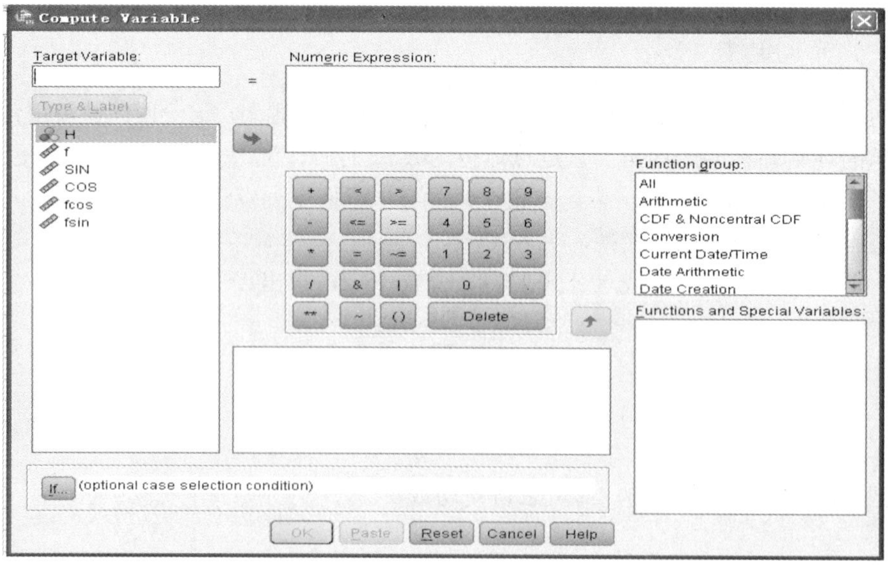

图 18-1 “Compute Variable”对话框

左上角为“Target Variable”为目标变量，指需要计算的变量名，在其中键入一变量名后，其下方的“Type&Lable”按钮就会变黑，其为设置变量标签。

“Numeric Expression”框：输入计算目标变量的表达式，亦可通过右侧的函数窗口选择。

左下方为候选变量列表，中部为类似计算器的软键盘，可以用鼠标按键输入数字和符号，输入的内容立刻在右上方的数值表达式窗口中出现；软键盘右侧为函数窗口，可以在这里找到并使用所需的 SPSS 函数。

点击中下部的“If”按钮，系统弹出记录选择对话框如下（图 18-2）：

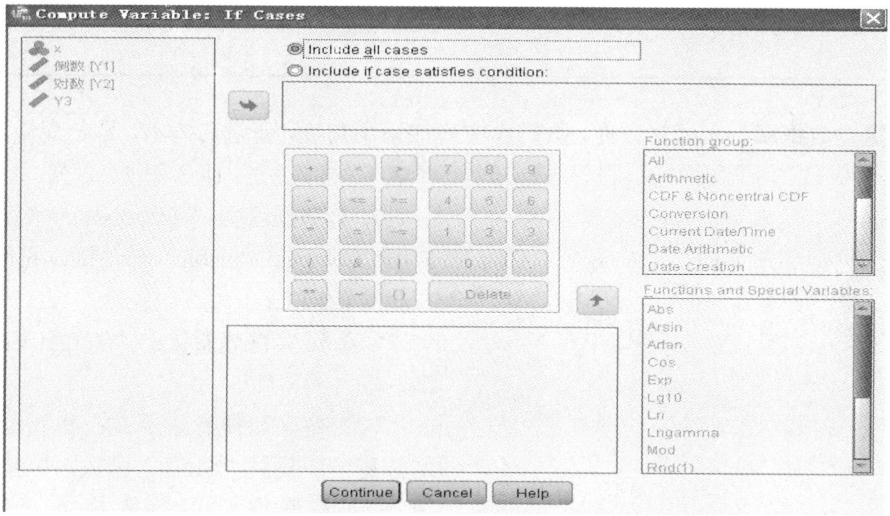

图 18-2　“Compute Variable if ”对话框

该对话框有二个单选钮：“Include all case”和“Include if case statisfies confition：”，用于定义所转换变量条件。使用时，选中左侧变量，单击“ ”，就被引入了右侧的变量框，任意用键盘或者用鼠标，总之将下面这个算式补充完。然后单击“Continue”钮，系统回到“Compute Variable”对话框。

三、操 作 步 骤

例 18-1　本组资料为某年某医院正常分娩的胎儿时辰。采用圆形分布统计方法，即先确定每个时辰的组中值并转换成角度，分别求出其正弦和余弦值，再按上述公式求出平均角度 $\bar{\alpha}$ 及标准差 s。共统计 1197 名新生儿，其资料见表 18-1。

表 18-1　某医院某年正常分娩儿昼夜时辰圆形分别计算

时辰	时间（时）	平均时间（时）	转换角度（度）	频数 f（个）
子	23 ~ 1	0	0	91
丑	1 ~ 3	2	30	91
寅	3 ~ 5	4	60	113
卯	5 ~ 7	6	90	106
辰	7 ~ 9	8	120	105
巳	9 ~ 11	10	150	132

续表

时辰	时间（时）	平均时间（时）	转换角度（度）	频数 f（个）
午	11 ~ 13	12	180	113
未	13 ~ 15	14	210	109
申	15 ~ 17	16	240	90
酉	17 ~ 19	18	270	88
戌	19 ~ 21	20	300	76
亥	21 ~ 23	22	330	83
合计	—	—	—	1197

1. 建立数据库 为计算方便，数据库中直接采用角度，变量名为 H，另一变量为频数，命名 f。格式见图 18-3 第 1、2 列。

	H	f	SIN	COS
1	0	91	.00	1.00
2	30	91	-.99	.15
3	60	11	-.30	-.95
4	90	106	.89	-.45
5	120	105	.58	.81
6	150	132	-.71	.70
7	180	113	-.80	-.60
8	210	109	.47	-.88
9	240	90	.95	.33
10	270	88	-.18	.98
11	300	76	-1.00	-.02
12	330	83	-.13	-.99

图 18-3 角度转换数据格式

2. 作数据转换 “Transform==>Compute”，弹出“Compute Variable”对话框，见图 18-1。在该对话框上：

（1）定义目标变量：“Target Variable”框，输入“SIN”。

（2）定义转换变量算式：在软键盘右侧函数窗口，找到“SINS”函数，单击，出现在下部方框内，用箭头拖入“Numeric Expression 框”。

单击“OK”，在原数据库上增加一列变量“SIN”。

重复如上步骤，“Target Variable”框输入“COS”，在函数窗口找到“SINS”函数，拖入“Numeric Expression 框”，单击“OK”，在原数据库上增加一列变量“COS”。见图 18-3 第 3、4 列。

3. 计算 SIN、COS 的平均值

（1）由于本资料是频数表，所以需首先调用频数过程。

“Data==>Weight cases”，将数据指定为频数格式；“Weight Cases by”：选中。

Frequency Variable：选入“f”，定义频数变量“频数”；单击“OK”。

（2）计算平均值：“Analyze==>Descriptive Statistics==> Frequencies”（图 18-4）。

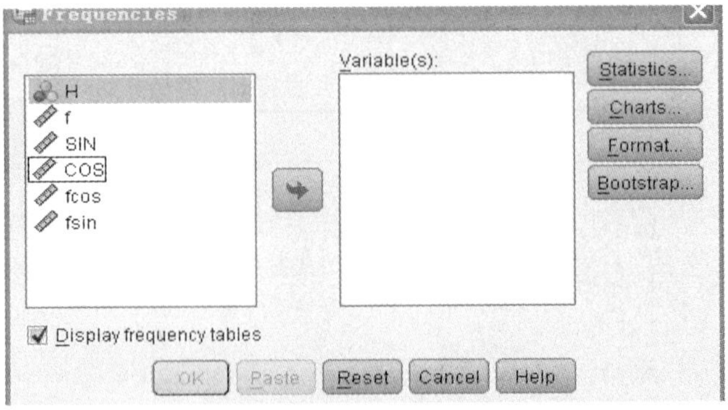

图 18-4 “Frequencies”对话框

将“SIN”“COS”送入“Variable（s）”框。

点击“Statistics”钮，弹出“Statistics”对话框，其上选中“Mean”和“Sum”。

单击“OK”，输出如下结果（表 18-2，表 18-3）：

表 18-2　Statistics

SIN

N	Valid	1095
	Missing	0
Mean		-.0811
Sum		-88.82

表 18-3　Statistics

COS

N	Valid	1095
	Missing	0
Mean		.0848
Sum		92.88

如上结果即 SIN、COS 的平均值，将其再转换为时间，即婴儿平均出生时间。特别注意的是：SPSS 中，SIN、COS 的转换是弧度，所以转换为时间时，也要由弧度来转换。至于角的标准差，依据如上公式手工计算即可。

第二节　角均数的假设检验

一、统 计 内 容

（一）单个样本的检验

角均数的假设检验要解决的问题是，在被抽样的总体里是否有一平均方向。

根据公式 18-3 求得的角均数 $\overline{\alpha}$ 是总体角均数的估计值，总体是否存在平均方向，尚需通过假设检验才能做出判断，而不能仅根据样本角均数就下结论。若总体不存在平均方向，称圆形分布是均匀的；相反，若总体存在平均方向，则称圆形分布是不均匀的。因此，把这种假设检验又称为均匀性检验。只有在推断圆形分布是不均匀的前提下，角均数 $\overline{\alpha}$ 才是有意义的。

例 18-2　检验例 18-1 资料是否符合圆形分布系均匀分布。

由如上角的平均值计算可知：

$$X=-0.069358395 \qquad Y=0.065607351$$

$$r=\sqrt{(-0.069358395)^2+(0.065607351)^2}=0.095472046$$

$$\overline{\alpha}=180^\circ+arctg\frac{0.065607351}{-0.069358395}=136.5919868^\circ$$

将其转换成时辰（即平均高峰时辰）即：

136.5919868°×24/360=9.106132453 时≈9 时零 7 分，即出生高峰在巳时。查“圆形分布界值表”，知 $r>r_{0.05}$，$P<0.05$。因此，可判断本资料不符合均匀分布，出生时辰存在

高峰时点。

$s=122.9548\sqrt{-\lg 0.095472046}=124.1857949^{\circ}\times 24/360=8.279052991$时$\approx 8$时17分，用 $\bar{\alpha}\pm 3$ 推测出生时辰高峰期为：0 时 50 分～17 时 24 分。

（二）两个样本角均数间的比较

两个或多个样本角均数间的比较常采用 Watson-Williams 检验法。在方法上应用下式的 t 检验：

$$t=\sqrt{\frac{k(N-2)(R_1+R_2-R)}{N-R_1-R_2}} \qquad \text{（公式 18-7）}$$

式中 N 为两样本含量 n_1 及 n_2 之和；R_1 与 R_2 由两样本分别按 $R=nr$ 算得；R 为两样本合并后求出的 R 值，k 为校正因子，由 k 值查附表即得。

二、SPSS 界面介绍

角均数的假设检验，首先解决的是资料的转换，由“Compute Variable”对话框实现。SPSS 界面同上。

三、操 作 步 骤

例 18-3 A 病室有患者 6 人，晚上入睡时间为 20：30，21：00，21：15，21：20，21：45，22：00；B 病室有患者 7 人，晚上入睡时间为 21：30，21：45，22：05，22：15，22：20，22：45，22：50。问两病室患者入睡时间的早晚有无差异？

（1）将时间化为角度 α

A：307.50，315.00，318.75，320.00，326.25，330.00。

B：322.50，326.25，331.25，333.75，335.00，341.25，342.50。

（2）计算各组 sinα、cosα 的平均值：SPSS 操作如上，略。

（3）分别计算 A 组、B 组和两组合并的 r 和 R。

（4）计算 t 值，作出统计推断。

（5）将角度转换为时间。

第 19 章　危险度估计

第一节　非匹配资料分析

一、统计内容简介

在多数医学统计学教材中均有关于现场调查资料的统计分析方法，如病例-对照研究资料分析、对列研究资料分析等，本质上，对这类资料的分析，主要包括两方面的内容：率的显著性检验和危险度估计。率的显著性检验在有关章节已作详细介绍，此处重点介绍危险度估计问题。

现以病例-对照研究资料为例，说明危险度估计之基本方法。

描述暴露与疾病的联系强度的指标是相对危险度或比值比。

相对危险度（*RR*）：指暴露组发病或死亡率为非暴露组的倍数。其意义是 *RR* 值等于 1，表示暴露与疾病无关联，大于 1 说明暴露增加疾病的危险度，小于 1 说明暴露减少疾病的危险度。

$$RR=\frac{a/(a+b)}{c/(c+d)}=\frac{I_e}{I_0} \qquad \text{（公式 19-1）}$$

式中 I_e 表示暴露组的发病率；I_0 表示非暴露组发病率；*a*、*b*、*c*、*d* 分别表示病例组、对照组有、无暴露史的例数。

病例-对照研究中一般无暴露组与非暴露组的观察人数，故不能计算发病率，亦不能直接计算 *RR*，只能计算比值比（*OR*）估计相对危险度。*OR* 可以定义为病例组和对照组的两个暴露比值之比，即暴露优势比，用来估计发病优势比（*RR*）：

$$OR=\frac{a/(a+c)/c/(a+c)}{b/(b+d)/d/(b+d)}=\frac{ad}{bc} \qquad \text{（公式 19-2）}$$

OR 的意义同 *RR*，其值等于 1 时，表示暴露与疾病无关联，其大于 1 说明暴露增加疾病的危险度，小于 1 说明暴露减少疾病的危险度。

OR 值是用一次病例-对照研究资料（样本人群）计算得来的一个点估计值，由于存在抽样误差，应按一定的概率（称可信度）来估计总体人群 *OR* 所在范围，即 *OR* 的可信区间（confidence interval，CI）。常用 Miettinen 法和 Woolf 法计算 *OR* 95%CI。两种方法计算结果基本一致，Miettinen 法计算简单，较为常用，公式如下：

$$OR\ 95\%\mathrm{CI}=OR^{(1\pm1.96/\sqrt{\chi^2})} \qquad \text{（公式 19-3）}$$

二、SPSS 界面介绍

危险度估计，在 SPSS 由“Crosstabs”过程实现，“Crosstabs”对话框在第 5 章已

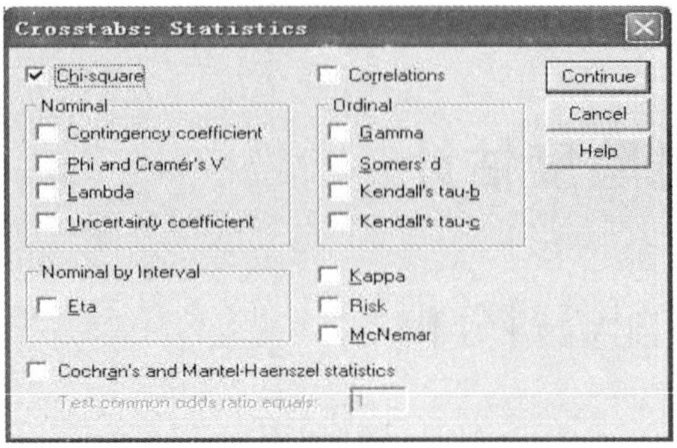

图 19-1 “Crosstabs Statistics”界面

展示，特别注意“Crosstabs Statistics”界面（图 19-1），其右下部的 Risk 即危险度估计，故在此主要介绍其操作。

三、操 作 步 骤

例 19-1 Doll 和 Hill 在 1950 年报道了他们应用病例-对照研究方法研究吸烟与肺癌的关系，他们选择了 709 个肺癌病例，709 例非肺癌病例作对照，由 4 名调查人员调查以往吸烟情况，结果见表 19-1：

表 19-1 吸烟与肺癌关系

	病例	对照	合计
吸烟	688	650	1338
不吸烟	21	59	80
合计	709	709	1418

1. 建立数据库 此处给出的直接是列联表，因此在建立数据库时可以直接输入三个变量——行变量、列变量和指示每个格子中频数的变量。设三个变量分别命名为“吸烟”“肺癌”和“频数”，则数据结构同 χ^2 检验。

2. 指定数据格式 “Data==>Weight Cases”，将数据指定为频数格式。

“Weight Cases by”单选框：选中；“Freqency Variable”：选入“频数”，定义频数变量；单击“OK”钮。

3. 进入分析过程 “Analyze==>Descriptive Statistics==>Crosstabs”如图 19-2，进入“Crosstabs”分析界面。

4. 定义分析项目 在“Crosstabs”界面：

“Rows”框：选入“吸烟”，定义行变量。

“Columns”框：选入“肺癌”，定义列变量。

5. 定义危险度估计 单击“Statistics”钮，显示“Crosstabs Statistics”界面（图 19-3）。选中“Chi-square”复选框；选中“Risk”复选框；单击“Continue”钮。

6. 结果解释 见分层分析。

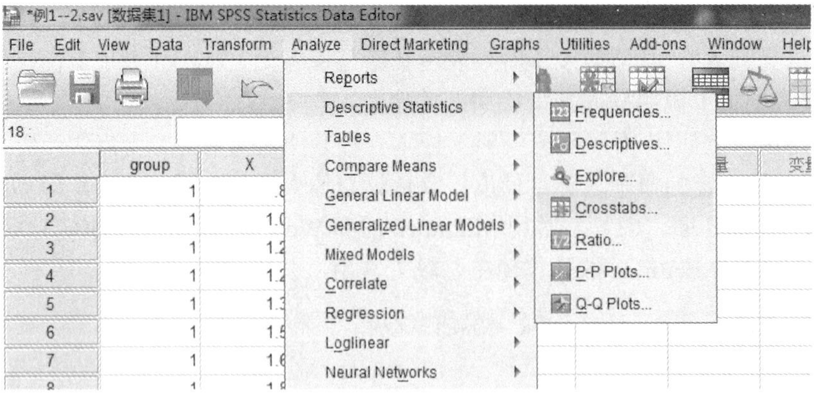

图 19-2 进入“Crosstabs”分析过程

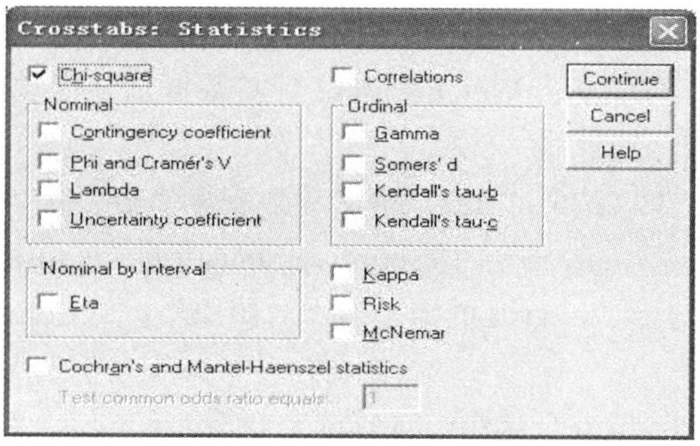

图 19-3　“Chi-square”复选框

第二节　配比资料分析

一、统计内容简介

下面以 1∶1 配比为例说明资料的分析。在暴露因素为二分类时，一对病例与对照的暴露状况可以归纳为：病例与对照都暴露、病例暴露而对照无暴露、病例无暴露而对照暴露及暴露与对照都无暴露四种。将 *n* 个对子按四种暴露状况的资料整理。

$$OR=c/b \qquad \text{（公式 19-4）}$$

二、SPSS 界面介绍

由“Crosstabs”过程实现，“Crosstabs”对话框在第 5 章已展示，特别注意“Crosstabs Statistics”界面，其右下部的 Risk 即危险度估计，故在此主介绍其操作。

三、操 作 步 骤

例 19-2　1973 年底至 1974 年初湖北省某地区农村发生较多瘫痪病例，患者多为儿童与青壮年，认为是原因不明的脑动脉管炎，这种病例的地区分布与钩端螺旋体病流行地区分布相符，武汉医学院流行病学教研室提出了钩端螺旋体（钩体）感染与脑动脉炎有关的假设，并采取配比病例-对照来验证该假设，一个病例配一个对照，病例是原因不明的脑动脉炎患者，对照是与脑血管疾病无关的患者，配比条件为相同性别、住址、年龄。然后用补体结合实验了解以往钩体感染情况。结果见表 19-2。

表 19-2　脑动脉炎配比研究钩体补体结合反应结果

对照	脑动脉炎		
	阳性	阴性	对子数
阳性	4	1	5
阴性	39	19	58
合计	43	20	63

1. 建立数据库 同上例。

2. 指定数据格式 “Data==>Weight cases”，将数据指定为频数格式；“Weight Cases by”：选中。

“Frequency Variable”：选入“fre”，定义频数变量“fre”；单击“OK”。

3. 进入分析过程 “Analyze==>Descriptive Statistics==>Crosstabs”（同上）。

“Rows”：选入“对照”，行变量定义为“对照组”；“Columns”：选入“病例”，列变量定义为“病例组”。

“Statistics”：“Chi-square”选中，选择卡方检验。

“Mcnemar”选中，选择配对卡方检验。

“Risk”选中，定义危险度估计。

单击“Continue”；单击“OK”输出结果（略）。

第三节　分 层 分 析

一、统计内容简介

病例-对照研究容易受到各种混杂因素的影响。混杂往往造成疾病与暴露虚假的关联或掩盖疾病与暴露的真实关系，因此分层分析或多因素分析显得更为重要，当病例-对照研究资料按可能的混杂因素分层时，如果暴露只有二项分类，整个资料就分解为多个四格表，采用分层分析控制混杂因素。分层分析（stratification analysis）就是把病例组和对照组按可疑的混杂因素分为不同层次，再分别在每一层内分析暴露与疾病的关联强度，从而在一定程度上控制混杂因素对研究结果的影响。分层分析的内容如下。

1. 计算各层的 *OR* 值 利用公式 19-2 计算。当各层的 *OR* 值接近时，说明资料是同质的(各层的 *OR* 是否同质，可用 Woolf 的齐性检验法检验，具体计算方法参照有关书籍)。

2. 计算总的 *OR* 值 用 Mantel-Haensze 法。

$$OR_{\mathrm{MH}}=\frac{\sum\left(a_i d_i / t_i\right)}{\sum\left(b_i c_i / t_i\right)}$$ （公式 19-5）

3. 计算总的 χ^2 值 用 Mantel-Haenszel 提出的公式。

$$\chi_{\mathrm{MH}}^2=\left[\sum a_i-\sum E\left(a_i\right)\right]^2 / \sum V\left(a_i\right)$$ （公式 19-6）

式中 $\sum E\left(a_i\right)$ 为 $\sum a_i$ 的理论值：$\sum E\left(a_i\right)=\sum m_{1i} n_{1i} / t_i$；$\sum V\left(a_i\right)$ 为 $\sum a_i$ 的方差：$\sum V\left(a_i\right)=\sum_{i=1}^{I} \frac{m_{1i} m_{0i} n_{1i} n_{0i}}{t_i^2\left(t_i-1\right)}$。

4. 估计总 *OR* 值 95%的可信区间 可用公式 19-3 计算。

二、SPSS 界面介绍

亦由“Crosstabs”过程实现，界面同上。

三、操 作 步 骤

例 19-3　某地进行了一次食管癌发病因素的研究，研究方法是选择确诊的食管癌患者和非患病者调查以往的危险因素。调查的重点因素是生活方式、饮食习惯等。其中吸烟、饮酒与食管癌关系的结果如表 19-3。

表 19-3　按病例与对照组是否吸烟、饮酒分层汇总

饮酒史	不吸烟			吸烟		
	病例	对照	合计	病例	对照	合计
饮酒	62（a_1）	207（b_1）	269（m_{11}）	102（a_2）	190（b_2）	292（m_{12}）
不饮酒	16（c_1）	241（d_1）	257（m_{01}）	20（c_2）	138（d_2）	158（m_{02}）
合计	78（n_{11}）	448（n_{01}）	526（t_1）	122（n_{12}）	328（n_{02}）	450（t_2）

1. 建立数据库　设四个变量，分别命名为“吸烟”“饮酒”“食管癌”和“频数”，则数据结构如下（图 19-4，图 19-5）。

Name	Type	Width	Decimals	Label	Values	Missing	Columns	Align	Measure
吸烟	Numeric	8	0	是否吸烟	{1, 否}...	None	8	Right	Nominal
饮酒	Numeric	8	0	是否饮酒	{1, 是}...	None	8	Right	Nominal
食管癌	Numeric	8	0	是否患病	{1, 是}...	None	8	Right	Nominal
频数	Numeric	8	2	数值	None	None	8	Right	Scale

图 19-4　分层分析危险度估计数据库建立

2. 指定数据格式　“Data==>Weight Cases”，将数据指定为频数格式。

“Weight Cases by”单选框：选中；“Freqency Variable”：选入“频数”，定义频数变量；单击“OK”钮。

3. 进入分析过程　“Analyze==>Descriptive Statistics==>Crosstabs”如图 19-6，进入“Crosstabs”分析界面（图 19-7）。

吸烟	饮酒	食管癌	频数
1	1	1	62.00
1	1	2	207.00
1	2	1	16.00
1	2	2	241.00
2	1	1	102.00
2	1	2	190.00
2	2	1	20.00
2	2	2	138.00

图 19-5　分层分析危险度估计资料格式

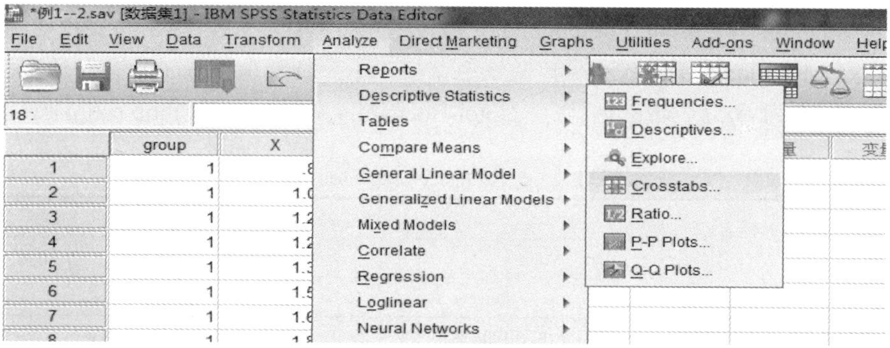

图 19-6　进入 Crosstabs 分析过程

4. 定义分析项目　“Crosstabs”界面（图 19-7）。

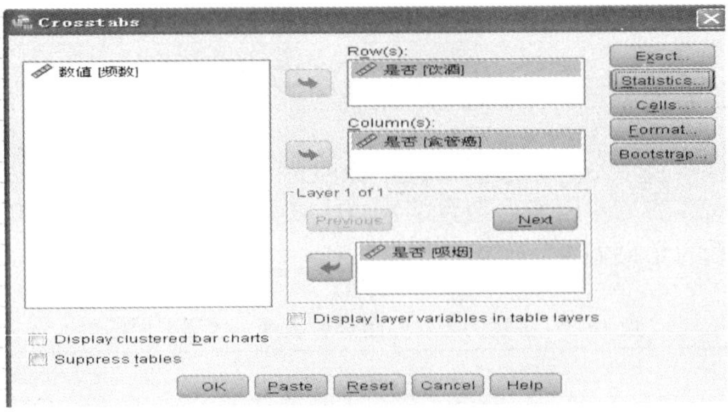

图 19-7 定义分析项目

“Rows”框：选入“饮酒”，定义行变量；“Columns”框：选入“食管癌”，定义列变量；“Layer”框：选入“吸烟”，定义分层变量。

5. 定义危险度估计 单击“Statistics”钮，显示“Crosstabs Statistics”界面（图 19-8）。选中“Chi-square”复选框；选中“Risk”复选框；选中“Cochran′s and Mantel-Haenszelstatistics”复选框；单击“Continue”钮。

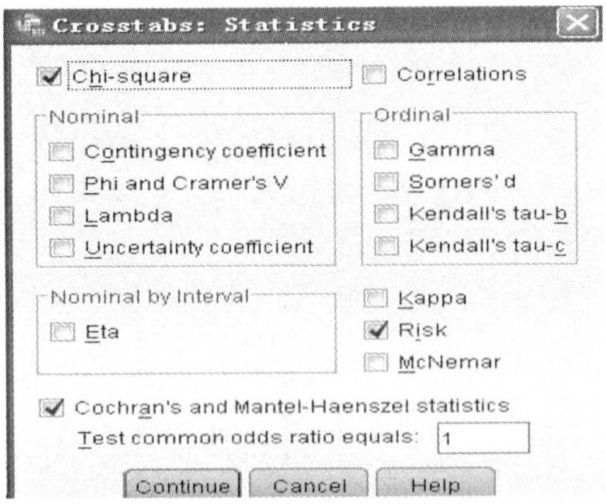

图 19-8 “Chi-square”复选框（定义危险度估计）

6. 定义频数输出 单击“Cell”钮，显示“Cell”界面，将观察值“Observed”和行“Row”选中。

单击“Continue”钮；单击“OK”。

7. 结果解释 表 19-4 为一般性描述；表 19-5 列出各组的例数和所占构成比；表 19-6 给出分层“Chi-Square Tests”结果，其中“Pearson Chi-Square”为没有校正的 Chi-Square 值，表下备注为没有理论数小于 5 的，故直接读取即可，“Linear-by-Linear Association”为线性相关性检验。

表 19-7 为分层危险度估计，“Odds Ratio for”是否饮酒（是/否）为 *OR* 值及其 95%可信区间。本例不吸烟者中，饮酒患食管癌的 *OR*=4.511，吸烟者中，饮酒患食管癌的 *OR*=3.704，合并的 *OR*=4.349。后面是 *OR* 的 95%可信区间，不必解释。

表 19-8 为 *OR* 齐性检验（homogeneity of variance test），表 19-9 为 *K*×2×2 列联表的 CMH（Cochran′s Mantel-Haenszel）检验法之结果，即控制混杂因素（分层因素）后的检验结果，表 19-10 为 *OR* 的 M-H 估计（Mantel-Haenszel common odds ratio estimate）。

表 19-4 Case Processing Summary

	Cases					
	Valid		Missing		Total	
	N	Percent	N	Percent	N	Percent
是否饮酒 * 是否患病 * 是否吸烟	976[a]	100.0%	0	.0%	976	100.0%

a. Number of valid cases is different from the total count in the crosstabulation table because the cell counts have been rounded.

表 19-5　是否饮酒 * 是否患病 * 是否吸烟 Crosstabulation

是否吸烟				是否患病: 是	是否患病: 否	Total
否	是否饮酒	是	Count	62	207	269
			% within 是否饮酒	23.0%	77.0%	100.0%
		否	Count	16	241	257
			% within 是否饮酒	6.2%	93.8%	100.0%
	Total		Count	78	448	526
			% within 是否饮酒	14.8%	85.2%	100.0%
是	是否饮酒	是	Count	102	190	292
			% within 是否饮酒	34.9%	65.1%	100.0%
		否	Count	20	138	158
			% within 是否饮酒	12.7%	87.3%	100.0%
	Total		Count	122	328	450
			% within 是否饮酒	27.1%	72.9%	100.0%
Total	是否饮酒	是	Count	164	397	561
			% within 是否饮酒	29.2%	70.8%	100.0%
		否	Count	36	379	415
			% within 是否饮酒	8.7%	91.3%	100.0%
	Total		Count	200	776	976
			% within 是否饮酒	20.5%	79.5%	100.0%

表 19-6　Chi-Square Tests

是否吸烟		Value	df	Asymp. Sig.（2-sided）	Exact Sig.（2-sided）	Exact Sig.（1-sided）
否	Pearson Chi-Square	29.450[a]	1	.000		
	Continuity Correction[b]	28.133	1	.000		
	Likelihood Ratio	31.281	1	.000		
	Fisher's Exact Test				.000	.000
	Linear-by-Linear Association	29.394	1	.000		
	N of Valid Cases	526				
是	Pearson Chi-Square	25.739[c]	1	.000		
	Continuity Correction[b]	24.624	1	.000		
	Likelihood Ratio	28.035	1	.000		
	Fisher's Exact Test				.000	.000
	Linear-by-Linear Association	25.682	1	.000		
	N of Valid Cases	450				

续表

是否吸烟		Value	df	Asymp. Sig.（2-sided）	Exact Sig.（2-sided）	Exact Sig.（1-sided）
Total	Pearson Chi-Square	61.882[d]	1	.000		
	Continuity Correction[b]	60.627	1	.000		
	Likelihood Ratio	67.197	1	.000		
	Fisher's Exact Test				.000	.000
	Linear-by-Linear Association	61.819	1	.000		
	N of Valid Cases	976				

a. 0 cells （.0%） have expected count less than 5. The minimum expected count is 38.11.

b. Computed only for a 2x2 table.

c. 0 cells （.0%） have expected count less than 5. The minimum expected count is 42.84.

d. 0 cells （.0%） have expected count less than 5. The minimum expected count is 85.04.

表 19-7 Risk Estimate

是否吸烟		Value	95% Confidence Interval Lower	95% Confidence Interval Upper
否	Odds Ratio for 是否饮酒 （是 / 否）	4.511	2.526	8.059
	For cohort 是否患病 = 是	3.702	2.196	6.242
	For cohort 是否患病 = 否	.821	.763	.882
	N of Valid Cases	526		
是	Odds Ratio for 是否饮酒 （是 / 否）	3.704	2.187	6.275
	For cohort 是否患病 = 是	2.760	1.780	4.278
	For cohort 是否患病 = 否	.745	.672	.826
	N of Valid Cases	450		
Total	Odds Ratio for 是否饮酒 （是 / 否）	4.349	2.953	6.406
	For cohort 是否患病 = 是	3.370	2.404	4.724
	For cohort 是否患病 = 否	.775	.729	.824
	N of Valid Cases	976		

表 19-8 Tests of Homogeneity of the Odds Ratio

	Chi-Squared	df	Asymp. Sig.（2-sided）
Breslow-Day	.243	1	.622
Tarone's	.243	1	.622

表 19-9 Tests of Conditional Independence

	Chi-Squared	df	Asymp. Sig. （2-sided）
Cochran's	54.806	1	.000
Mantel-Haenszel	53.482	1	.000

Under the conditional independence assumption, Cochran's statistic is asymptotically distributed as a 1 df chi-squared distribution, only if the number of strata is fixed, while the Mantel-Haenszel statistic is always asymptotically distributed as a 1 df chi-squared distribution. Note that the continuity correction is removed from the Mantel-Haenszel statistic when the sum of the differences between the observed and the expected is 0.

表 19-10　**Mantel-Haenszel Common Odds Ratio Estimate**

Estimate			4.049
ln（Estimate）			1.398
Std. Error of ln（Estimate）			.199
Asymp. Sig. （2-sided）			.000
Asymp. 95% Confidence Interval	Common Odds Ratio	Lower Bound	2.741
		Upper Bound	5.981
	ln（Common Odds Ratio）	Lower Bound	1.008
		Upper Bound	1.789

The Mantel-Haenszel common odds ratio estimate is asymptotically normally distributed under the common odds ratio of 1.000 assumption. So is the natural log of the estimate.

第 20 章　诊断试验评价

第一节　评价指标计算

一、统计方法简介

用金标准和被评价的诊断试验同时进行测试，将受试对象用金标准诊断分为病人与非病人，而用待评价的诊断试验测试，在真正的病人中有将其判断为病人（阳性），有将其判为非病人（阴性），即将其分为两部分。在真正的非病人中待评价的诊断试验也将其判为两部分，病人（阳性）与非病人，将这四部分列入表 20-1 中。

表 20-1　按诊断试验结果将受试者分组

诊断试验判断结果	"金标准"诊断结果		合计
	病人	非病人	
阳性	*A*	*b*	*a+b*
阴性	*C*	*D*	*c+d*
合计	*a+c*	*b+d*	*N*

据表 20-1 中各符号的含意，诊断试验评价指标计算公式如下：

$$灵敏度=\frac{a}{a+c}\times 100\% \qquad （公式 20-1）$$

灵敏度（sensitivity）：也称敏感性，是指实际有病而诊断试验也正确地判为有病的百分率。即由金标准诊断为有病的病例组内，诊断试验检出阳性病例的比例，亦称该试验的真阳性率。灵敏度越高则漏诊率就越低，在分布图形中表现为病人的分布重叠入正常人分布的面积小。表示发现疾病能力强。

$$特异度=\frac{d}{b+d}\times 100\% \qquad （公式 20-2）$$

特异度（specificity）：也称特异性，指实际无病而诊断试验正确地判为无病的百分率。即由金标准将诊断为无病的对照组内，诊断试验检出阴性者所占比例，亦称真阴性率。特异度越高则误诊率越低，在分布图形中表现为正常人的分布重叠到病人分布的部分少，表示把非病人判为病人的概率小，故也反映排除疾病的能力。

$$误诊率（假阳性率）=\frac{b}{b+d}\times 100\% \qquad （公式 20-3）$$

误诊率指实际无病，但被诊断试验判为有病的百分率，即在非病人组，被诊断试验判为病人的比例，也称假阳性率，一类误差。误诊率和特异度的关系是：特异度=1−误诊率。

$$漏诊率（假阴性率）=\frac{c}{a+c}\times 100\% \qquad （公式 20-4）$$

漏诊率指实际有病，但被诊断试验判为无病的百分率，也称假阴性率。在统计学检验中属二类误差。其和灵敏度的关系是：灵敏度=1−漏诊率。

$$粗一致率=\frac{a+d}{a+b+c+d}\times 100\% \qquad （公式 20-5）$$

粗一致率（crude agreement）也称符合率，是病人中诊断正确与非病人中诊断正确总例数占受检者的比例，其反映试验的准确性，越接近 1，表示诊断试验和实际越符合。

$$调整一致率=\frac{1}{4}\left[\frac{a}{a+b}+\frac{a}{a+c}+\frac{d}{c+d}+\frac{d}{b+d}\right]\times 100\% \qquad （公式 20-6）$$

调整一致率（adjusted agreement）表示意义同粗一致率，只是为了减少误差在计算上做了校正。

$$阳性一致率=\frac{a}{a+b+c}\times 100\% \qquad （公式 20-7）$$

$$阴性一致率=\frac{d}{b+c+d}\times 100\% \qquad （公式 20-8）$$

阳性一致率与阴性一致率分别表示两种诊断方法阳性者、阴性者的一致程度。

约登指数（正确诊断指数）=（灵敏度+特异度）−1　　（公式 20-9）

约登指数（youden's index，r）是综合考虑诊断试验真实性的一个指标，分布在 0～1，其越接近 1，表示诊断结果和实际情况越符合。

二、SPSS 界面介绍

诊断试验评价，在 SPSS 由“Crosstabs”过程实现，“Crosstabs”对话框在第 5 章已展示，特别注意“Cells”界面的应用。

三、操 作 步 骤

例 20-1　某医院收治 390 名疑似心肌梗死的病例，经金标准诊断其中 245 名为心肌梗死患者，145 名不是心肌梗死患者。为了评价血清肌酸磷酸激酶（CPK）诊断心肌梗死的准确性，对每个就诊者同时作了 CPK 测定，该试验以 CPK≥80IU/L 为阳性，＜80IU/L 为阴性，结果见表 20-2。

表 20-2　CPK 诊断心肌梗死的试验结果

CPK 诊断结果	金标准		合计
	心肌梗死	非心肌梗死	
阳性（≥80IU）	230	16	246
阴性（＜80IU）	15	129	144
合计	245	145	390

1. 建立数据库　此处给出的直接是列联表，因此在建立数据库时可以直接输入三个变量——行变量、列变量和指示每个格子中频数的变量。设三个变量分别命名为“金标准”

“诊断试验”和“频数”，则数据结构同χ^2检验。

2. 指定数据格式 “Data==>Weight Cases”，将数据指定为频数格式。

“Weight Cases by”单选框：选中；“Freqency Variable”：选入“频数”，定义频数变量；单击“OK”钮。

3. 进入分析过程 “Analyze==>Descriptive Statistics==>Crosstabs”，进入“Crosstabs”分析界面。

4. 定义分析项目 在“Crosstabs”界面。

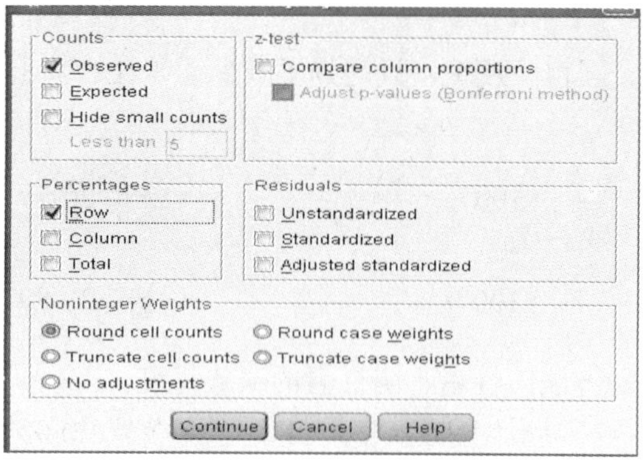

图 20-1 “Cell”复选框（1）

“Rows”框：选入“诊断试验”，定义行变量；“Columns”框：选入“金标准”，定义列变量。

5. 定义与结果输出

（1）首先定义与输出预测值：单击“Cell”钮，显示“Cell”界面（图 20-1）

在“Count”框下，选中“Observed”复选框；在“Percertages”框下，选中“Row”复选框；单击“Continue”钮，单击“OK”，输出如下结果（表 20-3，表 20-4）：

表 20-3 Case Processing Summary

	Cases					
	Valid		Missing		Total	
	N	Percent	N	Percent	N	Percent
CPK * 患病与否	390	100.0%	0	.0%	390	100.0%

表 20-4 CPK*患病与否 Crosstabulation

			患病与否		Total
			病人	非病人	
CPK	阳性	Count	230	16	246
		% within CPK	93.5%	6.5%	100.0%
	阴性	Count	15	129	144
		% within CPK	10.4%	89.6%	100.0%
Total		Count	245	145	390
		% within CPK	62.8%	37.2%	100.0%

表 20-3 是对资料的一般描述，不必解释，表 20-4 即预测值，阳性预测值（病人% within CPK 阳性）为 93.5%，阴性预测值（非病人% within CPK 阴性）89.6%。

（2）定义与输出灵敏度与特异度：单击“Cell”钮，显示“Cell”界面（图 20-2）：

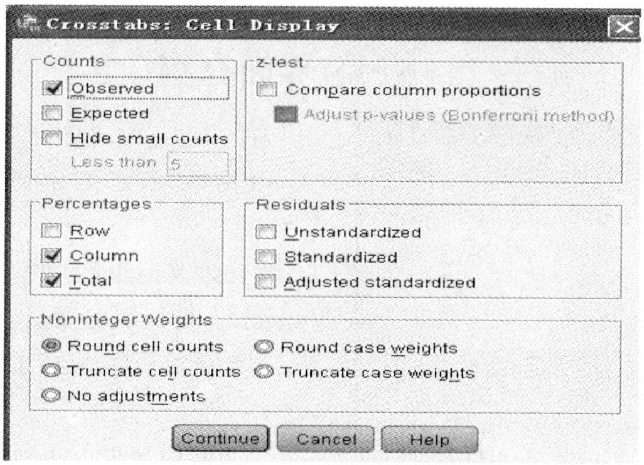

图 20-2　“Cell”复选框（2）

在“Count”框下，选中“Observed”复选框；在“Percertages”框下，选中“Column”复选框；单击“Continue”钮，单击“OK”，输出如下结果（表 20-5）：

表 20-5　CPK * 患病与否 Crosstabulation

			患病与否		Total
			病人	非病人	
CPK	阳性	Count	230	16	246
		% within 患病与否	93.9%	11.0%	63.1%
		% of Total	59.0%	4.1%	63.1%
	阴性	Count	15	129	144
		% within 患病与否	6.1%	89.0%	36.9%
		% of Total	3.8%	33.1%	36.9%
Total		Count	245	145	390
		% within 患病与否	100.0%	100.0%	100.0%
		% of Total	62.8%	37.2%	100.0%

表 20-5 即灵敏度与特异度等指标，灵敏度（阳性% within 病人）为 93.9%，特异度（阴性% within 非病人）为 89.0%，漏诊率（假阴性率）为 6.1%，误诊率（假阳性率）为 11.0%。

第二节　ROC 曲线

一、统计方法简介

ROC 曲线（受试者工作特征曲线）是用灵敏度为纵坐标，假阳性率（1–特异度）为横坐标所作的曲线，可用来确定最佳临界值。将不同诊断标准时求得的灵敏度与假阳性率在坐标中描点，然后连接各点形成曲线，在该曲线最靠近左上角的那一点或曲线的拐点处为最佳临界点，即最佳诊断标准。该法用于常规情况，既灵敏度、特异度同样重要的情况。

二、SPSS 界面介绍

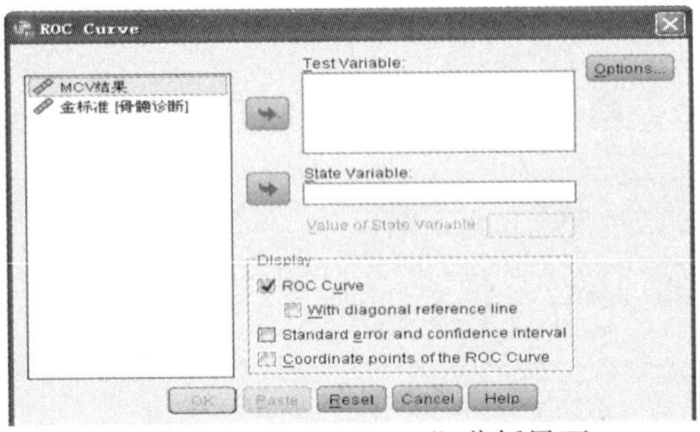

图 20-3 “ROC Curve”分析界面

在 SPSS 由“ROC Curve”过程实现，“Analyze==>ROC Curve”，进入分析界面，见图 20-3。

“Test Variable”框：检验变量；“State Variable”框：状态变量。

“Display”框：输出曲线格式，有“ROC Curve”等三个选择。

“Value of State Variable”框：输入状态变量。

三、操 作 步 骤

（一）计量资料

例 20-2 为评价红细胞平均容积（MCV）对缺铁性贫血患者的诊断价值，以 100 例疑似缺铁性贫血患者作诊断，并以骨髓诊断作为金标准。将金标准确诊为缺铁性贫血的 34 例患者作为病例组，其余 66 例作为对照组。然后对两组测量红细胞平均容积，其测量值列于表 20-6，请采用 ROC 曲线分析对此资料进行分析。

表 20-6 红细胞平均容积

骨髓诊断（金标准）	MCV 结果																
正常组	60	66	68	69	71	71	73	74	74	74	76	77	77	77	77	78	78
	79	79	80	80	81	81	81	82	82	83	83	83	83	83	83	83	84
	84	84	84	85	85	86	86	86	87	88	88	88	89	89	89	90	90
	91	91	92	93	93	93	94	94	94	94	96	97	98	100	103		
异常组	52	58	62	65	67	68	69	71	72	72	73	73	74	75	76	77	77
	78	79	80	80	81	81	81	82	83	84	85	85	86	88	88	90	92

引自：JR Bedk，EK Shultz，Arch Pathol Lab Med.1986.

1. 建立数据库 直接输入二个变量：MCV 结果和骨髓诊断。MCV 结果为实际数值，骨髓诊断用“1、2”表示正常组与异常组。则数据结构同两样本均数的 t 检验。

2. 进入分析过程 “Analyze==>ROC Curve”，进入分析界面（图 20-4）。

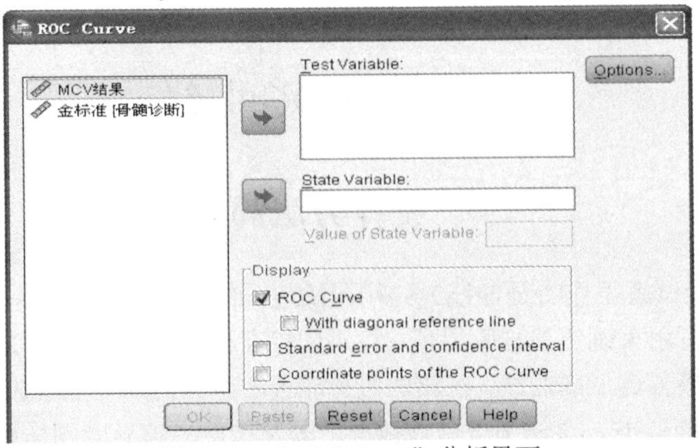

图 20-4 “ROC Curve”分析界面

3. 定义分析项目　在如上界面：
“Test Variable”框：选入“MCV 结果”；“State Variable”框：选入“骨髓诊断”。
“ROC Curve”框：选中；“Value of State Variable”框：输入“0”。
单击“OK”，输出如下结果（图 20-5；表 20-7，表 20-8）：

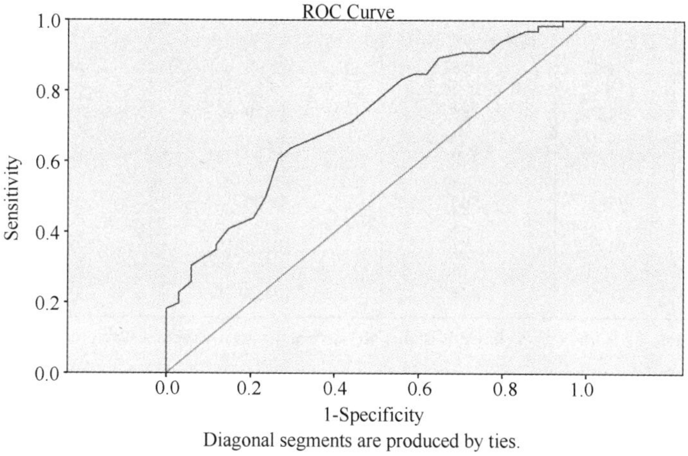

图 20-5　ROC 曲线

Area Under the Curve

表 20-7　Test Result Variable（s）：MCV 结果

Area	Std. Error[a]	Asymptotic Sig.[b]	Asymptotic 95% Confidence Interval Lower Bound	Upper Bound
.717	.053	.000	.614	.820

The test result variable(s):MCV 结果 has at least one tie between the positive actual state group and the negative actual state group. Statistics may be biased.

a. Under the nonparametric assumption

b. Null hypothesis：true area = 0.5

表 20-8　Test Result Variable（s）：MCV 结果

Positive if Greater Than or Equal To[a]	Sensitivity	1 - Specificity	Positive if Greater Than or Equal To[a]	Sensitivity	1 - Specificity
51.00	1.000	1.000	81.50	.636	.294
55.00	1.000	.971	82.50	.606	.265
59.00	1.000	.941	83.50	.500	.235
61.00	.985	.941	84.50	.439	.206
63.50	.985	.912	85.50	.409	.147
65.50	.985	.882	86.50	.364	.118
66.50	.970	.882	87.50	.348	.118
67.50	.970	.853	88.50	.303	.059
68.50	.955	.824	89.50	.258	.059
70.00	.939	.794	90.50	.227	.029

续表

Positive if Greater Than or Equal To[a]	Sensitivity	1 - Specificity	Positive if Greater Than or Equal To[a]	Sensitivity	1 - Specificity
71.50	.909	.765	91.50	.197	.029
72.50	.909	.706	92.50	.182	.000
73.50	.894	.647	93.50	.136	.000
74.50	.848	.618	95.00	.076	.000
75.50	.848	.588	96.50	.061	.000
76.50	.833	.559	97.50	.045	.000
77.50	.773	.500	99.00	.030	.000
78.50	.742	.471	101.50	.015	.000
79.50	.712	.441	104.00	.000	.000

The test result variable（s）: MCV结果 has at least one tie between the positive actual state group and the negative actual state group.

a. The smallest cutoff value is the minimum observed test value minus 1，and the largest cutoff value is the maximum observed test value plus 1. All the other cutoff values are the averages of two consecutive ordered observed test values.

4. 结果解释 图 18-5 为 ROC 曲线，结果输出的表 20-7 为曲线下的面积，表 20-8 为 MCV 测试取不同截断值时的灵敏度和 1–特异度。

（二）计数资料

例 20-3 某医师对影像诊断的 100 份对照和 50 份病理进行诊断分类，按肯定正常、可能正常、可疑异常、可能异常、肯定异常判定（分别记为 1、2、3、4、5），结果见表 20-9。

表 20-9 某医师对两组影像诊断资料分类

分类	1	2	3	4	5	合计
对照组	25	33	24	13	5	100
病例组	3	5	11	17	14	50

1. 建立数据库 定义三个变量：组别（1 为正常组，2 为病例组）、诊断分类（分别用 1、2、3、4、5 表示五种诊断类别）和频数（图 20-6）。

2. 指定数据格式 “Data==>Weight Cases”，将数据指定为频数格式。

“Weight Cases by”单选框：选中；“Freqency Variable”：选入“频数”，定义频数变量；单击“OK”钮。

3. 进入分析过程 “Analyze==>ROC Curve”，进入分析界面（同图 18-4）。

4. 定义分析项目 “Test Variable”框：选入“诊断分类”；“State Variable”框：选入“组别”。

“ROC Curve”框：选中；“Value of State Variable”框：输入“2”（因为病例组为 2）。

在“Display”全部选中，“Option”选项均用默认。

单击“OK”，输出如下结果（图 20-7；表 20-10，表 20-11）：

组别	诊断分类	频数
1.00	1.00	25.00
1.00	2.00	33.00
1.00	3.00	24.00
1.00	4.00	13.00
1.00	5.00	5.00
2.00	1.00	3.00
2.00	2.00	5.00
2.00	3.00	11.00
2.00	4.00	17.00
2.00	5.00	14.00

图 20-6　频数表资料数据库格式

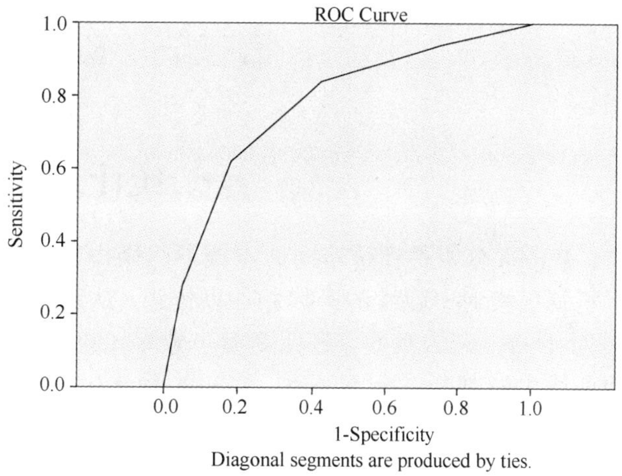

图 20-7　ROC 曲线

表 20-10　Area Under the Curve

Test Result Variable（s）：诊断分类

Area	Std. Error[a]	Asymptotic Sig.[b]	Asymptotic 95% Confidence Interval	
			Lower Bound	Upper Bound
.777	.041	.000	.697	.857

The test result variable(s)：诊断分类 has at least one tie between the positive actual state group and the negative actual state group. Statistics may be biased.

a. Under the nonparametric assumption.

b. Null hypothesis：true area = 0.5.

表 20-11　Coordinates of the Curve

Test Result Variable（s）：诊断分类

Positive if Greater Than or Equal To[a]	Sensitivity	1 - Specificity
.0000	1.000	1.000
1.5000	.940	.750
2.5000	.840	.420
3.5000	.620	.180
4.5000	.280	.050
6.0000	.000	.000

The test result variable（s）：诊断分类 has at least one tie between the positive actual state group and the negative actual state group.

a. The smallest cutoff value is the minimum observed test value minus 1，and the largest cutoff value is the maximum observed test value plus 1. All the other cutoff values are the averages of two consecutive ordered observed test values.

结果解释：同上例。

第三节　Kappa 分析

一、统计方法简介

Kappa 分析是评价不同地点或不同操作者对同一试验结果一致性的指标，该值考虑了机遇因素对一致性的影响并加以校正，从而提高了判断的有效性。Kappa 值的取值范围为–1～1，若为负数，证明观察一致率比机遇造成的一致率还小。Kappa 值＝–1，表明两医生的判断完全不一致；Kappa 值＝0，表示观察一致率完全由机遇所致；Kappa 值＞0，表示观察的一致程度大于因机遇一致的程度；Kappa＝1，表明两医生的判断完全一致。但是，目前对判断 Kappa 值的一致性强度尚有争议，多数学者认为 Kappa 值在 0.4～0.75 为中高度一致，Kappa 值≥0.75 为极好的一致性，Kappa 值≤0.40 时表明一致性差。

Kappa 值的计算可用下式：

$$Kappa值 = \frac{N(a+d)-(r_1c_1+r_2c_2)}{N^2-(r_1c_1+r_2c_2)}$$ （公式 20-10）

二、SPSS 界面介绍

一致性指标所用 SPSS 界面同 χ^2 检验。现用实例说明其操作步骤。

三、操 作 步 骤

例 20-4　某医院两名医生对同一批甲期肺癌病理切片进行诊断，结果见表 20-12：

表 20-12　两名医诊断结果

甲医生	医生		合计
	+	–	
+	59	1	60
–	3	37	40
合计	62	38	100

1. 建立数据库　同灵敏度、特异度的计算。

2. 指定数据格式　“Data==>Weight Cases”，将数据指定为频数格式。

“Weight Cases by”单选框：选中；“Freqency Variable”：选入“频数”，定义频数变量；单击“OK”钮。

3. 进入分析过程　“Analyze==>Descriptive Statistics==>Crosstabs”如图 20-8，进入“Crosstabs”分析界面。

4. 定义分析项目　在“Crosstabs”界面。

“Rows”框：选入“诊断试验”，定义行变量；“Columns”框：选入“金标准”，定义列变量。

5. 定义 Kappa 值　单击“Statistics”钮，弹出对话框。

选中 Kappa 框(见图 20-8)，单击“Continue”钮，单击“OK”，输出如下结果（表 20-13，表 20-14）：

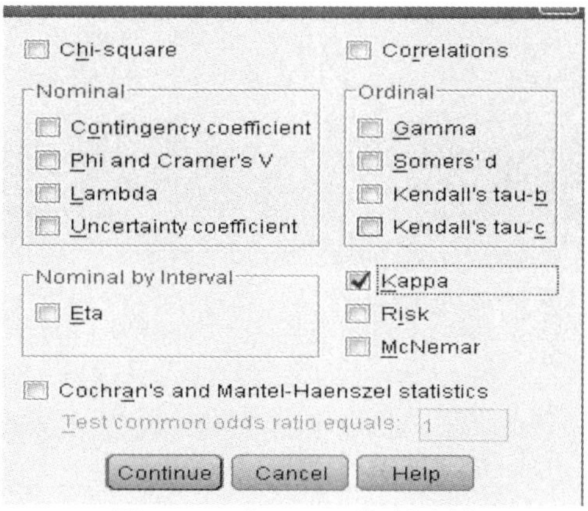

图 20-8　“Statistics”复选框

表 20-13　甲医生 * 乙医生 Crosstabulation

Count

		乙医生		Total
		1.00	2.00	
甲医生	1.00	59	1	60
	2.00	3	37	40
Total		62	38	100

表 20-14　Symmetric Measures

		Value	Asymp. Std. Error[a]	Approx. T[b]	Approx. Sig.
Measure of Agreement	Kappa	.916	.041	9.168	.000
N of Valid Cases		100			

a. Not assuming the null hypothesis.

b. Using the asymptotic standard error assuming the null hypothesis.

表 20-13 为一般性数据，表 20-14 为 Kappa 值、渐进性标准误、近似 *t* 值及检验概率。本例 Kappa 值=0.916，*P*=0.000，说明两医生间诊断结果有较好的一致性。